2019
中国人本发展报告
医疗民生

2019 Report on China's Human–oriented Development Research
Medical security and people's livelihoods

北京师范大学人本发展与管理研究中心

◆ 李宝元 等 著

U0253455

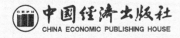
中国经济出版社
CHINA ECONOMIC PUBLISHING HOUSE

·北京·

图书在版编目（CIP）数据

2019 年中国人本发展报告:医疗民生／李宝元等 著 .
—北京：中国经济出版社，2019.11
ISBN 978 - 7 - 5136 - 5870 - 6

Ⅰ.①2… Ⅱ.①李… Ⅲ.①医疗卫生服务—研究报告—中国—2019
Ⅳ.①R199.2

中国版本图书馆 CIP 数据核字（2019）第 188667 号

责任编辑　闫明明
责任印制　巢新强

出版发行　中国经济出版社
印 刷 者　北京九州迅驰传媒文化有限公司
经 销 者　各地新华书店
开　　本　787mm×1092mm　1/16
印　　张　15.75
字　　数　310 千字
版　　次　2019 年 11 月第 1 版
印　　次　2019 年 11 月第 1 次
定　　价　98.00 元

广告经营许可证　京西工商广字第 8179 号

中国经济出版社 网址 www. economyph. com 社址 北京市东城区安定门外大街 58 号 邮编 100011
本版图书如存在印装质量问题，请与本社销售中心联系调换（联系电话：010 - 57512564）

课 题 组

课题负责人：

李宝元

课题全体组员：

曹莉莲	陈 杭	陈 钢	程悦明	程振华	从 莉
崔晓楠	单巧萍	董 青	董 超	董彦辰	董占武
杜佳忆	杜晓红	方琦辉	房恩来	冯永锋	甘良进
高 扬	高 跃	高 巍	巩 琳	管 垚	郭吉康
郭恬辰	郭玉贵	何 伟	胡玉梅	黄 晋	贾洪图
姜飞鸿	蒋东生	蒯鹏州	康 奔	李 刚	李 静
李昊益	李 琳	李小会	李新吾	李 竹	梁辰蕾
廖健宇	刘 丛	刘敬敏	刘 威	刘 旭	刘学军
刘雅格	刘亚斗	刘一群	刘宇飞	卢星宇	罗春明
罗 睿	骆志文	仇 勇	任疆盼	邵梦影	孙 凤
唐安红	唐浥雨	万荣利	王 博	王 昊	王怀唐
王京涛	王明华	王 茉	王鹏翔	王瑞冲	王文婷
王亚楠	王依然	魏永建	吴开聪	肖祖刚	谢焱鑫
邢殿晖	徐鑫宇	徐 瑜	杨 超	杨文革	由 嘉
郁利芳	张博通	张渤群	张大春	张剑军	张靖云
张元伟	张院强	张志敏	章 琦	赵 佳	赵 堃
赵 楠	赵彦云	郑 颖	周伶伶	周涛汛	周志崇
朱红霞	朱家磊	朱 亭	庄韬光	卓梦茹	

入户访谈调查志愿者：

陈 杭　程悦明　从 莉　董 超　董彦辰　杜佳忆
方琦辉　房恩来　冯永锋　甘良进　高 跃　巩 琳
管 垚　郭吉康　郭恬辰　黄 晋　姜飞鸿　康 奔
李 刚　李昊益　李 琳　梁辰蕾　廖健宇　刘 丛
刘敬敏　刘 威　刘 旭　刘雅格　刘亚斗　刘一群
刘宇飞　卢星宇　罗春明　罗 睿　骆志文　任疆盼
邵梦影　唐安红　唐沺雨　万荣利　王 博　王 昊
王京涛　王鹏翔　王瑞冲　王依然　魏永建　吴开聪
谢焱鑫　邢殿晖　徐鑫宇　徐 瑜　杨 超　由 嘉
郁利芳　张博通　张渤群　张大春　张靖云　张元伟
张院强　章 琦　赵 佳　周涛汛　周志崇　朱家磊
庄韬光　卓梦茹

问卷数据分析人员：

崔晓楠　董占武　杜晓红　巩 琳　李晓婷　张庆阳
赵 楠　郑 颖

学术顾问及技术支持：

贾洪图　郭玉贵　高 扬　高 巍　蒋东生　李新吾
刘学军　孙 凤　王明华　王 茉　肖祖刚　杨文革
赵彦云　张剑军　张志敏　朱 亭

课题联络人：

巩 琳

前　言

　　医疗民生，直接涉及"人的全面发展"、人民群众幸福安康，既是新常态热门话题，也是社会长期关注的焦点问题，自然也是我们系列研究报告《中国人本发展报告》绿皮书所关注并需要认真研究的重大主题。

　　本研究为北京师范大学学科建设资助项目，自 2018 年初立项，经过研究团队一年多的共同努力、协力合作，终于得以圆满完成。我们在研究过程中，紧紧抓住"健康中国"建设的现实基础、核心关键问题和主要突出矛盾，通过对全国各地城乡居民医疗卫生健康状态的典型访谈调查研究以及线上问卷调查数据分析，给出了我们关于当下中国医疗民生状况总体局势的九大基本判断，并立足纪念改革开放四十周年的关键历史转折点，对"医改四十年"历史轨迹及脉络做了概要而清晰的梳理，并展望了建设"健康中国"的前景及战略落地实施举措，相信这些成果会为有关决策层及社会各界提供有益参考。

　　需要特别说明的是，本报告作者所表达的，都只是一家之言，所思所见难免挂一漏万图窥全豹、言来语去间或许自有局限有失偏颇，请广大读者见谅；当然，也受编者水平所限，其中披露差误在所难免，同样欢迎各界朋友不吝指教、批评纠正。此外，为了读者少受误导，我们特别在书末附录了官方重要历史文件及统计数据供大家学习参照，以及与我们的研究过程及结果相关的两份原始文本"医疗民生课题志愿者入户典型调查指导书"和"医疗民生现状线上调查问卷"供有心的读者查阅对照，以去伪存真，辨别是非。

　　最后，特别向我的研究团队及战略合作伙伴，有关社会同仁及单位同事和领导，还有参与本报告编辑校对及出版发行工作者，致以真诚谢意！

支宝元

2019 年 6 月 27 日于北京师范大学

人本发展与管理研究中心

（RCHRDM）

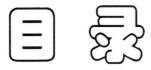

下篇　医改回顾与展望

01

时代背景、问题提出及研究设计

在新时代建设"健康中国"的大背景下，聚焦调查研究医疗民生状况具有重大理论及现实意义。为此，我们从最高抽象层面的生死观、安乐死自上而下到最现实具体层面的城乡居民医疗民生生态状况，基于入户典型调查，与线上问卷调查点面数据相互参照，条分缕析，对当下中国医疗民生状况及问题给出解读。

◇ 选题背景：民生问题、医疗卫生与"健康中国"建设

所谓"民生"，即百姓日常柴米油盐酱醋茶等生计问题，衣食住行、生老病死、喜怒哀乐等生存状态，常常被历朝历代的统治者比作载舟覆船的水，受到"高度重视"。但自盘古开天地、三皇五帝到如今，民生却从来都很成问题、自始至终都是个问题——这就是"民生"与"问题"常常挂钩，以致所谓的"民生问题"成为一个连缀词语或汉语成语之历史现实原因，也是近代革命运动中孙中山将"民生"与"民权""民族"并列为"三民主义"（Three Principles of the People）① 的真实历史背景。在现代社会中，民生和民主、民权相互倚重，而民生之本，也由原来的"有吃有喝""丰衣足食"的基本生活生存层面，上升为涵盖"身心健康""全面发展"等的整体状态。也就是说，所谓"民生问题"从根本上来说是"民权问题"，民生不仅是指民众的基本生存和生活状态，而且涵盖民众的基本发展能力、自主自由选择机会以及绝对不可剥夺的基本公民权利保护状况。在新中国成立后的 70 年发展历程中，民生问题一直是历届政府工作报告中最"浓墨重彩"的部分，尤其是在以"科学发展观"指导民众温温和和过日子、老老实实"不折腾"过生活的 2003—2013 年，以看病难、上学难、住房难"三难"为核心的"民生问题"，一时间成为全国上下社会各界聚焦议论的热门话题；在此期间，虽然政府有关部门一直将长长的"民生清单"、重重的"民生嘱托"作为发展国民经济、政绩工程建设和开拓中国未来的着力点，而且在令人欣喜的具体统计数据的背后，一直口口相传地传递着政府着意让 13 亿民众享受到改革开放成果的诚意和解决现实问题的勇气，"惠民生""民生优先""保障改善民生作为一切工作的出发点和落脚点""努力使发展成果惠及全体人民"等"民生承诺"在十年政府工作报告中一直是作为"重中之重"一再被提起、提出和提高，"民生举措"力度之大、财政投入资金之多可谓前所未有；但是，由于种种错综复杂的历史现实原因，特别是根深蒂固的体制性根源，这也不易那也难的一系列"民生问题"不仅未见好转，反而大有愈演愈烈之势。

---

① "三民主义"由民族主义（Principles of Nationalism）、民权主义（Principles of Democracy）和民生主义（Principles of People's Livelihood）组成。民族主义，反对满清专治和列强的侵略，打倒与帝国主义相勾结之军阀，求得国内各族之平等，承认民族自决权。民权主义，实行为一般平民所共有的民主政治，而防止欧美现行制度之流弊，人民有选举、罢免、创制、复决四权（政权）以管理政府，政府则有立法、司法、行政、考试、监察五权（治权）以治理国家。其核心观念强调直接民权与权能区分，亦即政府拥有治权，人民则拥有政权。民生主义，其最重要之原则有两个，一为平均地权（实行"耕者有其田"），二为节制资本（私人不能操纵国民生计）。"三民主义"其实是孙中山一系列挽救民族危亡，探索中国近代化的思考与实践经验的总结和高度概括。

说一千道一万，一言以蔽之，解决民生问题的基本目标和任务归根结底就是让民众能够健康幸福地生活，尤其是与医疗卫生紧密相关的"健康"，不仅要"身体健康"，而且要"身心健康""全面发展"，此乃民生最核心、最重要的宗旨。所谓"健康"（Health），实际上也是一个历史的、与时俱进动态演化的概念，在不同的历史时期、发展阶段和社会文化环境下，其具体含义是有差别的。在传统社会中，人们所理解的"健康"的主要含义可能就是仅指"没有疾病或伤残"。目前，按照世界卫生组织（WHO）的界定，"健康"不仅仅是指"没有疾病或伤残"，而是更广泛地指人所拥有的"生理、心理和社会的一种完好状态"。随着经济发展和社会进步，自由、幸福等也将成为"健康"的题中之义，甚或是最核心、最具实质性的含义。一般说来，健康既是人类追求的永恒价值和基本目标，又是人类社会发展的生命基础、基本途径和必要手段。从个人角度来看，健康意味着能够自如地做自己想做的事情，能够充满活力、精力充沛、心情愉快和自主平等地参与包括生活、工作和学习在内的一切社会、政治、经济、文化活动；人们的健康水平在人生的不同阶段是不断变化的，随着生命周期的推进，衰老（Aging）是不可避免的，其健康存量随着这个自然过程总体上呈现出一种不断下降的趋势。从社会层面来看，健康意味着社群和谐、社区卫生，意味着国民身体素质水平高、国民文化精神状态好，也意味着社会秩序井然、社会风气积极向上；不同的发展阶段、民族国家、人种特征、宗教文化类型和政府治理结构，其健康标准和状态也大相径庭。在统计度量上，一般最能标度个人或社会健康状态的指标是寿命或死亡概率，通常用平均预期寿命提高，或死亡率，特别是婴儿死亡率和产妇死亡率下降等，来反映健康改善状况。在人口统计上，就个人而言，其寿命就是死亡时的确切年龄；对于同年出生的一批人来说，其平均寿命是根据每个人寿命计算的平均数；从一个人口群体来看，其平均寿命则是相当于现有分年龄死亡水平的假设一代人的平均寿命，也就是根据生命表中不同年龄组给定死亡概率预期一批人从出生到死亡平均每人一共可以活到多少岁，因此又叫"平均预期寿命"①。此外，在有些研究项目中，也可以通过个人自评健康状况，或由医护人员根据医疗记录（如发病率、患病天数等）所做的健康状况评价，来度量研究对象个人或群体的健康状态。应该清楚的是，健康状态度量是一件复杂而困难的事情，不存在唯一精确、绝对科学的计量方法，只要相对研究项目情景足够说明问题且具有现实可行性即可。

　　用经济学的语言来说，健康既是人们增进效用、获得幸福的"耐用品"（Durable

---

　　① 用平均预期寿命的延长或死亡率的降低来反映健康状态，其优点是简单明了，因为寿命或死亡确实是健康与否的一个绝对清楚的标志；但其局限性也恰在于此，因为大量的疾病或不健康情况并不致命，如小儿麻痹、类风湿等慢性疾病，会对人们的健康和人力资本技能造成很大危害，这些情况用简单的寿命或死亡率指标往往难以准确反映。为了量化反映失去健康生命的全部损失，世界银行和世界卫生组织设计了"由伤残调整的生命年"（Disability-Adjusted Life Year，DALY）指标，用于综合测算因疾病早亡或伤残而减少的健康寿命年数。其具体测量方法介绍见世界银行《1993年世界发展报告》，中国财政经济出版社，第26－27页。1990年中国及全世界疾病负担情况测算结果见其中的附录B，表B.4.5。

Goods），也是人们未来工作、学习和取得收益的一种典型"资本品"（Capital Goods）。人们通过健康"投资"（投入健康资本品）和"生产"（产出健康耐用品）以获得健康幸福的生活（健康品所带来的效用）。换句话说，健康生产是由健康投入品（食品、药物等）经过健康生产人员（医生、护士等医疗服务及管理人员）的劳动，将特定的健康生产方式（通常所说的"生活方式"）组合起来，最后获得健康产出成果；而且，在使用和消费过程中，如同物质资产存在折旧问题一样，在不同生命周期阶段和社会经济环境下，个人或社会的健康资产折旧程度是不同的，由于预期寿命的延长，总的来看健康折旧率是不断降低的。从人力资本理论的观点来看，如同由教育培训形成的知识技能一样，健康作为一种特殊的人力资本存量，或者说是人力资本存量的一种特殊形式，是通过医疗保健和公共卫生服务两种基本投资途径或生产形式获得并动态形成的。一方面，健康具有显著的私人性，各种临床医疗服务可以给服务对象个人带来可见的效用和经济利益；另一方面，健康又具有显著的公共性，通过公共卫生维护，疾病减少、卫生环境改善，可以使整个社会健康水平提高、国民收入增加。临床医疗服务的主要任务是，对已经出现的各种人体病变进行治疗，使人体恢复健康状态，包括对各种生育性疾病（如妇科及围产期疾病）的临床治疗服务，对各种传染性疾病（如肺结核、性病、腹泻、肝炎、脑炎、疟疾、麻风病、肠道蠕虫、呼吸道感染及儿童麻疹等）的诊治，对恶性赘生物、糖尿病、营养及内分泌性疾病、神经性精神病、感觉器官病变及心血管、呼吸道、消化道、生殖泌尿系统、肌肉骨骼等病变的临床治疗，以及对因各种意外事故、自伤、暴力和战争等所造成的创伤进行手术急诊治疗等。保证每个人在必要时都有机会、有能力得到基本临床服务，是保护和维持一国人力资本存量、提高人力健康资本水平的基本要求。公共卫生维护的主要任务是，通过提供基于整个人群健康状况的卫生防疫服务和管理工作，以保证群体健康水平不断提高和公共卫生环境不断改善。其主要内容包括：防疫，对肠道寄生虫等传染性疾病进行群众性普查和大规模诊治，有组织地改善妇女、儿童营养状况，计划生育服务，加强烟草、酒类和毒品的监管工作，清除环境污染，加强艾滋病等性传播疾病的预防、治疗和控制等。公共卫生维护具有显著的社会外溢效应，一般需政府出面投资和组织。无论是临床医疗服务，还是公共卫生维护，其基本功能都是防治各类人体病变、维持人类身心健康，直接结果就是促进人们健康水平的提高（健康资本存量增加），进而提高一国人力资本的总体水平。

健康投资，作为一项重要的人力资本投资，是指一定时期用于预防和治疗人体病变、维护和保持人们身心健康所花费的所有支出。从内容来看，健康投资既包括在医药、医疗机械、设备及设施，医务人员服务报酬支付，医疗科学技术研究和情报调查等方面的直接费用；也包括用于公共卫生（环境、食品、劳动等卫生工作），地方病、寄生虫病、急慢性传染病的大规模防治，以及卫生检疫和卫生宣传方面的间接费用；更广泛地，还包括人们在休闲、娱乐及体育锻炼等方面的支出，而且这些投资都是更积极、收益更大和收益期更长久的健康投资。健康投资是一种可以为投资者带来预期经济收益的生产性投资。首先，健康投资最明显的经济收益就是通过劳动者生产效率提高和工作时间延长，直接推动产出成果的增长。其次，健康投资还可以通过延长青少年和成年人的预期寿命刺激人们在教育方面的人力资本投资，从而大大提高劳动者的生产技能，推动经济增长。此外，健康投资，对于低收入的发展中国家来说，乃是反贫困的一条极为重要的途径。贫困和疾病是两个相互加强的孪生因素：穷人主要依赖超负荷的体力劳动来取得收入，这些收入仅能维持最低生存需要，他们没有余力改善恶劣的卫生条件，因而更易导致病残；当贫困家庭成员，特别是养家糊口的人患病时，在无外在医疗资助的情况下，整个家庭将会债台高筑，陷入更恶化的贫困之中。因此，推行健康投资计划，减少穷人患病风险，是发展中国家政府反贫困战略的一项极为重要的内容。中国政府在这方面的努力堪称典范。新中国成立之初，广泛流行的急慢性传染病、寄生虫病和地方病严重威胁着很多地区人民的生命安全和人身健康，使许多家庭陷于极端贫困状态。针对这种情况，政府进行大规模的医疗卫生投资，控制传染病，普及初级医疗保健，推行儿童免疫计划，使这些地区的健康状况在短时期内大为改善，使一些家庭迅速脱离贫困状态，取得了举世公认的反贫困成就。总之，健康投资，特别是用于大规模预防危害青壮年人群的传染性疾病和改善公共卫生环境方面的投资，具有极高的社会效益。

　　70 年来，中国政府在健康投资方面取得的社会经济成效备受国际社会的赞誉。中国健康投资资金来源多样、筹集渠道复杂，主要包括直接或间接的政府预算开支，各种医疗保险费用，以及各部门、集体单位、私人营业者和患者支付的费用。改革开放以来，中国医疗卫生费用总体变化趋势如图 1 - 1 所示。政府财政预算支付的卫生费用包括卫生基建投资和卫生事业费，占健康总投资额的 20% ~ 30%。卫生部门的经常性卫生费用只有一部分来自财政预算，主要用于卫生局、公立医院及其他卫生单位工作人员的工资支付，其他部分来自医疗卫生机构预算外自筹资金。医疗保险费用包括向国家职工提供的公费医疗费，向国有企业职工提供的劳保医疗费（有部分个人分担费用），向集体及乡镇企业职工提供的劳保医疗费，以及原公社合作医疗保险制度残存和各地试行的一些互助或统筹的医疗保险费。除了占人口 10% 左右的职工及家属享有公费和劳保医疗保险，另有 10% ~ 15% 享受有限的集体或社团医疗保险之外，广大农村初级卫生保健服务大都实行收费制度，医疗费由患者自负。笔者对1978—1996 年中国健康投资（HI）估算数据和有关 GDP 及物质资本投资（MK）数据进行回归推算，结果显示：健康投资与后期国内生产总值之间呈高度相关关系，当年健康方面的投资平均每增加 1 亿元就可以给下年国内生产总值带来 15 亿多元的增加额，这大大高于固定资产投资的经济贡献（不到 2 亿元的 GDP 增加额）。[①]可见，

① 李宝元. 人力资本与经济发展［M］. 北京:北京师范大学出版社,2000:81 - 82.

健康投资对于中国经济发展具有巨大的推动作用。

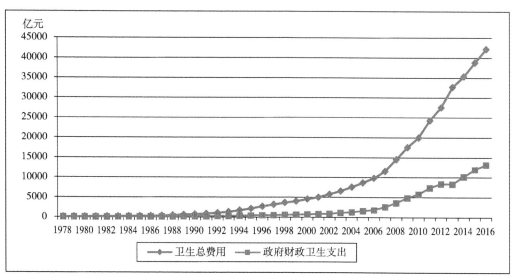

图 1 - 1   1978—2018 年中国医疗费用支出情况

资料来源：国家统计局编，历年中国统计年鉴。

应该看到，随着全球社会经济发展和科技文化进步，人类战胜疾病的能力不断增强，生存环境不断改善，平均寿命不断延长，健康总体水平不断提高。但是，人类也面临着日益严峻的环境污染和资源枯竭危机，社会经济发展不平衡日益加剧、贫富差距越拉越大，地区战争、民族矛盾、种族冲突和恐怖活动接连不断，工作压力不断加大以及工作与生活之间的矛盾越来越突出，人口老化、技术异化、婚姻家庭不稳定和社区人际关系紧张等，给人们的健康维护和生产带来了一系列新矛盾、新问题和新挑战，健康问题不但没有因为经济发展、科技文化进步和社会和谐而变得无关紧要，反而越来越成为更复杂、更棘手的重大现实问题。新中国成立特别是改革开放以来，广大城乡卫生环境面貌明显改善，全民健身运动蓬勃发展，医疗卫生服务体系日益健全，人民的健康水平和身体素质持续提高。2015 年，我国人均预期寿命已达 76.34 岁，婴儿死亡率、5 岁以下儿童死亡率、孕产妇死亡率分别下降到 8.1‰、10.7‰ 和 20.1/10 万，总体上优于中高等收入国家平均水平，为全面建成小康社会奠定了重要基础。同时，工业化、城镇化、人口老龄化、疾病普遍化、生态环境及生活方式变化等，也给维护和促进健康带来一系列新的挑战，健康服务供给总体不足与需求不断增长之间的矛盾依然突出，健康领域发展与经济社会发展的协调性有待增强，需要从国家战略层面统筹解决关系健康的重大和长远问题。在这样的背景下，2016 年 10 月 25 日，中共中央、国务院印发了《"健康中国 2030" 规划纲要》，并作为未来 15 年 "推进健康中国建设的宏伟蓝图和行动纲领"，要求全社会增强责任感、使命感，要求各地区各部门结合实际认真贯彻落实，以全力推进健康中国建设。规划纲要指出："健康是促进人的全面发展的必然要求，是经济社会发展的基础条件。实现国民健康长寿，是国家富强、民族振兴的重要标志，也是全国各族人民的共同愿望。""推进健康中国建设，是全面建成小康社会、基本实现社会主义现代化的重要基础，是全面提升中华民族健康素质、实现人民健康与经济社会协调发展的国家战略，是积极参与全球健康治理、履行2030年可持续发展议程国际承诺的重大举措。"未来15年，是推进健康中国建设的重要战略机遇期——经济保持中高速增长将为维护人民健康奠定坚实基础，消费结构升级将为发展健康服务创造广阔空间，科技创新将为提高健康水平提供有力支撑，各方面制度更加成熟、更加定型将为健康领域可持续发展构建强大保障。

2017年10月18日，习近平总书记在党的十九大报告中再次明确提出实施"健康中国战略"的治国理政方针，要求进一步深化医药卫生体制改革，全面建立中国特色基本医疗卫生制度、医疗保障制度和优质高效的医疗卫生服务体系；健全现代医院管理制度，加强基层医疗卫生服务体系和全科医生队伍建设；全面取消"以药养医"，健全药品供应保障制度；坚持预防为主，深入开展爱国卫生运动，倡导健康文明生活方式，预防控制重大疾病；实施食品安全战略，让人民吃得放心；坚持中西医并重，传承发展中医药事业；支持社会办医，发展健康产业；促进生育政策和相关经济社会政策配套衔接，加强人口发展战略研究；积极应对人口老龄化，构建养老、孝老、敬老政策体系和社会环境，推进医养结合，加快老龄事业和产业发展。由此，以人民为中心加快健康中国建设，从指导思想、顶层设计到实施路径一步步深化、系统化、具体化。特别提出"人民健康优先"新理念，彰显了中国卫生健康事业的核心价值，是党的根本宗旨和执政理念在卫生健康领域的集中体现；"大卫生、大健康"理念是实施健康中国战略的行动引领，新健康观大大超越了传统的疾病防治范畴，强调把健康融入所有政策，推动"以治病为中心"向"以人民健康为中心"转变，将健康作为制定实施各项公共政策的重要考量，力求将各种健康危害因素降到最低；以基层为重点，以改革创新为动力，预防为主，针对突出矛盾和问题中西医并重，将健康融入所有政策，人民共建共享，这同新时代人民的健康需求相适应，具有鲜明的时代特征。中国特色卫生健康发展道路是实施健康中国战略的必由之路，其根本动力在于坚持改革创新，敢于突破利益固化的藩篱，敢于向顽瘴痼疾开刀，敢于触及深层利益关系和矛盾，以自我革命精神，破立结合，创新体制机制。为此，要坚持政府主导与调动社会、个人的积极性相结合，充分发挥广大医务人员卫生健康服务和深化医改"两个主力军"作用。此外，还要积极参与全球健康治理，从统筹国内、国际两个大局的高度开展卫生健康交流合作，积极参与制定国际标准、规范、指南和协议，不断贡献中国智慧和力量。

◇ 研究思路：直面医疗民生现实的理论透析

为响应党中央、国务院关于"健康中国战略"的伟大号召，保证有关部门直面现实，针对突出矛盾和问题采取切实有效措施推进伟大战略工程循序渐进，北京师范大学人本发展与管理研究中心系列绿皮书《中国人本发展报告》2019 年度主题特意确定为"医疗民生"，通过对全国各地城乡居民医疗卫生健康状态的典型访谈调查研究以及线上问卷调查数据分析，抓住"健康中国"建设的现实基础、核心关键问题和主要突出矛盾，提出我国医疗民生发展措施，以期为有关决策层及社会各界提供参考。

观察分析问题的一般理论套路及逻辑线索，简单来说就是：先直面现实、具体的情景问题（中国当代医疗民生状况），通过"抽象法"层层追溯直到最高逻辑层次后再去"分析"，只有自上而下一步步搞清楚它们之间的基本逻辑关系，才能构建透视观察这个具体问题的理论模型（调查问卷或访谈提纲的"逻辑框"），以此"逻辑框"搜集得来的数据，才能够对其来龙去脉说出个子丑寅卯来，而不至于眉毛胡子一把抓。就"医疗民生"课题主旨主线而言，应该自上而下做如下逻辑梳理：

第一，面对生老病死的客观自然生命过程，人在主观上都是"乐其生苦其死"的（通常所说的"贪生怕死"）；但是，在态度及认知角度上，大致有两个极端倾向（理论抽象或曰核心价值观）：一个是"人生观"，即"未知生，焉知死?!"——连活着的事情都搞不明白，哪里还能管得着（说得清）死（后）的事情?! 因而，人应该"苟且偷生"，正常的人生态度就是"好死不如赖活着"。另一个与之截然相反的就是"人死观"，即"不知死，焉知生?!"——不知道死亡是怎么回事，就不明白活着意味着什么以及应该怎么活着。所以，人应该"向死而生"，应有的人生态度就是"用心有尊严地好好活着，等不得不离去的时候也能视死如归"。轮回世间的所有人之实际生死态度，都是介于这两者（两种极端价值观或曰理论参照系）之间的某个点上，其面对生老病死的条件反射及应对行为，以及由此形成的特定群体或社会的医疗民生状态，在心智模式或意识形态上无不决定于此。这是思考、分析、调查和研究医疗民生问题最抽象或者说理论层次最高的"元命题"，是首先应该弄清楚并予以恰当理论预设的。

第二，为了"乐其生"、避免"苦其死"，人类基于自己的有限理性，自始至终都在做不懈努力，与"天命"（大自然）预设给自己的"极限条件"在力所能及的"人事"层面持续不断地抗衡抗争。这具体表现在两个理论层面：一是在肉体生理机制上，发明了医疗卫生科学技术（其基本属性偏重于"自然科学技术"），以对付、阻止或延缓生老病死不可逆转的趋势，减少生老病死的痛苦而获得最大限度的幸福；二是在精神"心理"动机上，借助基于信仰的宗教文化（笔者早年称之为"社会科学技术"），通过各种"人生观"或"人死观"以及宗教的或非宗教学说，面对这个"无可奈何花落去"必然走向死亡的人生过程，给予逻辑自洽或无法证实、必须靠信仰解答的解说。

第三，灵肉两个层面"阴阳调和"相辅相成、"合二而一"相激相荡，在人类不同群体"物竞天择，适者生存"的长期自然演化历史中，自然而然地形成了东西南北中地域文化差异性，其中东西医学及文化从理念到实践都有各自的显著特点：西方医学，从传统基督教文化脱胎而来，伴随着"科学革命"渐次发展出一整套关于人体灵肉关系规律性的科学理性解说，在近 500 年的历史进程中使人类健康状况不断改善、寿命大大延长。虽然西医在精神理念上并没有忘记自己"替上帝看护生命"的神圣使命（希波克拉底誓言），但也如其他科学领域一样，在突飞猛进的现代化进程中，自觉不自觉地走火入魔，逐渐陷于如哈耶克所说的"人类理性无知的狂妄"困局，这就导致当代普遍存在"过度医疗"的恶果；与此相反，中医药学则主要凭借感性经验、直觉认识，具有天然抑制"人类理性狂妄"及西医过度医疗负面影响的作用。

第四，中国，作为人口众多的发展中农业大国，在百年来内忧外患的发展中，遇到过多重矛盾冲突困境，其中在"生老病死"问题上，既有旧传统又有新常态，既有西医过度医疗、在公立医院公费医疗不公平、医疗保险社会保障体制强加于不同群体的身份歧视导致的种种畸形，又有自身由于贫穷落后、科学技术文化愚昧无知造成的"发展中困境"……对此需要进一步条分缕析予以论证，并在此基础上设计出反映中国当代医疗民生状况的理论模型及调查研究方案和访谈问卷。

第五，从大一统集中性"计划经济"到多元化分权性"市场经济"，是中国转型期体制改革的基本取向和焦点问题，也是经济社会发展的最大困境和关键难题。当代中国所谓的民生问题，诸如"看病难""上学难""住房难"等，其实都是由于市场化改革不到位或计划经济堡垒未突破导致的"民权"问题。就医疗民生而言，即在"官本位、大一统"体制下，政府没有将自己的主导职能发挥在公共卫生领域，而是将公权力无限延伸到应该由市场机制起基础性作用的医疗资源配置方面，导致医疗医药市场价格紊乱，医院治病救人使命导向受到功利化"寻租"行为的干扰和扭曲，医疗资源配置在行政垄断下造成供给性短缺，医患关系越来越紧张、矛盾冲突不断，有权力者小病大养、滥用医疗资源，没有权力保障的老百姓"看病难、看病贵、看病贫、看病困"。

沿着以上不同逻辑层次及理论研究线索，我们于 2018 年寒冬、2019 年初春期间，招募全国各地在校大学生、研究生作为志愿者，按照事先精心设计的"入户调查指导书"入户进行典型访谈调查；然后借助当今移动互联网微信互动平台及软件技术，课题组团队成员经过长达一年时间的研究推敲和反复测试，最后设计了涵盖以上不同逻辑层次、主要基于"经验判断"就可以有效地做出选择的 10 个问题，形成线上微信调查问卷，并于 2019 年 4 月 21 日—5 月 21 日正式连续推送发布，最后回收问卷数据。这样，重点典型调查与方便抽样调查相结合，相互参照、点面结合，使得调查对象样本最大限度地覆盖全国不同地区及各个阶层人群，在有限条件下最大限度地增强我们课题研究的科学合理性。除了以上横截面的典型及问卷调查研究，考虑到选题年度正好是举国上下各条战线正在"回顾改革开放四十周年"的关键转折时期，因此本年度报告中还专门开辟了一篇"医改回顾与展望"，对医改 40 年在宏观与微观两个层面编辑整理了 2 篇"历史回顾"文章和 1 篇"未来展望"文章，由此构成了本报告"两篇六章"的基本框架及内容体系。

◇ 问卷调查：十个问题设置与背景信息统计分布

　　线上问卷调查虽然是在入户典型调查基础上后做的，但是设计的总体思路及逻辑框架早已有理论积累和宏观视野。考虑到手机微信平台的移动性、及时性、碎片性、零散性及相对非开放不确定性等特点，以及微信用户群体就医疗民生状况而言的年龄分段、收入分配、职业分层及区域分化特征，我们主要注重从"态度偏好""经验判断"及"情感反应"的角度，按照上述观察分析和研究医疗民生问题的 5 个基本逻辑层次设计了 10 个单向选择题，让应答者从题后设置的若干不同情境选项中选择一个最接近其观点的选项作答。

　　所有人类行为都是受自己固有的或后天习得的"核心价值观"指引的。从理论逻辑来看，所有眼下发生的具体问题都是受最抽象的"哲学问题"管束和决定的，医疗民生问题也是如此。换句话说，按照"历史的与逻辑的相统一"的方法论，往往"越是抽象的，越是具体的"，和"越是民族的，越是世界的"是一个道理。日常人们无处不在的所谓"具体"其实都早已寓于自己认定的"抽象"之中，人们关于医疗民生的种种看似"说不清，道不明"的认知感悟，都是由各自发自内心深处的"生死观"，即对于生死的基本看法所统摄决定了的。例如，面对病魔来袭，凡是人都有一种天然的"怕死求生"的恐惧感，但由于接受的先天文化传统及后天文化环境差异，东西方人对于眼前自己面临的医疗民生状况，其认知态度往往在"苟且偷生，好死不如赖活着"与"视死如归，完成使命回乐园"这两个极点之间连成的轴线某个点上。第一个问题是直击人们"命门"的"要命问题"——有关"安乐死"

的话题，直接询问"你对生死怎么看"，等应答者把八个不同等级的情景问题都答完，再从很具体的场景和角度，请应答者"设身处地体会一下"，如其中的一个具体情景设置是：如果遇到患有绝症或不可逆老年痴呆而生活不能自理的亲友，其事先遗嘱或在头脑清醒有自主能力的情况下明确要求合法执行"安乐死"，对此（最接近）你的态度和观点是什么？这样，从"抽象"到"具体"一正一反相互对照，可以很真切、客观而巧妙地折射出有关医疗民生问题最深层、最隐秘的根源。这是我们设计问卷第一个、第十个问题的初衷。

问卷的第二个问题直奔主题——询问人们对于当下医疗民生现状及其存在的问题的经验感知和认知态度。多年来，一说到"医疗民生"话题，"看病难、看病贵"几乎成了民众的口头禅，其中饱含着太多"一言难尽"的意味。

在医疗保健市场上，医院、诊所等机构处于核心主体地位，它们一方面作为医疗卫生服务的供给者，在医疗服务产品市场上为患者及其他医疗保健服务需求者提供服务；另一方面作为医疗卫生投入要素的需求者，在医疗要素市场上与有关医药医疗设备供应商、家庭个人和学校等医疗人才培养单位以及医学科研机构打交道，从这些供给者处取得有关人力、物质和精神方面的医疗卫生投入要素。也就是说，医疗卫生市场体系从客体对象上同样可以分为服务产品市场和服务要素市场两大类：服务产品市场包括医疗保健服务市场、医疗保险服务市场、非处方医药器械消费市场和大众医疗保健知识教育培训市场等；服务要素市场包括医疗金融资本市场、医药医疗设备市场、医生护士市场、医学科技市场及卫生专业教育市场等（见图1-2）。

医疗保健市场需求者想要的不是医疗保健本身，而是健康，消费者并非消极地从市场上购买医疗保健，而是更积极地花费时间、精力生产健康。从这个意义上说，医疗保健市场需求是一种"派生需求"，是健康这种耐用品生产引致出来的一种要素投入需求。在整个生命周期中，人们试图通过增加医疗保健服务支出，来抵消健康存量的加速折旧贬值，这种需求受消费者的遗传素质、年龄性别、生活方式、婚姻状况、收入预算、受教育程度等复杂因素的影响。相较于其他市场，医疗保健市场供求主体具有更明显的信息非对称性，其决策和选择行为也面临着更大的不确定风险。对于医疗需求者来说，其健康状态变化及疾病发生和卫生保健需求具有很大的不确定性，如果没有医生等专业人员的咨询意见，他们往往不知道各种医疗方案的预期结果以及究竟该如何做出医治决策；对于供给者来说，其对病人接受治疗及其康复状况在很大程度上也是不确定的，尽管他们比消费者拥有更多的专业技术知识，替消费者做出各种医疗保健决策和医药消费选择。为应对医疗保健市场的不确定性问题，现代市场经济国家普遍引入了医疗保险机制；而针对信息不对称问题，以及医患双方存在的生存状态和竞争地位的非对称性，如患者面对生存危机时根本没有"讨价还价"的能力，医疗保健市场制度设计必须克服供给者利用信息或其他竞争优势侵害消费者利益的问题，引入

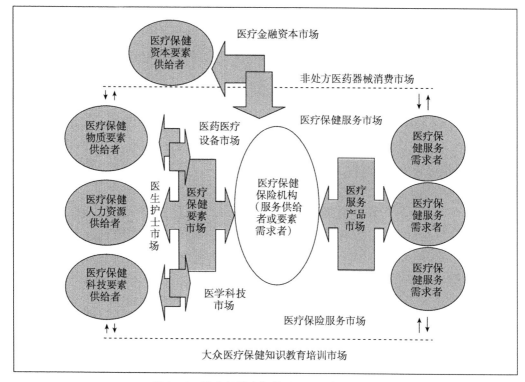

图 1－2　医疗保健市场体系及运作框架示意

资料来源：李宝元 . 人本发展经济学 ［M］. 北京：经济科学出版社，2006：299.

非营利性组织运作机制以及适当的管制措施，如实施职业资格准入、限制医疗广告等，这可以看作是在制度安排上对医疗保健市场供求主体这种非对称矛盾和问题的某种反应。

因此，我们在问卷中设置了第三个问题，即调查国人对"基本医疗保险"的认知状况。这个问题，与对"市场经济""市场化改革""医疗保健市场体系"和"医疗保健市场运作机制"的认知是紧密相连的。相较于其他市场，医疗保健市场供求主体具有更明显的信息非对称性，其决策和选择行为也面临着更大的不确定风险。在医疗卫生领域，许多疾病的发生对于个人或家庭来说概率很小、很偶然，但一旦发生就会造成财务危机，给个人和家庭生活带来毁灭性打击；如果没有适当的经济援助机制，患者将因无力支付医疗费用而得不到及时治疗，从而给其生命健康造成重大损害。对于某种疾病来说，一个人口群体中某个人是发生还是不发生以及什么时候发生是有很大随机性的，但就整个群体发生概率来说却是可以预测的，且人口群体规模越大，发生概率相对越小。这样，可以通过市场金融机构或政府保险机构，按照特定承保项目服务范围筹集保险基金，然后以特定方式支付给特定的投保人，以达到统筹共济、化解风险的目的。欧美发达国家绝大部分居民都通过购买商业医疗保险来支付医疗保健费用，并通过公共医疗保险机制来获得基本医疗健康保障。

　　实际上，人们的医疗保险需求行为受到很多复杂因素直接或间接的影响，除了私人商业医疗保险市场及公共卫生系统，世界各国都普遍建立了基本医疗保险制度，多数国家的医疗保险都以"预防为主、确保国民健康"为宗旨，实行"全面参与、强制加入"，根据本国国情推行了诸如全民福利型、社会统筹型、强制储蓄型、商业主体型和社区合作型等多种多样的制度模式。（1）全民福利型医疗保险模式的基本特征是：医疗保险基金主要通过政府税收形成，采取医疗费用支付预算分配方式将资金拨给有关部门或公立医院，公立医院医务人员的工资也由国家财政拨款分配，患者看病时可以免费接受医疗服务。中国传统的（城镇职工）公费医疗制度，苏东国家所实行的全民免费医疗制度，以及英国、瑞典、爱尔兰、丹麦等福利国家的全民医疗保险制度都属于此类模式。（2）社会统筹型医疗保险模式是目前世界各国普遍实施的一种模式，其基本特征是：国家通过立法强制参保，医疗保险基金主要由雇主和雇员缴纳，政府给予补贴；当参保劳动者及其家属因患病、受伤或生育而需要医治时，由社会保险机构提供医疗服务和物质帮助。这种模式以德国、法国和日本为典型代表。（3）所谓强制储蓄型医疗保险模式，即通过立法强制劳方或劳资双方缴费，以雇员个人名义建立保健储蓄账户（即个人账户），用于支付个人及家庭成员的医疗费用。以新加坡为典型代表，马来西亚、印度尼西亚等发展中国家也采用这种模式。（4）商业主体型医疗保险模式，以医疗保险市场为基础和主体，营利或非营利的私人医疗保险公司或民间医疗保险公司为保险服务的提供者，企业、社会团体、政府或个人为保险服务的提供者，双方依据市场法则自由经营、参保投保；商业医疗保险基金主要来源于参保者个人及其雇主所缴纳的保险费，政府财政一般不出资或不补贴。美国是此模式的典型代表。（5）社区合作型医疗保险模式，又称为"基层医疗保险"或"集资医疗保障"制度。按照"风险分担、互助共济"的原则，依靠社区自己的力量在社区范围内筹集资金，用来支付作为本社区居民或农民的参保人及其家庭的医疗、预防、保健等服务费用。中国的农村合作医疗制度是社区医疗保险模式的代表，并在各地改革试点中探索出大病统筹型、小病福利型、福利风险型及健康保险型等多种合作医疗模式。中国是一个地域辽阔、人口众多的发展中大国，其基本医疗保险（理想支付规则）不可能是"全民免费医疗"，即看病就不应该由患者个人掏钱；而按照传统医疗体制那样少数体制内人即"国家干部"享有免费公费医疗，将国有企事业单位职工与广大农民区别对待，沿袭既得利益路径，即"根据不同身份，个人和保险基金按不同比例支付"，显然也是不合理的；最切合实际的办法就是采取所谓的"扣除式"（Deductibles），小病自己花钱，大病、重病、慢性病由保险基金（国家财政给予一定的补贴）全额或部分支付。特设此题，我们的目的是想知道大众对于有关基本医疗保险这个制度安排及其功能的认知情况。

　　从历史渊源来看，医院作为一种专门向普通大众提供医疗保健服务的社会组织，最初在中世纪的欧洲是作为基督教社区拯救中心出现的，其功能上的"救死扶伤"

性质以及范围上大众化和社区保健的特点，就是由此初步奠定的；后来，经过文艺复兴及宗教改革运动，医院起初的宗教色彩逐渐消退而世俗化性质逐渐强化，并随着现代医学的发展和职业医生队伍的形成，特别是伴随工业化而来的人口城市化集聚和医疗保险事业发展，医院逐渐从"老弱病残者收养院""临终者之家"演变为专门提供疾病治疗服务的医学专业技术中心。在现代市场经济社会中，医院是提供医疗卫生服务的供给主体，其组织结构形式和经营管理模式呈多样化分布，并且随着环境变化需要不断进行适应性选择、调整和变革。按照所有权性质、专业特点、规模大小、治疗期长短等标志，现代医院可以划分为不同类型，如非营利性医院、营利性医院和政府公立医院，专科医院（结核等呼吸道疾病医院、精神病医院、妇产科医院、整形美容医院和康复疗养医院等）和综合医院，按照床位数（如200张、500张为界限）分为小型、中型和大型医院，以及短期（一般治疗期少于30天）和长期医院，此外，还有国立医院（联邦医院）、社区医院和教学医院等分类。如上所述，医疗保健市场供求主体行为的特殊复杂性决定了医疗保健市场价格形成和检测存在一系列特殊困难，首先面临的一个最大难题，就是医疗服务价格应该以什么单位来计量。例如，患者到医院进行治疗，医院按照结算账单上所列项目收费，诸如医生出诊、住院天数、诊断性检查及处方药等实际上是医疗服务的投入，而患者所需要的是由这些投入所带来的疾患治疗和康复状态。但现实情况却非常复杂，不同医院及医疗情景中同样投入项目所产生的治疗效果往往大相径庭，没有横向和动态的可比性，更何况医疗产出无论用什么指标来衡量都有很大的主观差异性，再加之上面所说的医疗保健市场供求主体双方信息的非对称性，使得医疗市场价格形成机制和监测管理往往矛盾重重、问题多多，以致成为社会公众和政策制定者普遍关注的焦点。从中国国情及医改情况来看，传统上政府公立医院占绝对地位，由政府开办、作为财政预算单位执行政府预算会计制度、实行统收统支管理的公共医疗机构，包括传染病院、结核病院、麻风病院、地方病院、精神病院、戒毒所、艾滋病和性病防治机构，辅助医学科研和教学的示范实验医院、教学医院，以及承担民众特别是贫困人群医疗救助任务的医疗服务机构等，虽然经过近年来非国有化改造、改组或改革，但"预算外国有医院""国有民营"和完全民间的非营利性医院以及实行股份化改制的各种类型的营利性医院，总的来说并不占支配地位。在现行"医疗资源越来越向大城市大医院集中"的三级医院运营体制下，从老百姓的日常经验感受来看，大家一致聚焦于两个基本问题：一是"看病贵"问题。多年来，很多人一直搞不清一个问题：一到医院看病，不管三七二十一，一上来就挂号交费，且不说名目繁多的各项收费，就这"挂号费"到底是什么费谁也说不清楚。如果说是排队用的，那只要像银行取号一样就可以，为什么还要收费呢？这个问题，很多人或许都没有想过，到大医院门诊看病先按照专家档次付费挂号，住院治疗做手术事先缴纳规定数额的押金，少则几十上百元，多则数千上万元，是天经地义、合情合理、没有任何问题的。为此，我们特别设置了一个问题，想知道人们在心目中是怎么看待这个问题的——除了上面的大众看法（或许如此），有多少人认为它或许有些不合理，但可以理解，能够容忍；或者认为很不正常，医院见钱门开、没钱索命，但见怪不怪；或者认为，这就是一种"店大欺客"行为，是垄断经营导致的"丧失医道"的行业腐败行为。二是"看病难"问题。多少年来医疗卫生领域圈内圈外早就有一个叫作"三长一短"的说法，即老百姓到医院看病，门诊预约挂号、排队就诊、依次缴费时间长，而真正到正儿八经诊断看病了，三五分钟就结束了。为此，我们特设了一个"投射性问题"，即根据你的日常生活经验，到大医院看病，感到大多数医护人员的服务态度通常是什么情况，是"和蔼可亲，耐心周到"，还是"轻声细语中带有几分冷漠"；是"不热不冷中显得很不耐烦"，还是"辛苦忙乱中多有无奈疲倦"或"冷漠无情，态度蛮横"。从关于这个问题的应答中，我们或许可以分析出当下"医疗供求矛盾"或"医患冲突"的蛛丝马迹及紧张状态。

对于中国人来说，百年来随着"西学东渐"，如何在保持我国有中国特色优良传统的同时又能够很好地学习借鉴全人类文明成果，一直是一个来回纠缠、左右为难、不断纠结乃至吵闹不休的"常说常新老话题"。在医疗卫生领域就表现为，怎样将"治未病"的中医之道发挥到极致，面对西医的过度医疗问题怎么应对？在患病时人们"迷信中医"维持中医调理多吃保健品保守治疗，还是"相信西医"的科学技术奇效而积极主动要求"动刀"？为此我们设置了第六、第七两个问题：一是问"你日常为自己或亲友购买赠送保健品的频率额度"，是"经常购买，大包小包的"，或是"时不时购买，逢年过节送亲友"，还是"从不购买，拒斥任何保健品"；二是问"你日常用药就医"，是"以看中医吃中药治疗为主"，还是"中西医混用不分彼此"，或者是"以看西医吃西药治疗为主"。我们试图通过这两个情景问题探究国人百年来在医疗民生领域关于"洋为中用"的心路历程及真实心态。

在当下全球化、数字化、绿色化即我们所说的"外三化"与工业化、城镇化及市场化即我们所说的"内三化"融合发展的关键转型时期，怎样将"科技进步"与"制度变革"这两个层面有机融合起来，既找到战略上的"轨迹线"又把握住策略上的"平衡点"，以实现我们中华民族伟大复兴的梦想，自然是一个最为宏观、宏大、宏伟的时代课题。在医疗民生领域这个问题表现得也很突出，历来存在"人定胜天"的医学技术主义观点与主张"制度创新"的市场化改革派之争。前者最有代表性的就是2019年"两会"期间，有人大代表明确表示，人工智能（技术）可以解决包括医疗民生在内的所有民生问题，足以让"健康中国"全面建成，甚至可以让我们在中国改变世界，不久的将来拯救全人类。对此，我们设置了第八个问题，想了解人们的态度和看法究竟是什么，是高度赞同或完全同意此观点，还是不置可否、模棱两可，抑或是对此不以为然、嗤之以鼻。而在数十年的医改过程中，关于2003年的巨额财政投入究竟是"市场化补需方"还是"计划化补供方"的路线之争，双方早已处于胶着状态，近年来后者渐成主流。我们想知道一般民众的真实认知状态，为此特别设置了第九个问题，想看看有多少人、是否认同——依靠政府有计划按比例控制，实行"全民免费医疗"，是解决"看病难、看病贵"医疗民生问题的根本出路。

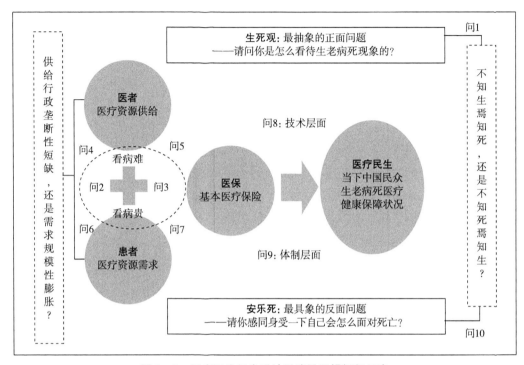

图1-3 医疗民生问卷设计思路及逻辑框架示意

综上所述，针对医疗民生主题所做的线上调查问卷设计思路及逻辑框架（见图1-3）再做一个简要总结：首先，人们对于"生老病死"的态度，特别是对于生死乃至整个生命现象的看法，从根本上决定着人们对医疗民生的态度和看法，对此给出的回答是审视中国当代医疗民生问题的基本理论参照标尺和经验判断标度盘——问题1与问题10前后呼应，在"核心价值观"的意义上试图探索有关医疗民生状态的宏观背景及文化基因。接下来，从宏观到微观、从抽象到具体，我们直截了当地询问了两个基本认知问题——问题2直接调查人们对于"看病难、看病贵"体制性根源的认知程度，问题3直接调查人们对于基本医疗保险制度安排及其基本功能的认知水平，从中可知人们对于现行公费、城镇职工及新农合不同人群医疗保障问题的认知状况。再次，分别从医疗资源供求双方询问了4个日常行为习惯、健康偏好及治病态度问题——侧重于医院医生"供给者"的角度，我们询问了问题4"没有看病只要挂号就收费"与问题5由于医疗资源过分集中导致大医院人满为患从而表现为"医生态度不耐烦"这样两个投射性问题；侧重于患者吃药就诊"需求者"的角度，我们询问了问题6"日常购买食用保健品频度"与问题7"中西医偏好"这样两个投射性问题。最后，就人本发展经济学观点来看，以医患矛盾为核心、医保体制为背景的

"看病难、看病贵"医疗民生问题，从根本上决定于人们对于医疗卫生资源供求失衡配置机制的"价值判断"——这就是问题8与问题9统摄追问的两个层面的问题：医疗资源供不应求问题，就其实质及根本性原因而言，究竟是一个因"供给行政性垄断"造成的"短缺经济效益"问题，还是一个由"需求规模性膨胀"造成的"技术进步效率"问题，这是涉及医改方向性及其成败的大是大非问题。这样，问卷共设置10个问题，从宏观到微观环环相扣、从抽象到具体与历史现实轨迹对接，并在询问预期及话语表达策略方面，很好地照顾了微信互动平台技术特点及受众群体聚集的情况，问得直截了当、简洁明快，所有选项及其结构关系的科学合理性，都经过再三琢磨推敲试错改进，尽量让答题者在匆忙中条件反射、不假思索地答得准确可靠、轻松愉快。为了保障问卷设计及调查数据的可靠性、客观准确性，我们在问卷正式投放前在小范围内做了预调查重测效信度测试，而后根据反馈结果对问卷做了修改完善直至最终定稿。

2019年4月21日—5月21日，我们通过微信平台广泛传播发放问卷，最后回收有效问卷1357份，其年龄、月收入水平、生活工作常住区域及职业分布如下：

首先，从年龄构成情况来看（见图1-4），在1357名问卷应答者中，18岁及以下的有7人，占0.5%；19~30岁的有403人，占29.7%；31~55岁的有824人，占60.7%；55岁以上的有123人，占9.1%。也就是说，九成以上的问卷应答者年龄在19~55岁，以中青年（在职从业者）为主。

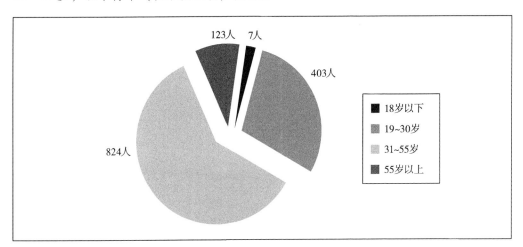

图1-4 医疗民生问卷应答者年龄构成情况

其次，从月收入水平来看（见图1-5），在1357名问卷应答者中，月收入3000元以下的有211人，占15.5%；月收入3000~6000元的有288人，占21.2%；月收入6000~9000元的有262人，占19.3%；月收入9000元以上的有596人，占43.9%。可以看出，关于医疗民生问卷应答者中高收入人群比例较高，占到六成以上。

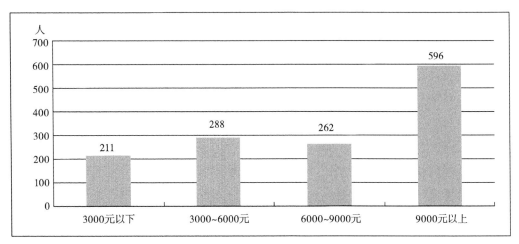

图 1-5　医疗民生问卷应答者月收入水平分布情况

再次，从区域分布情况来看（图 1-6），在 1357 名问卷应者中，目前生活工作常住地为直辖市社区的有 743 人，占 54.8%；常住省城社区的有 224 人，占 16.5%；常住地县级市社区的有 301 人，占 22.2%；常住乡镇村社区的有 89 人，占 6.6%。可见，问卷应答者以常住大中城市社区为主，占七成以上。

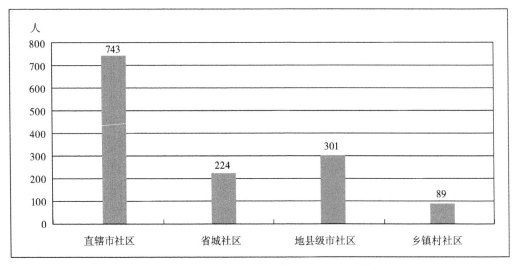

图 1-6　医疗民生问卷应答者常住社区分布情况

最后，从职业构成来看（见图 1-7），在 1357 名问卷应答者中，政府机关公务员有 65 人，占 4.8%；商界人士、企业员工或农民工有 644 人，占 47.5%；事业单位教科文卫工作者有 299 人，占 22.0%；其他 349 人，占 25.7%。问卷应答者基本上代表了医疗保障程度不同的社会阶层各个群体。

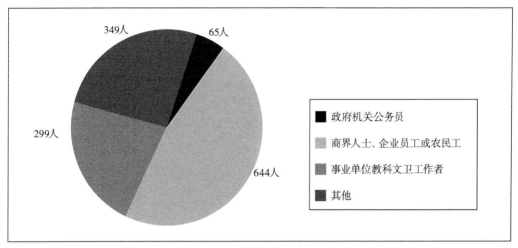

图1-7 医疗民生问卷应答者职业分布情况

总之，从我们所做的有关医疗民生问卷调查背景信息来看，问卷应答者年龄主要集中在19～55岁，月收入水平以6000元以上的中高收入群体为主，生活工作常住社区以直辖市及省城为主，但其所供职组织及职业分布具有广泛代表性。

◇ 典型调查：方法论指引及反馈成果概要

关于医疗民生问题的入户典型调查，从人本主义视角及方法论基础来说，在学科背景上可依托"人本发展经济学"与"人本管理经济学"，[①] 以"人本发展与管理"为基本方向和基准红线，并借鉴学习人类学等多学科方法论。

通常所说的"人类学"（Anthropology），一般泛指通过直面历史现实、入乡随俗深入生活进行参与式研究，以探索人类起源演化史前历史、种族体质地方性多元化及社会文化差异性多样性的一系列学科群；在此基础上，直面社会现实、聚焦关注具有普遍性意义的社会现象，并从中归纳出带有普适性法则的社会规律，这就是社会学学科要做的工作。因此，人类学与社会学在传统上是不分家的，尤其是在田野调查，即深入社会现实土壤做扎根研究的方法论上更是这样。如果说二者真有什么区别或不同的话，可以大致这样来辨识：人类学主要向形而下的人类具体的多样性、差异性方面做演绎，且更多地强调质性研究方法；而社会学则主要向形而上的

---

① 分别参见李宝元著《人本发展经济学》（经济科学出版社，2006年版）与《人本管理经济学》（中国财政经济出版社，2019年版）。

人类抽象的普遍性、普适性方面做归纳，在方法论上更加强调实证性、可解释性乃至各种细密的量化研究。

脱胎于人类学的社会学研究方法、文本范式及叙事结构，特别强调研究者的参与感，强调直面社会现实、立足乡土深入生活做实实在在的扎根研究，并借助多种途径搜集整理力所能及的所有生活素材，还要求研究者要始终坚守科学求真、实事求是的态度，在活灵活现具象化的叙事结构主体框架中最大限度地呈现社会事实真相的理论逻辑体系，而在文本范式上则可以根据不同主题情形做灵活多样的变通。本课题研究采用灵活多样的文本范式及叙事结构，运用孙立平所倡导的"过程—事件分析"法，或"夹叙夹议"或"史记传记"，将现实具象化地呈现出来。

在"医疗民生课题志愿者入户典型调查指导书"里，我们要求志愿者调查的核心内容及递交的家庭传记性报告应该涵盖三大类信息：（1）家庭基本信息，包括所在城乡地区具体地理位置，家族史或家庭背景及家庭人员情况，如家庭人数、成员血缘族亲关系、年龄分布、职业构成及收入来源情况；（2）家庭经济信息，包括家庭收入与支出总额及结构状况，历史增量变化情况，目前存量分布状况，特别是医疗费用开支情况；（3）家庭医疗信息，包括成员健康状况及疾病治疗详细情况，特别是家庭成员新农合及基本医保状况，以及对于医疗民生问题及相关社会问题的认知及看法，最好用具体事例、具象化的情节事件、真实的人物故事来描述。此外，我们还特别在基本文本规范、传记篇幅结构、调查户覆盖面及求真务实科学态度方面提出了详细的指导意见和要求，希望志愿者本着科学求真的态度，围绕医疗民生——"因病致贫""医疗负担"，内容涵盖家庭背景、成员情况、收入与支出、医疗负担及日常生态等——最大限度地客观呈现被调查家庭的真实情态，不得有任何虚夸捏造行为。调查户要求尽量具有典型代表性，根据志愿者自己的经验判断，以调查户所在村（社区）属于典型贫困户（低保户）、中等家庭户与富裕户，或"大病（号）户""中病（号）户""小或无病（号）户"为线索重点调查几个不同阶层家庭，或根据体制内公费医疗保障者、城乡中等收入和体制外贫困家庭重病医疗开支负担等情况开展典型调查。总之，典型调查以被调查户是否具有"典型代表性"为基准展开调查。

按计划要求，入户典型调查递交截止日期为2019年3月1日。除一名志愿者没有按要求递交合格调查报告外，其他59名志愿者都及时做了有效反馈。课题组共收到144篇有效入户典型调查报告，其中涉及农村居民100户，占调查总户数的69%以上。典型访谈调查地区除西藏、青海、福建、湖南、海南、上海及天津以外，遍布其他各省、直辖市、自治区56个区县（见表1-1）。

表 1 - 1　医疗民生问题志愿者典型访谈调查户地区分布

省份	农户数（户）	城户数（户）	涉及区县数（个）
黑龙江	7	1	3
吉林	2	—	1
辽宁	8	3	4
北京	—	1	1
河北	5	3	3
山东	4	7	5
江苏	4	1	2
浙江	3	2	2
山西	1	—	1
河南	10	1	3
安徽	7		3
江西	1	2	2
广东	1	2	1
广西	2	—	1
贵州	5	3	3
重庆	1	5	1
陕西	5	—	2
湖北	11	—	4
云南	2		1
四川	8	6	5
甘肃	7	1	3
新疆	1	6	3
宁夏	3	—	1
内蒙古	2	1	1
合计	100	45	56

　　根据志愿者入户典型调查报告文本分析，我们得出三个基本结论：（1）医疗民生状态的城乡差异，远远大于区域差异，医疗资源高度集中于城市三甲医院，农村偏远地区基层医疗机构形同虚设，广大农民群众"看病难、看病贵"是普遍存在的、突出的医疗民生矛盾和问题；（2）因病致贫、大病医保及贫困户救济，是解决医疗民生问题及制定应对之策的重中之重；（3）由于生态环境恶化、工作条件恶劣，以及饮食健康、日常作息习惯养成等多方面因素的共同作用影响，车祸、工伤事故、心脑血管等慢性病及各种癌症近年来成为基层老百姓意外病患及常见病。对于这三个调查结果，我们将在第3章进行专门分析和讨论。

02

医疗民生问卷调查数据统计分析

基于十个问题的线上问卷调查数据分析发现，当下我国民众对于生老病死持有较达观包容的态度，对于中西医现代化发展及其带来的民生困扰以及深层体制性根源也大都持有比较理性的认知态度；同时，由于医疗资源集中性配置造成供给性短缺等复杂原因，公立大医院及其医务人员服务态度及质量还存在一系列难题。

从生死观、安乐死看医疗民生心态

从问卷应答者关于生死观问题的六个不同倾向性陈述（其顺序应该是 ACBEDF）的选择结果来看（见图 2－1），其分布重心并非理论预设的那样偏中性，而是有些西化倾向，近乎半数选择"要活得有意义，死得有尊严"，且有 1/4（25.26%）认为"生死有命，善恶报应有轮回"，虽然也有近 1/7 的社会成员（13.41%）表示"还没活明白，管不了那么多"，而两头极端选项也不过是极少数人（分别占 3.24% 与3.83%）的一种感性直觉或理想信仰罢了。

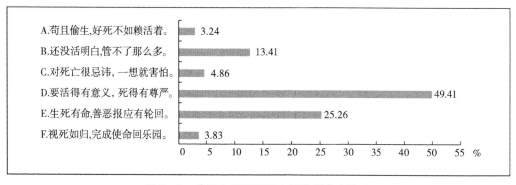

图 2－1　关于生死观问题应答选项分布情况

从问卷应答者的年龄、月收入水平、职业群体及工作生活常住社区来看（见表 2－1～表 2－4），在有关生死的态度上追求"活得有意义，死得有尊严"，年龄越大认可度越高，月收入水平以 6000～9000 元群体认可度为最高（57%），3000～6000 元中低收入及 9000 元以上高收入群体次之（分别为 48% 和 49%），而 3000 元以下的低收入群体认可度最低，在区域上反而是常住省城及地县级市社区者认可度最高（分别为 56% 和 49%），而不是京、津、沪、渝一线城市。在从业组织及职业群体分布上，相对于商界人士、企业员工及农民工以及其他群体来说，政府机关公务员和事业单位教科文卫工作者的认可度稍高（分别为 57% 和 51%）。这说明，对于老年群体、中产阶级、二三线城市及体制内人群来说，有关医疗民生的心态尤其是对生老病死的态度更为达观和超脱一些；而对于年轻人、低收入、农村社区及体制外群体来说，由于医疗等社会保障程度较低、不安全感较强，生死观较多地偏向"生死有命，善恶报应有轮回"或"还没活明白，管不了那么多"。

表 2 – 1　关于生死观问题应答者不同年龄段的选项分布情况

应答选项	18 岁及以下		19 ~ 30 岁		31 ~ 55 岁		55 岁以上		总计
	频数	比重（%）	频数	比重（%）	频数	比重（%）	频数	比重（%）	
A	0	0	15	4	26	3	3	2	44
B	1	14	68	17	98	12	15	12	182
C	1	14	24	6	40	5	1	1	66
D	3	43	177	44	417	51	73	59	670
E	1	14	106	26	214	26	22	18	343
F	1	14	13	3	29	4	9	7	52
总计	7	100	403	100	824	100	123	100	1357

表 2 – 2　关于生死观问题应答者不同月收入水平的选项分布情况

应答选项	3000 元以下		3000 ~ 6000 元		6000 ~ 9000 元		9000 元以上		总计
	频数	比重（%）	频数	比重（%）	频数	比重（%）	频数	比重（%）	
A	11	5	9	3	5	2	19	3	44
B	32	15	38	13	27	10	85	14	182
C	6	3	13	5	18	7	29	5	66
D	89	42	139	48	149	57	293	49	670
E	65	31	79	27	55	21	144	24	343
F	8	4	10	3	8	3	26	4	52
总计	211	100	288	100	262	100	596	100	1357

表 2 – 3　关于生死观问题应答者不同职业身份的选项分布情况

应答选项	商界企业员工		事业单位人员		机关公务员		其他		总计
	频数	比重（%）	频数	比重（%）	频数	比重（%）	频数	比重（%）	
A	23	4	7	2	3	5	11	3	44
B	96	15	34	11	5	8	47	13	182
C	34	5	17	6	3	5	12	3	66
D	311	48	152	51	37	57	170	49	670
E	157	24	77	26	11	17	98	28	343
F	23	4	12	4	6	9	11	3	52
总计	644	100	299	100	65	100	349	100	1357

表2-4　关于生死观问题应答者不同常住社区的选项分布情况

应答选项	乡镇村社区		地县级市社区		省城社区		直辖市社区		总计
	频数	比重(%)	频数	比重(%)	频数	比重(%)	频数	比重(%)	
A	8	9	4	1	10	4	22	3	44
B	8	9	39	13	24	11	111	15	182
C	1	1	18	6	10	4	37	5	66
D	40	45	148	49	126	56	356	48	670
E	27	30	84	28	40	18	192	26	343
F	5	6	8	3	14	6	25	3	52
总计	89	100	301	100	224	100	743	100	1357

安乐死（Euthanasia）一词源于希腊文，是指无痛苦、"幸福"地死去，或称"无痛致死术"。安乐死一般分为三种形式："主动安乐死"（Active Euthanasia），即当事人主动要求由医生采取医疗措施（如通过注射）为其结束生命；"被动安乐死"（Passive Euthanasia），即停止疗程（如除去病人的维生系统）使其自然死亡；"协助性安乐死（自杀）"（Assisted Euthanasia／Suicide），即当事人主动要求后在医生的协助下（如提供药物）自行结束生命。安乐死自古以来就是一个有争议且沉重的话题，而且就人类文明进化而言呈现出一种从"坚决反对"到"达观理解"乃至"正式合法化"等的历史演化走势，但直至目前也只有荷兰、比利时、瑞士、加拿大、美国、韩国等少数国家和地区将安乐死合法化①。

1988年7月，由中国社会科学院哲学研究所、中国法学会、中华医学会等7个单位联合发起的全国首次安乐死学术讨论会，在上海医科大学举行。会议就安乐死的社会、伦理、医学和法律问题进行了热烈讨论。我国自1994年以来，全国人代会提案组每年都会收到有关安乐死立法的提案。2006年，全国政协十届四次会议上，安乐死立法问题再度引起了委员们的普遍关注。2013年成立的北京生前预嘱推广协会，

---

① 2002年，荷兰成为世界上第一个将安乐死合法化的国家，数据显示，1990—2001年，荷兰的安乐死申请通过率在32%～45%，而2015年，荷兰有大约3.7%的死亡（5516例）是由安乐死导致的。美国目前已有9个州通过了允许执行协助性自杀的法案，但此类法案对于适用范围的要求通常十分严苛，如新泽西州新通过的法案（于2019年8月1日起生效）规定，仅当面对被诊断出不治之症且余下不超过6个月生命的申请人时，医生才可以合法为其施行协助性自杀。韩国也于2018年通过《维持生命医疗决定法》，临终患者可以自己决定是否继续接受维持生命的治疗。瑞士是唯一接受外国人安乐死的国家，该国有两大安乐死机构，即"尊严"与"解脱"（EXIT）；2018年5月10日，104岁的澳大利亚科学家大卫·古道尔（David Goodall）就是通过"解脱"进行协助自杀；2018年6月7日，中国台湾著名体育节目主持人傅达仁在瑞士执行安乐死，成为亚洲第一个去瑞士执行安乐死的人，2019年2月其家人公开了傅达仁安乐死的最后画面，引起海内外关注。目前，对于罹患重症且没有治愈可能的病人合法实施"被动安乐死"的国家和地区有英国、爱尔兰、芬兰、挪威、法国、西班牙、奥地利、希腊、丹麦、瑞典、中国台湾、韩国，而中国台湾在亚洲的"死亡质量"首屈一指，并在1996年就通过"安宁缓和医疗"且于2019年1月6日正式实施"病人自主权利法"。

鼓励民众订立"生前预嘱"，推广"尊严离世"概念。生前预嘱是在健康或意识清楚时签署的，说明在不可治愈的伤病末期或临终时要或不要哪种医疗护理的指示文件；但直到目前仍仅仅处于理念推广阶段，所谓的"生前预嘱"也只能作为医护人员和家属的参考，没有法定执行效力。据国家肿瘤登记中心 2018 年 4 月发布的最新统计数据（一般延迟期为 3 年），2014 年全国恶性肿瘤 380.4 万例，死亡 229.6 万例，其中有多少人希望用安乐死的方式摆脱病痛折磨不得而知。我国也有学者提出有关安乐死的立法建议，如全国政协委员、中国社会科学院研究员赵功民建议，可在某个地区、省、市等局部地点制定有关规范性规定和条例，进行个例研究作为试点积累经验，然后逐步向全国推广。全国政协委员、广东省人民医院心外科主任吴若彬曾呼吁先出台器官移植法和脑死亡法，然后再研讨安乐死立法问题或许更有意义；2016 年，华中科技大学教授、中国工程院院士李培根就曾向有关方面建言，可以考虑在国内探索安乐死相关立法。

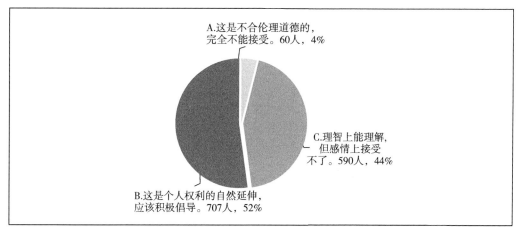

图 2 - 2　关于安乐死问题应答选项分布情况

那么，面对不可避免的死亡，人们究竟是想积极主动安乐死还是无可奈何自然死去？对于这个话题，当下国人究竟持有一种什么样的态度呢？为此，我们在问卷末尾特别设置了这样一个问题——请您设身处地感受一下，如果遇到患有痛不欲生的绝症或不可逆的老年痴呆而生活不能自理类似植物人状况的亲友，事先遗嘱或在头脑清醒有自主能力的情况下明确要求合法执行"安乐死"，对此（最接近）你的态度和观点是？结果显示（见图 2 - 2）：半数以上的应答者认为"这是个人权利的自然延伸，应该积极倡导"，而 43% 以上的应答者选择"理智上能理解，但感情上接受不了"，只有不到 5% 的应答者认为"这是不合伦理道德的，完全不能接受"。这个结果与生死观问题具有显著的一致性，即为了"活得有意义，死得有尊严"，绝大多国人对安乐死持认可或支持的态度，当然，在年龄、收入水平、工作生活环境及医保条件方面也存在明显差异。

首先，年龄与安乐死态度高度相关（见表2－5）。对于安乐死是"个人权利的自然延伸，应该积极倡导"的观点，即选项 B，55 岁以上人群认可度最高（有62.6%），31~55 岁和 19~30 岁的人群次之（分别占 52.18% 和 48.88%），18 岁以下未成年人群最低（42.86%）。相反，对于安乐死"完全不能接受"的，即选项 C，年龄越小认可度越高，18 岁及以下未成年人群的应答比重是 28.57%，55 岁以上人群应答比重仅为 2.44%，相差近 10 倍之多。表示对于安乐死"理智上能理解，但感情上接受不了"的，19~30 岁和 31~55 岁人群占比基本持平（分别为 45.66% 和43.81%），接下来是 55 岁以上人群（34.96%），18 岁及以下的未成年人群认可度最低（28.57%）。

表 2－5　关于安乐死问题应答者不同年龄段的选项分布情况

应答选项	18 岁及以下		19~30 岁		31~55 岁		55 岁以上		总计
	频数	比重（%）	频数	比重（%）	频数	比重（%）	频数	比重（%）	
A	2	28.57	22	5.46	33	4.00	3	2.44	221
B	3	42.86	197	48.8	430	52.18	77	62.6	808
C	2	28.57	184	45.6	361	43.81	43	34.9	328
总计	7	100	403	100	824	100	123	100	1357

　　其次，从月收入水平来看（见表2－6），对于 B 选项，收入水平越高，应答者认可度越高，从 37.44% 提高到 56.83%，即收入水平越高、经济条件越好的群体，越倾向于认为安乐死是"个人权利的自然延伸，应该积极倡导"。对于 C 选项及 A 选项，其情形则恰好相反，即收入水平越高认可度越低：随着月收入水平的走高，表示对于安乐死"理智上能理解，但感情上接受不了"者，从 56.4% 下降到 39.93%；表示安乐死"是不合伦理道德的，完全不能接受"者，从 6.16% 下降到 3.69%。也就是说，关于安乐死的态度，收入水平越高、经济条件越好，接受度越高，反之则越低。

表 2－6　关于安乐死问题应答者不同月收入水平的选项分布情况

应答选项	3000 元以下		3000~6000 元		6000~9000 元		9000 元以上		总计
	频数	比重（%）	频数	比重（%）	频数	比重（%）	频数	比重（%）	
A	13	6.16	14	4.86	11	4.20	22	3.69	221
B	79	37.4	147	51.04	145	55.34	336	56.38	808
C	119	56.4	127	44.10	106	40.46	238	39.93	328
总计	211	100	288	100	262	100	596	100	1357

　　再次，从职业身份来看（见表2－7），参与问卷调查者关于安乐死的态度表现出明显的从业身份差异性。关于安乐死是"个人权利的自然延伸，应该积极倡导"的

观点，即选项 B，政府机关公务员的倾向性最为显著，然后是商界人士、企业员工及
农民工，以及事业单位教科文卫工作者，占比都超过 50%，认可度最低的是"其他"
群体占比为 48.14%。表示对于安乐死"理智上能理解，但感情上接受不了"者，即
选项 C，认可度相对最高的是"其他"基层群体；表示安乐死"是不合伦理道德的，
完全不能接受"者，认可度相对最高的反而是商界人士、企业员工及农民工群体
（10.77%）。

表 2 - 7　关于安乐死问题应答者不同职业身份的选项分布情况

应答选项	商界、企业员工		事业单位工作者		机关公务员		其他		总计
	频数	比重（%）	频数	比重（%）	频数	比重（%）	频数	比重（%）	
A	7	10.77	30	4.66	9	3.01	14	4.01	221
B	34	52.3	333	51.71	172	57.53	168	48.14	808
C	24	36.9	281	43.63	118	39.46	167	47.85	328
总计	65	100	644	100	299	100%	349	100	1357

　　最后，常住区域生活工作环境影响应答者对安乐死的态度。从常住一线直辖市社
区到二线省城社区及三线地县级市社区，最后到乡镇村社区等，经济发展水平医保条
件、生活工作环境依次递减，人们关于安乐死是"个人权利的自然延伸，应该积极
倡导"的认可度也是依次递减的。而表示对于安乐死"理智上能理解，但感情上接
受不了"，其认可度随着常住区域的经济及医保条件的降低而递增，从 40.38% 提高
到 55.06%。认为安乐死"是不合伦理道德的，完全不能接受"，其选项比重最高者
为乡镇村社区（7.87%），最低者为地县社区（2.66%），一、二线大城市社区常住
者居中。

表 2 - 8　关于安乐死问题应答者不同工作生活常住社区的选项分布情况

应答选项	直辖市社区		省城社区		地县级市社区		乡镇村社区		总计
	频数	比重（%）	频数	比重（%）	频数	比重（%）	频数	比重（%）	
A	36	4.85	9	4.02	8	2.66	7	7.87	221
B	407	54.78	116	51.79	151	50.17	33	37.08	808
C	300	40.38	99	44.20	142	47.18	49	55.06	328
总计	89	100	301	100	224	100	743	100	1357

　　综上所述，从有关生死观及安乐死问题的调查数据来看，当下国人特别是高收入、
大城市居民及体制内群体关于医疗民生状况所持有的心态，总体来说是平和达观包容
的，随着收入水平的提高、经济条件及医保状况的改善及年龄阅历的增长，人们越来越
倾向于追求"活得有意义，死得有尊严"，并认为面对病痛折磨时选择安乐死是"个人

权利的自然延伸，应该积极倡导"。这种最抽象、最高理论逻辑层次上的民意调查、民生审视，为我们更加客观公正地认知当下中国医疗民生状况及问题提供了一个重要的理论参照系和量度标尺，对我们圆满完成课题研究具有重要的指导意义。

◇ 关于"看病难、看病贵"状况的体制性认知

根据"人本发展经济学"的观点，医疗卫生作为国民经济在人类自身生产领域的一个重要产业部门，如同家庭生育和教育培训等其他产业部门一样，具有公共性和私人性双重属性。在医疗市场机制基础上，充分发挥医疗企业主体运营作用，以及非营利性医疗服务机构的积极作用，再由政府进行适当的宏观调控和干预，是市场经济条件下医疗卫生产业运作的基本制度框架。就原初设定的市场化改革目标模式而言，我们的医疗体制应该是基于这样的基本制度框架而进行的，但是受转型期的复杂因素影响，当下医疗市场上还存在明显的供不应求状态，"看病难、看病贵"就是对这种非均衡市场"需求侧"的一种通俗表达。我们感兴趣的是，对于这个人民大众普遍都能够感受得到的医疗民生问题及其实质，社会各界究竟是怎么认知的以及认知程度如何。为此，我们在问卷中特别设定了问题2——根据你的日常观察体验，关于"看病难、看病贵"是个什么性质的问题。反馈结果与我们的预期判断大致吻合，七成以上的应答者认为这是一个普遍存在的"民生问题"，还有17.45%的应答者深刻认识到这是一个体制层面的"民权问题"（见图2-3）。

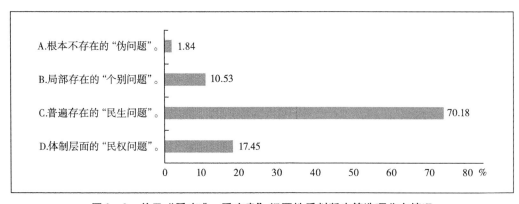

图2-3　关于"看病难、看病贵"问题性质判断应答选项分布情况

进一步看，对于"看病难、看病贵"这个普遍存在的民生问题及其深层次体制弊病的认知程度，18～55岁中青年人群明显高于18岁以下青少年及55岁以上老年人群。随着年龄增长、生活阅历的增加，人们对于体制性弊端的理性认知越发深刻

（见表2－9）。由于体制内外利益群体的视角及经验判断差异性等复杂原因，商界人士、企业员工或农民工及广大农民群众，对于"看病难、看病贵"这个普遍存在的民生问题及其深层次体制弊病的认知程度，反而明显高于体制内通常认为具有"较高素质"的公务员及事业单位人员（见表2－10），但这种认知与收入水平没有显著的相关性（见表2－11）。不过，从常住区域来看，居住在京、津、沪、渝大城市的人群与基层乡村社区居民比起来，对于"看病难、看病贵"医疗民生困境及其体制性弊端不太"敏感"，或感受比较"迟钝"（见表2－12）。

表2－9　关于"看病难、看病贵"问题不同年龄段应答者选项分布情况

| 应答选项 | 18岁及以下 | | 19~30岁 | | 31~55岁 | | 55岁以上 | | 总计 |
	频数	比重（%）	频数	比重（%）	频数	比重（%）	频数	比重（%）	
A	2	28.57	11	2.73	11	1.33	1	0.81	25
B	3	42.86	55	13.65	75	9.09	10	8.13	143
C	2	28.57	306	75.93	577	69.94	68	55.28	953
D	0	0	31	7.69	162	19.64	43	34.96	236
总计	7	100	403	100	825	100	122	100	1357

表2－10　关于"看病难、看病贵"问题职业身份应答者选项分布情况

| 应答选项 | 机关公务员 | | 商界、企业员工 | | 事业单位人员 | | 其他 | | 总计 |
	频数	比重（%）	频数	比重（%）	频数	比重（%）	频数	比重（%）	
A	6	9.23	9	1.40	5	1.67	5	1.43	25
B	10	15.38	59	9.16	36	12.04	38	10.89	143
C	38	58.46	469	72.83	194	64.88	252	72.21	953
D	11	16.92	107	16.61	64	21.40	54	15.47	236
总计	65	100	644	100	299	100	349	100	1357

表2－11　关于"看病难、看病贵"问题不同月收入水平应答者选项分布情况

| 应答选项 | 3000元以下 | | 3000~6000元 | | 6000~9000元 | | 9000元以上 | | 总计 |
	频数	比重（%）	频数	比重（%）	频数	比重（%）	频数	比重（%）	
A	4	1.90	4	1.39	3	1.15	14	2.35	25
B	19	9.00	29	10.07	23	8.78	72	12.08	143
C	158	74.88	198	68.75	188	71.76	409	68.62	953
D	30	14.22	57	19.79	48	18.32	101	16.95	236
总计	211	100	288	100	262	100	596	100	1357

表 2 – 12　关于"看病难、看病贵"问题不同常住社区应答者选项分布情况

应答选项	直辖市社区		省城社区		地县级社区		乡镇村社区		总计
	频数	比重（%）	频数	比重（%）	频数	比重（%）	频数	比重（%）	
A	17	2.28	5	2.23	1	0.33	2	2.25	25
B	88	11.83	24	10.71	24	7.97	7	7.87	143
C	519	69.76	152	67.86	220	73.09	62	69.66	953
D	119	15.99	43	19.20	56	18.60	18	20.22	236
总计	743	100	224	100	301	100	89	100	1357

　　医疗健康保险的基本主旨及职能在于，将个人患病导致的不确定性财务损失风险通过一个较少但确定的财富减少量（保险费）予以替代或化解。除了私人商业医疗保险市场及公共卫生系统，世界各国都普遍建立了基本医疗保险制度，多数国家的医疗保险都以"预防为主、确保国民健康"为宗旨，实行"全面参与、强制加入"的原则，根据本国国情，特别是市场经济基础、市场发育程度及经济发展水平的差异性，选择并推行诸如全民福利型、社会统筹型、强制储蓄型、商业主体型和社区合作型等多种多样的制度模式。众所周知，中国是幅员辽阔、人口众多的发展中国家，根据基本社会保障制度由社会救济到社会保险再到社会福利的循序渐进演化走势，我们的基本社会保险特别是基本医疗保险制度设计的基本指导思想，应该是在破除传统身份歧视性问题、争取基本社会公平公正的基础上，将重心或着力点放在"兜底性"或"救济性"的关键基点上。具体表现是在基本社会保险费支付方式及份额上，老百姓在身患大病、重病、慢性病导致较大医疗费用负担时由基本医疗保险基金（国家财政给予一定补贴）统筹全额或部分支付，医疗保险费用支付形式由传统的后付制转变为预付制或总额预算制。①

　　为此，我们在问卷中设置了一个相关测试问题——你心目中的"基本医疗保险"

---

　　①　医疗保险的基本支付方式可以分为后付制和预付制两种。前者是按事后医疗机构所提供的服务项目付费；后者又称"前瞻性付费"，有总额预算包干、按人头付费和按病种付费等不同方式。后付制是最传统、运用最广泛的一种医疗保险费用支付方式，是指医疗保险机构根据定点医疗机构或医生定期上报医疗服务记录，按诊断、治疗、化验、护理、药品等服务项目逐个直接支付费用，或者先由患者垫付，事后按服务收据和支付标准到养老保险机构报销费用；这种付费方式的优点是实际操作方便，适用范围广泛，但缺点是易强化过度就医动机，医疗费用难以控制，行政管理成本高。中国现行医疗保险制度分为城镇职工基本医疗保险、城镇居民基本医疗保险以及新型农村合作医疗三大块，其各自支付规则及标准存在明显差异，但总的来说都是以按服务项目支付为主的后付制，即由国家或全国性的医疗价格管制部门制定指导性的医疗价格，由医疗机构和医疗保险组织协商后确定医疗服务收费标准，医疗机构按照此标准提供医疗服务，保险机构按实际发生的医疗费用进行支付。总额预算制，即政府单方面或由医疗保险机构与医院协商，按照事先确定的年度预算总额内进行支付，医院必须为前来就诊的所有被保险人提供合同规定的服务，若服务费用超出预算，医疗保险机构也不再追加支付，亏损由医院自负；其优点是，保险机构能够较好地控制医疗费用，但年度预算及其合理性较难把握，必须综合考虑医院规模和服务能力、医疗科技水平、服务地区人口密度和结构以及通货膨胀等多方面因素，逐年协商调整加以确定。除此之外，预付制还有按人头付费制、定额付费制、按病种分类付费制及薪资支付制等不同支付方式。

（理想支付规则）应该是：A. 全民免费医疗，看病就不应该让患者自己掏钱；B. 小病自己花钱，大病、重病、慢性病由保险基金（国家财政给予一定补贴）全额或部分支付；C. 根据不同身份，个人和保险基金按不同比例支付。反馈结果令人欣慰（见图 2－4），在收到的 1357 份的调查问卷中，七成以上应答者认可 B 选项，即认同我们的基本医疗保险制度设计应该以"兜底性"或"救济性"为基准，只有两成应答者认为应该搞"全民免费医疗"，而认同选项 C 的应答者比例不到一成。

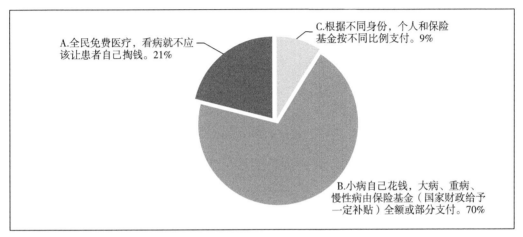

图 2－4　关于基本医疗保险制度设计基准应答选项分布情况

进一步分析，先分不同年龄段来看（见表 2－13），关于基本医疗保险体制性认知趋同度及准确度，19~30 岁青年和 31~55 岁中年人群较 18 岁及以下青少年人群和 55 岁及以上老年人群明显高出很多，前者分别为 73.95% 和 70.15%，后者分别为 42.86% 和 57.72%。而对于应该实行"全民免费医疗"的认同度则恰好相反，18 岁及以下人群应答比重最高为 42.86%，19~30 岁人群的应答比重最低只有 13.65%，但随着年龄的增长应答比重逐渐增加，55 岁以上应答比重达到 39.84%。

表 2－13　关于基本医疗保险问题应答者不同年龄段的选项分布情况

应答选项	18 岁及以下		19~30 岁		31~55 岁		55 岁以上	
	频数	比重（%）	频数	比重（%）	频数	比重（%）	频数	比重（%）
A	3	42.86	55	13.65	176	21.36	49	39.84
B	3	42.86	298	73.95	578	70.15	71	57.72
C	1	14.29	50	12.41	70	8.50	3	2.44
总计	7	100	303	100	824	100	123	100

同样，关于基本医疗保险体制性认知也存在因收入水平的差异而有所不同，对其认知的倾向性和准确度在不同收入阶层间存在明显差异（见表 2－14）。高收入群体比中低收入群体高，而低收入群体则倾向于"全民免费医疗"，而对于选项 C 的观

点，高收入与低收入者较中等收入者有稍高的认可度。

表 2 - 14　关于基本医疗保险问题应答者不同月收入水平的选项分布情况

应答选项	3000 元以下		3000 ~ 6000 元		6000 ~ 9000 元		9000 元以上	
	频数	比重（%）	频数	比重（%）	频数	比重（%）	频数	比重（%）
A	49	23. 22	70	24. 31	61	23. 28	103	17. 28
B	136	64. 45	199	69. 10	183	69. 85	432	72. 48
C	26	12. 32	19	6. 60	18	6. 87	61	10. 23
合计	201	100	288	100	262	200	596	100

从职业身份来看（见表 2 - 15），关于基本医疗保险体制性认知趋同度及准确度，商界人士、企业员工及农民工特别是体制外的农民群众，相比于政府机关公务员特别是事业单位教科文卫工作者来说较低，但从基本选项的总体分布状况来看，各从业群体间的差异性不大。

表 2 - 15　关于基本医疗保险问题应答者不同职业身份的选项分布情况

应答选项	政府公务员		商界企业员工		事业单位人员		其他	
	频数	比重（%）	频数	比重（%）	频数	比重（%）	频数	比重（%）
A	13	20. 00	138	21. 43	63	21. 07	69	19. 77
B	46	70. 77	449	69. 72	215	71. 91	240	68. 77
C	6	9. 23	57	8. 85	21	7. 02	40	11. 46
合计	65	100	644	100	299	100	349	100

从常住区域来看（见表 2 - 16），人们关于基本医疗保险的体制性认知程度，以及对于医疗保险体制的身份歧视性现实认可程度，呈现出由大中城市到地县级乡镇村社区逐渐递减的趋势，而对于"全民免费医疗"的认可度及期待诉求则呈相反的趋势。这说明，对于基本医疗保险支付方式及规则的合理性，随着居住社区医疗条件的改善或医疗保障水平的提高，人们在"理性认知"上是不存在障碍的。

表 2 - 16　关于基本医疗保险问题应答者不同常住社区的选项分布情况

应答选项	直辖市社区		省城社区		地县级市社区		乡镇村社区	
	频数	比重（%）	频数	比重（%）	频数	比重（%）	频数	比重（%）
A	140	18. 84	43	19. 20	68	22. 59	32	35. 96
B	521	70. 12	163	72. 77	214	71. 10	52	58. 43
C	82	11. 04	18	8. 04	19	6. 31	5	5. 62
合计	753	100	224	100	301	100	89	100

◇ 民众对医疗机构及医务人员服务态度的感知

医院，是专门向普通大众提供医疗保健服务的社会组织，最初在中世纪的欧洲是作为基督教社区拯救中心出现的，由此历史地形成了其"初心意义"或本初功能上的"救死扶伤"性质以及服务对象范围上的社区大众化保健特点；后来，经过文艺复兴及宗教改革运动，医院原本的宗教色彩逐渐消退，世俗化性质渐次强化，并随着现代医学的发展和职业医生队伍的形成，特别是伴随工业化而来的人口城市化集聚和医疗保险事业发展，医院逐渐从"老弱病残者收养院""临终者之家"转变为专门提供疾病治疗服务的医学专业技术中心。在现代市场经济社会中，医院是提供医疗卫生服务的供给主体，其组织结构形式和经营管理模式呈多样化分布，并且随着环境的变化不断进行适应性选择、调整和变革。按照所有权性质、专业特点、规模大小、治疗期长短等标准，可以将医院划分为不同类型，如非营利性医院、营利性医院和政府公立医院，专科医院（结核等呼吸道疾病医院、精神病医院、妇产科医院、整形美容医院和康复疗养医院等）和综合医院，按照床位数分为小型、中型和大型医院等。从所有权性质来看，中国医疗服务机构以公立医院占绝对支配地位，由政府主办、作为财政预算单位执行政府预算会计制度、实行统收统支管理的公共医疗机构，包括传染病院、结核病院、麻风病院、地方病院、精神病院、戒毒所、艾滋病和性病防治机构，辅助医学科研和教学的示范实验医院、教学医院，以及承担民众特别是贫困人群医疗救助任务的医疗服务机构等为主。经过前 20 年的非国有化改造、改组或改革，才有一些国有医院逐渐转型为非政府组织，包括"预算外国有医院""国有民营"和完全民间的非营利性医院，以及实行股份化改制的各种类型营利性医院，2003 年前后，国有公立医院与非国有公立医院数大致对半、床位数大致七三开，而门诊人数为八九比之一二的比例。[①] 也就是说，在现行政府主导、主办、主管医疗卫生服务机构的体制模式下，民众关于"看病难、看病贵"的医疗民生状况之感知，主要是指到公立医院特别是三甲大医院看病的时候所体验到的"难"与"贵"，为此我们特别设置了两个具有代表性的折射问题进行调查测试。

关于"贵"的问题，我们特别关注老百姓到医院看病的"挂号费"行业惯例及制度设置情况。对于大多数民众来说，到医院看病先付费挂号似乎是天经地义的事情，让交多少就交多少，想挂专家号就多交一些，怕多付费就挂普通号，这没有什么

① 杜乐勋，等．中国医疗卫生产业发展报告 NO.1［M］．北京：社会科学文献出版社，2004：10.

好质疑的，很少有人会追问：这"挂号费"到底是什么费？到底该不该交？应该交多少？如果说"挂号费"是排队用的，那为什么不能像银行取号一样而要额外收费呢？对此，人民网"科普中国—健康伴我行"栏目曾专门刊文解释：挂号费是"古已有之、后有来者"的优良传统，其"前世"是"古代医生看病时，为维护就诊秩序，会在竹签上刻上序号，按先后顺序发给病人，病人进门前有专人将他的竹签挂在门上，表示这个号的病人正在接受诊治，刻上序号的竹签表示以此为序依次候诊，这就是挂号最早的雏形。"①

　　但这说的是"挂号"而非"挂号费"的雏形！后又说挂号费的"今生"——挂号收费缘起何时呢？文章介绍说，据《北京卫生志》载，最早收取挂号费的医院是清代光绪年间的内城官医院（1906 年 8 月 1 日开诊），这是北京最早的官办医院，但具体挂号费的数额已无从考证，不过挂号费从有具体数额的记录开始一直很低（见表 2 - 17）。夏萍总结说，纵观新中国成立 60 年来医院挂号费的变化，挂号费一直是在 1 元上下浮动。为什么"挂号费"只要 1 元？这与老百姓到医院的经验相差太远。例如，挂普通医师号、挂副主任医师号、挂主任医师号所收的费用从几元钱到数十上百元不等，对此夏萍解释说：实际上大家挂号所支付的费用，"包含了两个服务项目的费用：一是门诊挂号费 1 元；二是不同级别医生的诊查费。什么是诊查费？这是指医务人员所提供的诊疗服务项目的费用，是对医务人员技术劳务价值的补偿，门诊诊查费其实就是人们常说的诊金；诊查费分为普通门诊诊查费和专家门诊诊查费，专家门诊诊查费又分为副主任医师、主任医师、著名专家（享受政府津贴的专家或省级名老、名中医）三种级别。"以广东省为例，《广东省基本医疗服务项目（2016 年版）》中提到，不同级别医师的诊查费分别是：普通门诊诊查费为 3 元/次，副主任医师诊查费为 6 元/次，主任医师诊查费为 8 元/次，名专家诊查费为 50 元/次。这样，不同级别的诊查费不同，加上 1 元挂号，患者在挂号时所交的费用也就会出现几元到数十上百元不等的情况。而即便是只有 1 元的挂号费，为什么要收费呢？对此夏萍又解释说，这项收费是"政府为补偿医院在提供门诊、急诊、患者就诊服务时，所付出的设施设备消耗、水电气耗费、专业分诊人员的劳务等成本而设立的一个医疗服务价格项目"。这种解释不仅很让人费解，而且像前些年坐飞机需要交"机场建设费"、安装电话需要额外缴纳"初装费"一样，给人一种"忽悠老百姓"的感觉，似乎有关医疗服务机构当局故意在"诊疗费"与"挂号费"之间玩文字游戏。

————————

　　① 《解答你的小疑惑:挂号为什么要收费?》,人民网—科普中国,2017 年 3 月 7 日;作者:广东省中医院病人服务中心主任、广东省卫生经济学会卫生经济与文化专委会主委夏萍;"达医晓护"供稿。据考,这篇科普文章的主要内容,应该系由刘晓慧《医院挂号费的"前世今生"》(原载于《首都医药》2010 年第 2 期)缩写改编而成。

表 2 - 17　近现代北京地区挂号费数额比较

年份	普通挂号费	备注说明
1921	5 个铜板	（民国十年）大致折合 1.25 分钱
1929	6 个铜板	（民国十八年）大致折合 1.50 分钱
1948	1 元	（民国三十七年）全国统一使用新币制，相当于 6 斤小米的价格
1954	4 角	北京市第一次统一医院收费标准：出诊 0.4 元，急诊 0.8 元
1958	3 角	北京市第一次降低医疗收费标准：床位费每日 1 元，剖宫产 10 元
1966	1 角	（"文革"末期）先后两次降低医疗收费标准，打针吃药几乎不用花钱
1982	1/3/2 角	自费 1 角，市级医院公费 3 角，区县级以下医院公费 2 角
1988	1 角	据调查，当时市级医院每人每次 1.43 元
1991	5 角	急诊每人每次 1 元，不分公费、自费
2009	5 角	一、二、三级医院挂号费每人每次分别是 2.5 元、3 元和 4 元
2016	1 元	出处不详

注：21 世纪初，20 个铜板相当于 5 分钱，与北海及中央（中山）公园门票价格相当；当时，城内一间 20
平方米的单身宿舍月租金为 4 ~ 5 元钱，一个完整四合院月租金为 20 元左右。

资料来源：刘晓慧. 医院挂号费的"前世今生"[J]. 首都医药，2010（2）（上）. 此表经推测系人民网高
黎明记者根据该文整理，引用时本报告编者又进一步做了编辑整理。此表计价货币、币种、可比性不详，仅供
参考。

　　按照现行"医药分开改革"目标设计方案，为切断医院、医生靠"开药"赚钱
的补偿模式，引导医疗机构、医务人员通过提供更多、更好的诊疗服务获得合理补
偿，在取消原来 15% 药品加成的基础上，取消原来的"挂号费"和"诊疗费"，设立
"医事服务费"，如按照北京市的改革方案，医事服务费及报销标准如表 2 - 18 所示。
在相关方案宣传手册中，特别向公众申明"医事服务费 ≠ 挂号费的涨价"，这项改革
将会促使医疗服务价格水平"一升两降"：（1）上调床位、护理、一般治疗、手术、
中药等体现医务人员技术劳务价值的项目价格，如普通床位费从原来的 28 元调整为
50 元、二级护理从原来的 7 元调整为 26 元、阑尾切除术从 234 元调整为 560 元、针
灸从 4 元调整为 26 元等；（2）降低了 CT、核磁等大型设备检查项目价格，如头部
CT 从 180 元调整为 135 元、核磁从 850 元降低到 400 ~ 600 元，PET/CT 从 10000 元
降到 7000 元等；（3）通过配套取消药品加成和药品阳光采购，使药品价格平均降幅
在 20% 左右，药品采购价格平均下降 8%，全市公立医疗机构每年可节约药品采购费
用约 28 亿元。在此改革方案中，给读者传达出的基本信息是"看病不贵了"，但在
患者还没有走进医院前就要先交纳类似于"要从此地过留下买路钱"性质的"挂号
费"与"诊疗费"摇身一变，成为"医事服务费"照收不误，加上住院治疗做手术
事先缴纳规定数额的押金，人们到医院看病，要事先缴纳少则几十上百元、多则数千
上万元的预付金，这给人的印象似乎是"医院大门朝钱开"——到医院看病如果没
有钱就免谈。如此一来，公立医疗机构的"初心"——"守护生命、救死扶伤、治
病救人"的公益性服务精神，除墙上的标语口号以外，实实在在体现在哪里呢？

表 2 – 18　现行北京各级公立医院"医事服务费"设立及报销标准　　　单位：元

项目名称	三级医院			二级医院			一级医院基层医疗卫生机构		
	总额	自付金额	报销余额	总额	自付金额	报销余额	总额	自付金额	报销余额
普通门诊	50	10	40	30	2	28	20	1	19
副主任医师	60	20	40	50	20	30	40	20	20
主任医师	80	40	40	70	40	30	60	40	20
知名专家	100	60	40	90	60	30	80	60	20
急诊	70	10	40	50	2	48	40	1	39
住院	100	按比例报销		60	按比例报销		50	按比例报销	

　　对此，不知当下国人是什么态度和看法。因此，我们在问卷中特别设置了一个测试题——到大医院门诊看病先按照专家档次付费挂号，住院治疗做手术事先缴纳规定数额的押金，少则几十上百元，多则数千上万元，你认为这种情况：A. 天经地义，合情合理，没有任何问题；B. 有些不合理，但可以理解，能够容忍；C. 很不正常，医院见钱门开、没钱拒诊，但见怪不怪；D. 店大欺客，垄断经营，丧失医道。

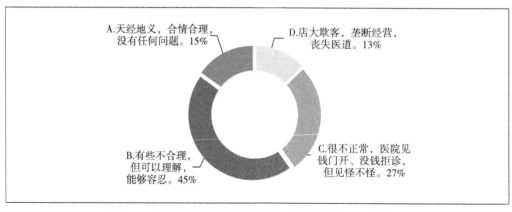

图 2 – 5　关于未看病就收费的认知态度应答选项分布情况

　　反馈结果如图 2 – 5 所示：近半数应答者（45.29%）认为这虽然有些不合理，但还是可以理解、能够容忍的；1/3 的应答者（27.1%）认为"很不正常，医院见钱门开、没钱拒诊，但见怪不怪"；当然，持有两个极端看法的也各占一两成，15.17% 的应答者认为这"天经地义，合情合理，没有任何问题"，另有 12.44% 的应答者认为这是"店大欺客，垄断经营，丧失医道"的行为。可以看出，在这个问题上民众的认知态度多样，对于没有看病医疗机构就收费的问题有明确肯定、无奈接受、不能苟同、强烈不满等不同的情绪反应。

　　从不同年龄群体来看（见表 2 – 19），对于虽未看病但只要挂号就收费现象的合理性认同度随着年龄的增长而明显下降，30 岁以下者超过半数认为合情合理或虽有些不合理但可以理解和容忍，而中老年人特别是 55 岁以上的老年群体，对此很不以为然，其中近三成应答者认为这是"店大欺客，垄断经营，丧失医道"的表现。

表 2 – 19 关于未看病就收费问题不同年龄段应答选项分布情况

应答选项	18 岁及以下		19 ~ 30 岁		31 ~ 55 岁		55 岁以上		总计
	频数	比重（%）	频数	比重（%）	频数	比重（%）	频数	比重（%）	
A	3	42.86	58	14.39	135	16.36	10	8.13	206
B	4	57.14	215	53.35	365	44.24	31	25.20	615
C	0	0.00	89	22.08	223	27.03	55	44.72	367
D	0	0.00	41	10.17	101	12.24	27	21.95	169
总计	7	100	403	100	824	100	123	100	1357

从不同收入群体来看（见表 2 – 20），对于虽未看病但只要挂号就收费现象的合理性认同度随着收入水平的提高而提高，尤其认为这是"天经地义、合情合理，没有任何问题"者中高收入者认同度高达 14% ~ 23%；相反，持有"店大欺客，垄断经营，丧失医道"看法者，随着收入水平的提高而显著降低，中低收入者选项比例高达 18% ~ 21%，而认为"很不正常，医院见钱门开、没钱拒诊，但见怪不怪"者则以中等收入者相对居多。

表 2 – 20 关于未看病就收费问题不同月收入水平应答选项分布情况

应答选项	3000 元以下		3000 ~ 6000 元		6000 ~ 9000 元		9000 元以上		总计
	频数	比重（%）	频数	比重（%）	频数	比重（%）	频数	比重（%）	
A	10	4.74	23	7.99	38	14.50	135	22.65	206
B	95	45.02	116	40.28	118	45.04	286	47.99	615
C	62	29.38	97	33.68	74	28.24	134	22.48	367
D	44	20.85	52	18.06	32	12.21	41	6.88	169
总计	211	100	288	100	262	100	596	100	1357

从不同常住社区群体来看（见表 2 – 21），对于虽未看病但只要挂号就收费现象的合理性认同度，一、二线大中城市社区居民明显高于小城镇特别是基层农村社区居民，其中认为这是"天经地义、合情合理，没有任何问题"者在一、二线大中城市社区居民的认同度高达 14% ~ 20%；相反，认为未看病只要挂号就收费是一种不合理现象，一、二线大中城市社区居民明显低于地县级以下中小城镇特别是基层农村社区居民，认为此乃"店大欺客，垄断经营，丧失医道"者，在地县级以下小城镇特别是基层农村社区居民比例高达 18% ~ 26%。

表 2 - 21　关于未看病就收费问题不同常住社区应答选项分布情况

应答选项	直辖市社区		省城社区		地县级社区		乡镇村社区		总计
	频数	比重（%）	频数	比重（%）	频数	比重（%）	频数	比重（%）	
A	150	20.16	30	13.39	23	7.64	3	3.37	206
B	360	48.39	114	50.89	113	37.54	28	31.46	615
C	167	22.45	56	25.00	109	36.21	35	39.33	367
D	66	8.87	24	10.71	56	18.60	23	25.84	169
总计	743	100	224	100	301	100	89	100	1357

最后，从调查数据来看（见表 2 - 22），关于虽没有看病但只要挂号就收费现象的感知态度，不同行业、从业组织及职业身份没有显著差异，但体制内外群体认知态度差异却是显而易见的，与政商教科文卫从业者相比，广大农民群体（表 2 - 22 中的"其他"）对此现象的态度是存在显著差异的。

表 2 - 22　关于未看病就收费问题不同职业身份应答选项分布情况

应答选项	机关公务员		商界及企业员工		事业单位人员		其他		总计
	频数	比重（%）	频数	比重（%）	频数	比重（%）	频数	比重（%）	
A	10	15.38	104	16.15	45	15.05	47	13.47	206
B	30	46.15	301	46.74	127	42.47	157	44.99	615
C	17	26.15	163	25.31	92	30.77	95	27.22	367
D	8	12.31	76	11.80	35	11.71	50	14.33	169
总计	65	100	644	100	299	100	349	100	1357

总之，仅就"看病贵"问题而言，从民众关于没有看病但只要挂号就收费现象感知态度的一个侧面所做的问卷调查数据显示，不同年龄段、收入水平及常住区域存在显著差异；对于未看病但只要挂号就收费现象的合理性认同度，随着年龄增长而明显下降，随着收入水平的提高而提高，一、二线大中城市社区居民明显高于小城镇特别是基层农村社区居民，反之则相反。对此现象的感知态度，政商教科文卫从业者没有显著差异性，而广大农民群体（表 2 - 22 中的"其他"）是存在显著差异的。

那么，就"看病难"问题而言，民众是一种怎样的感知状况呢？显然这也是一个值得关注并应该给予正面回答的焦点问题。

大家知道，在计划经济时代，人们对于国营商店或农村供销合作社及其售货员"门难进、脸难看"都深有体会；改革开放以来，这种状况大为改观，但在留存下来的、依然具有浓厚行政性垄断色彩的"国营店"里，人们仍然时不时地能够感受到店员们不冷不热的服务态度。同理，在供求存在严重"供给性短缺"的医疗卫生领域，公立医院医护人员的服务态度一直是个"问题"，为此，我们在问卷中特设了一个选择题——据您的日常生活经验，到大医院看病，感到大多数医护人员的服务态度通常是：A. 和蔼可亲，耐心周到；B. 轻声细语中带有几分冷漠；C. 不热不冷中显得很不耐烦；D. 辛苦忙乱中多有无奈疲倦；E. 冷漠无情，态度蛮横。

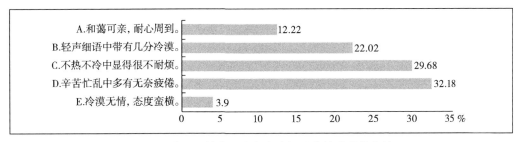

图 2 - 6　关于医护人员服务态度问题应答选项分布情况

　　反馈结果（见图 2 - 6）显示：近九成应答者认为医务人员服务态度或多或少存在问题，其中近 1/3 的应答者（32.18%）认为医务人员"辛苦忙乱中多有无奈疲倦"，近三成应答者（29.68%）认为医务人员"不热不冷中显得很不耐烦"，两成多的应答者（22.02%）认为虽然医务人员不会蛮横对待患者，医院墙上的宣传招牌往往也以"轻声细语"给医务人员做提示，但医务人员面对病人时仍会时不时地流露出"不冷不热"的表情，往往只是冷冰冰的一问一答，三言两语就把"费了九牛二虎之力"才得以求见的患者给打发了；甚至有 3.9% 的应答者认为不少医务人员态度蛮横冷漠。总的来看，无论是什么原因，已经改革了 40 年的医疗卫生领域，在当下公立医院，特别是人满为患的大医院中，医务人员态度或多或少都存在"不热不冷"的问题。

　　从不同年龄段来看（见表 2 - 23），认可医务人员服务态度者存在随年龄提高而递减的趋势，而认为医务人员服务态度存在问题者存在随年龄提高而增加的趋势，其中有近七成中老年群体认为医务人员"不热不冷中显得很不耐烦"或"辛苦忙乱中多有无奈疲倦"。

表 2 - 23　关于医护人员服务态度问题不同年龄段应答选项分布情况

应答选项	18 岁及以下		19 ~ 30 岁		31 ~ 55 岁		55 岁以上		总计
	频数	比重（%）	频数	比重（%）	频数	比重（%）	频数	比重（%）	
A	3	42.86	53	13.15	94	11.41	16	13.01	166
B	2	28.57	100	24.81	178	21.60	19	15.45	299
C	1	14.29	122	30.27	245	29.73	34	27.64	402
D	1	14.29	115	28.54	272	33.01	49	39.84	437
E	0	0.00	13	3.23	35	4.25	5	4.07	53
总计	7	100	403	100	824	100	123	100	1357

表 2 - 24   关于医护人员服务态度问题月收入水平应答选项分布情况

应答选项	3000 元以下		3000 ~ 6000 元		6000 ~ 9000 元		9000 元以上		总计
	频数	比重 (%)	频数	比重 (%)	频数	比重 (%)	频数	比重 (%)	
A	45	21.33	35	12.15	29	11.07	57	9.56	166
B	44	20.85	68	23.61	57	21.76	130	21.81	299
C	63	29.86	87	30.21	79	30.15	173	29.03	402
D	52	24.64	90	31.25	86	32.82	209	35.07	437
E	7	3.32	8	2.78	11	4.20	27	4.53	53
总计	211	100	288	100	262	100	596	100	1357

表 2 - 25   关于医护人员服务态度问题不同职业身份应答选项分布情况

应答选项	机关公务员		商界企业员工		事业单位人员		其他		总计
	频数	比重 (%)	频数	比重 (%)	频数	比重 (%)	频数	比重 (%)	
A	11	16.92	62	9.63	35	11.71	58	16.62	166
B	19	29.23	134	20.81	74	42.47	72	20.63	299
C	15	23.08	204	31.68	88	29.43	95	27.22	402
D	17	26.15	211	32.76	94	31.44	115	32.95	437
E	3	4.62	33	5.12	8	2.68	9	2.58	53
总计	65	100	644	100	299	100	349	100	1357

　　从不同收入水平、职业身份及常住社区来看（见表 2 - 24 ~ 表 2 - 26），除了关于医护人员"和蔼可亲、耐心周到"服务态度有不同程度的分歧——其认可度随收入水平的提高反而明显递减，而随所居住的社区生活及医疗条件变差而有递增趋势，并且，相对于商界人士、企业员工而言，机关公务员与农民群众具有相近的较高认可度而外，其他选项无显著差异性。这个反馈结果从表面上看有悖常理，之所以这样，或许与人们对于医护人员的服务态度随着收入水平的提高、生活及医疗条件改善，其"期望值""要求"或"诉求"会不断提高有关；相反，收入水平低、生活及医疗条件差的基层群体能够看上病就不错了，哪还敢对医护人员的服务态度有所挑剔呢。

表 2 – 26　关于医护人员服务态度问题不同常住社区应答选项分布情况

应答选项	直辖市社区		省城社区		地县级社区		乡镇村社区		总计
	频数	比重（%）	频数	比重（%）	频数	比重（%）	频数	比重（%）	
A	81	10.90	27	12.05	37	12.29	21	23.60	166
B	145	19.52	61	27.23	84	27.91	9	10.11	299
C	215	28.94	61	27.23	94	31.23	32	35.96	402
D	267	35.94	69	30.80	78	25.91	23	25.84	437
E	35	4.71	6	2.68	8	2.66	4	4.49	53
总计	743	100	224	100	301	100	89	100	1357

　　综上所述，就问卷反馈数据分析，无论是从"看病贵"还是从"看病难"层面来看，人们对公立医院及其医护人员服务态度的感知都是多种多样的，而总的来看，无论出于什么原因，已经改革了 40 年的医疗卫生领域，在当下公立医院特别是人满为患的大医院中，医务人员态度或多或少都存在"不热不冷"问题。人们关于"没有看病只要挂号就收费"现象合理性的认同度，随着年龄的增长而明显下降，随着收入水平的提高而提高，一、二线大中城市社区居民明显高于小城镇特别是基层农村社区居民；关于日常到大医院就医感受到的医护人员服务态度好坏，除认可医务人员服务态度者随年龄的增长而有递减的趋势、认为医务人员服务态度存在问题者随年龄的增长而有增加的趋势外，在收入水平、职业身份及常住社区维度上不存在显著差异性。

 ◆ "治未病" 保健倾向与看病中西医偏好

　　百年来在"西学东渐"浪潮席卷的大背景下，如何在继承我国优秀文化传统基础上"洋为中用"，对于国人来说自始至终都是重大问题；而在医疗卫生领域，这个问题具体表现为，如何在很好地发挥中医"治未病"养生保健优良传统的同时，避免西医的"过度医疗"给人们带来的经济负担、病患困扰。处在转型期的中国医疗市场上，由于合法行医的准入门槛过高，医院和医生拥有医学专业知识及疾病诊断专有权，而医疗服务行政性垄断导致的"供给性短缺"又赋予了公立医院和医生"得天独厚、坐收渔利"的地位，他们实际上可以利用这种垄断优势很容易用变通的方式"矫正"政府计划价格管制的医疗服务价格，造成药价虚高、过度医疗及医疗服务质量"偷工减料"等派生变异医疗行为。在这样的医疗环境条件下，国人是坚持中医调理、多吃保健品进行保守治疗，还是"相信西医"先进科学技术奇效而积极主动地要求"开刀动手术"？现实中，人们的选择往往介于过度保健与过度医疗之间，各种倾向及偏好或许都有。

关于过度医疗，重灾区自然是身患不治之症的肿瘤患者，很多病人并非死于癌症本身，而是死于过度治疗，甚至"人死了，药还堆积如山"。例如，按照国际常规经验，一期肺癌患者手术治疗后的 5 年生存率可达到 90%，而多数病人手术后经过流水线式的"被化疗"后，劳民伤财不说，生存率反而降低。心脏支架成为暴利产品，一个出厂价不过 3000 元的国产心脏支架在医院能卖到 2.7 万元；一个到岸价不过 6000 元的进口心脏支架到了医院便成了 3.8 万元。在大医院看病，医生问诊三句半立刻就让病人做 CT、造影、核磁等成本高、创伤大的检查，高度依赖西医治疗技术。正如有人所说，动不动到医院"打点滴"滥用抗生素，也是中国特色过度医疗的一个重要表现。每到秋冬感冒流行季节，各大医院门诊、病房乃至过道走廊里就躺满了患者，身旁挂着输液瓶，瓶里的葡萄糖、盐水、抗生素或中药注射剂一滴一滴地输入静脉，俗称"打点滴"或"挂吊瓶"；由于药物注射液的利润要比口服药物高得多，例如，常用的抗感染药物甲硝唑，如果是口服的，一个疗程 7 天的花费只有大约 3 元钱，但是改用"打点滴"，一天就要花费大约 20 元钱，而甲硝唑口服能被迅速且完全地吸收，根本没有静脉注射的必要，国内医院之所以乐于用甲硝唑打点滴，显然是出于利润的考虑。日常大人小孩遇到喉咙疼、鼻塞、咳嗽、发烧等疑似感冒症状，也都习惯性地到医院让医生检查，其通行做法就是，先采指尖血做血常规检查，然后根据检查结果宣布有炎症，如果属细菌感染就开抗生素口服乃至输液。其实，通常人们所说的感冒就是上呼吸道感染，其绝大部分是由病毒感染引起的急性咽炎或喉炎，少部分是由细菌感染引起的急性鼻窦炎或咽炎，如果是前者则无须吃药等着自愈即可，而使用抗生素既不能治病也不能预防并发症，只有后者才有必要使用抗生素干预治疗；但根据科学实验数据，基于血常规检测来区分细菌感染和病毒感染是没有诊断意义的，不仅让患者白花钱，而且为滥用抗生素提供了借口。

为避免劳民伤财又害命的"过度医疗"，有专家基于中医"治未病"和"药食同源"的传统理念建议民众注意日常养生保健，基于日积月累"一点一滴的小改变"带来"强身壮体的大健康"，于是又从另一个方面催生了"保健品市场"的蓬勃发展乃至畸形野蛮生长。所谓"饱暖思保健"，人们在手里有点余钱之后自然会想到养生保健。在"小孩希望更聪明，老人想要长寿，男人害怕性欲衰弱，女人热衷于美容减肥，人人又都担心突然患上癌症、心血管疾病"的社会心态驱使下，面对节节攀升、不堪重负的药价及医疗服务费用，各种各样声称能够解除人们病患之扰的保健食品便应运而生，诸如核酸、磁化水、频谱水、离子水、纳米水、螺旋藻、花粉、蜂王浆、蜂胶、灵芝孢子粉、诺丽果汁、鲨鱼软骨粉、蛋白粉、阿胶（驴皮胶）、过氧歧化酶（SOD）、脱氢表雄甾酮（DHEA）、羊胎素、生长激素、褪黑素（"脑白金"）、大蒜精、卵磷脂、硒、鱼油（"深海鱼油"）、胶原蛋白、左旋肉碱等各类"保健品"，充斥于超市、药店、食品店等各种市场，可以说是应有尽有。在政府有关部门习惯性地开展运动式、扫荡式、罚款式、突然袭击式的监管抽检搜查模式下，各种以"祖传秘方""宫廷秘籍"为噱头的补品、保健品及药品大行其道，特别是紧跟诸如"人类基因组计划""纳米技术""干细胞技术"等前卫时髦医学科研活动后面，假借各种"利益相关者科学专家"名头并经所谓的"权威机构鉴定"或"名人证言证词"，还口口声声自称对"提高人体免疫能力"和增进智力、抗衰老、增强性能力、美容、减肥、抗癌、预防心脏病等普遍关注的大部分或所有健康问题有良效，在食品及药品不分的各类市场上不遗余力推广销售的"基因食品""基因药品""纳米产品"或"干细胞保健品"等各种噱头的保健品可谓层出不穷。仅就以"治未病"为传统理念的中成药市场来看，由于相关部门市场监管严重不到位，各种人工种植中药的基地添加农药、化肥、激素、壮根灵、三氯氢氨、染色、硫黄熏、双氧水清洗发霉的行为相当普遍，鱼龙混杂的中草药市场上充斥着各种假药、劣质药甚至染色的毒中药、双氧水浸泡中药、化肥农药严重超标中药、激素中药、壮根灵追根中药及转基因中药等，可谓五花八门、无奇不有。数十年来，在实行产品外包装标注"国食健字"或"卫食健字"批准文号的身份管理制度下，有关保健品的虚假广告、传销活动、欺诈案件时不时地在各类媒体上制造一波又一波的热点话题，从"喝了娃哈哈，吃饭就是香"到"今年爸妈不收礼，要收就收脑白金"，从"有病治病，无病保健"的三株口服液到声称能够益智健脑、补肾强身的"中华鳖精"，以及"太阳神""红桃K""昂立一号"乃至后来的"脑黄金"等品牌，保健品市场创造了一个又一个"推广奇迹"。据统计，2017年全国共有保健品生产企业3000家，从业人员超过600万人，产值超过3000亿元。①

在这样良莠不分、毁誉参半的保健品市场环境中，民众日常购买保健品究竟是什么样的一种行为状态呢？为回答这个问题，我们在问卷中特设了一个有关保健品购买频率的选择题，反馈结果显示（见图2-7）：近56%的应答者称自己"从不购买，拒斥任何保健品"，40%的应答者回答平日里"时不时购买，逢年过节送亲友"，也有4%多的应答者称自己"经常大包小包地购买"。总体而言，大多数人对于保健品持有拒斥态度，或作为礼品逢年过节送亲友，经常购买保健品的人并不普遍。

问卷数据进一步显示，购买保健品行为分不同年龄段存在显著差异（见表2-27）。七成以上的18岁及以下及55岁以上老少人群，表示从不购买并拒斥任何保健品，明显高于19~55岁中青年人群；相反，表示时不时购买保健品逢年过节

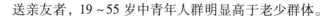

送亲友者，19～55岁中青年人群明显高于老少群体。

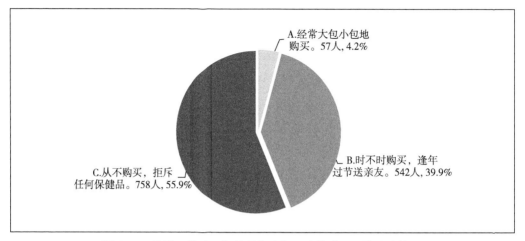

图2－7　关于日常购买保健品频率问题应答选项总体分布情况

表2－27　关于购买保健品频率问题不同年龄段应答者选项分布情况

应答选项	18岁及以下		19～30岁		31～55岁		55岁以上		总计
	频数	比重（%）	频数	比重（%）	频数	比重（%）	频数	比重（%）	
A	1	14	19	5	33	4	4	3	57
B	1	14	174	43	338	41	29	24	542
C	5	71	210	52	453	55	90	73	758
总计	7	100	403	100	824	100	123	100	1357

　　其次，购买保健品行为在不同收入水平上存在显著差异性（见表2－28）。随着收入水平的提高，不时购买保健品逢年过节送亲友的行为越来越普遍，其比例从三成提高到近半数；表示从不购买并拒斥任何保健品者，随着收入水平的提高而逐渐降低，从近七成下降到近半数。可见，收入水平高低与购买保健品行为倾向成正相关关系，人们的保健品购买行为会随收入水平的提高而增加。

表2－28　关于购买保健品频率问题不同月收入水平应答者选项分布情况

应答选项	3000元以下		3000～6000元		6000～9000元		9000元以上		总计
	频数	比重（%）	频数	比重（%）	频数	比重（%）	频数	比重（%）	
A	6	3	11	4	9	3	31	5	57
B	64	30	106	37	99	38	273	46	542
C	141	67	171	59	154	59	292	49	758
总计	211	100	288	100	262	100	596	100	1357

最后，购买保健品行为在职业身份维度上也存在显著的差异性（见表2-29）。商界人士、企业员工、农民工以及政府机关公务员，相对于事业单位工作者及其他群体，更倾向于不时购买保健品逢年过节送亲友；而表示从不购买并拒斥任何保健品者，相对于商界人士、企业员工，农民工及政府机关公务员来说，事业单位工作者及其他群体倾向性更为明显。

表2-29　关于购买保健品频率问题不同职业身份应答者选项分布情况

应答选项	商界、企业员工		事业单位人员		机关公务员		其他		总计
	频数	比重（%）	频数	比重（%）	频数	比重（%）	频数	比重（%）	
A	33	5	13	4	4	6	7	2	57
B	284	44	110	37	27	42	121	35	542
C	327	51	176	59	34	52	221	63	758
总计	644	100	299	100	65	100	349	100	1357

此外，常住社区环境对人们购买保健品行为也有一定的影响（见表2-30）。由于市场选择空间较大、生活及医疗条件比较优越，相对于其他社区居民来说，常住一线大城市社区的群体更倾向于不时购买保健品逢年过节送亲友；相反，二、三线城市及乡镇村社居民，更倾向于拒斥购买保健品。

表2-30　关于购买保健品频率问题应答者不同常住社区的选项分布情况

应答选项	乡镇村社区		地县级市社区		省城社区		直辖市社区		总计
	频数	比重（%）	频数	比重（%）	频数	比重（%）	频数	比重（%）	
A	4	4	5	2	12	5	36	5	57
B	32	36	102	34	78	35	330	44	542
C	53	60	194	64	134	60	377	51	758
总计	89	100	301	100	224	100	743	100	1357

与购买保健品行为紧密相关的一个问题，就是日常用药就医中西药偏好。从反馈结果（见图2-8）来看，近半数应答者表示自己在日常用药就医时是中西医混用、不分彼此的；近四成被调查者表示自己日常患病以看西医吃西药治疗为主；仅有一成多的被调查者表示自己日常患病以看中医吃中药为主。

进一步分析数据发现，日常用药就医中西医偏好存在不同年龄段、职业身份的差异性，而在收入水平及常住社区维度上不存在显著差异（见表2-31～表2-34）。表示中西医混用不分彼此者，随着年龄的增长倾向性逐渐提高，相对于商界人士、企业员工及农民工和其他群体来说，政府机关公务员及事业单位工作者倾向性较高；日常患病以看西医吃西药治疗为主者，随着年龄的增长倾向性略有下降，相对于商界人士、企业员工及农民工和其他群体来说，政府机关公务员及事业单位工作者倾向性稍低。总的来看，人们在日常用药看病选择中西医治疗的行为倾向上，近九成应答者倾向于中西医结合或以西医为主。

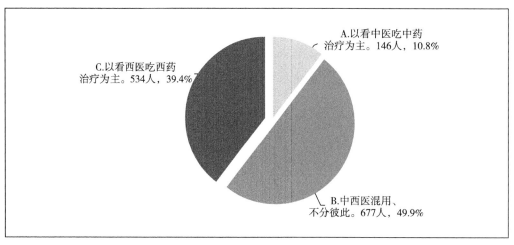

图 2-8　关于日常用药就医中西医偏好问题应答选项总体分布情况

表 2-31　关于日常用药就医中西医偏好问题不同年龄段应答者选项分布情况

应答选项	18 岁及以下		19~30 岁		31~55 岁		55 岁以上		总计
	频数	比重（%）	频数	比重（%）	频数	比重（%）	频数	比重（%）	
A	2	29	27	7	102	12	15	12	146
B	2	29	189	47	421	51	65	53	677
C	3	43	187	46	301	37	43	35	534
总计	7	100	403	100	824	100	123	100	1357

表 2-32　关于日常用药就医中西医偏好问题不同月收入水平应答者选项分布情况

应答选项	3000 元以下		3000~6000 元		6000~9000 元		9000 元以上		总计
	频数	比重（%）	频数	比重（%）	频数	比重（%）	频数	比重（%）	
A	25	12	37	13	16	6	68	11	146
B	101	48	146	51	131	50	299	50	677
C	85	40	105	36	115	44	229	38	534
总计	211	100	288	100	262	100	596	100	1357

表 2 - 33　关于日常用药就医中西医偏好问题不同职业身份应答者选项分布情况

应答选项	商界、企业员工		事业单位人员		机关公务员		其他		总计
	频数	比重（%）	频数	比重（%）	频数	比重（%）	频数	比重（%）	
A	82	13	20	7	7	11	37	11	146
B	312	48	165	55	38	58	162	46	677
C	250	39	114	38	20	31	150	43	534
总计	644	100	299	100	65	100	349	100	1357

表 2 - 34　关于日常用药就医中西医偏好问题不同常住社区应答者选项分布情况

应答选项	乡镇村社区		地县级市社区		省城社区		直辖市社区		总计
	频数	比重（%）	频数	比重（%）	频数	比重（%）	频数	比重（%）	
A	13	15	30	10	26	12	77	10	146
B	44	49	145	48	115	51	373	50	677
C	32	36	126	42	83	37	293	39	534
总计	89	100	301	100	224	100	743	100	1357

综上所述，近百年来"西学东渐"是全球化浪潮对中国传统文化的一个必然冲击，在这样的大背景下，中国医疗卫生领域的现代化转型成为大势所趋。尽管以"治未病"的中医具有诸多优良文化传统，需要继续发扬光大，尤其是对于弥补和纠正现代科技支撑及行业利益驱动下形成的"过度医疗"现象具有重大现实意义，但人们在日常选择用药看病时，总的来说还是更加倾向于"相信西医"。这说明，即便有诸多群体心理及情感纠结，当下国人对于现代医学成果及其作用，还是直面现实实事求是的，是有自己的"理性认知"的。

"健康中国"建设：技术决定论 vs 制度决定论

大力推进"健康中国"建设，作为全面建成小康社会、基本实现社会主义现代化的重要基础，全面提升中华民族健康素质、实现人民健康与经济社会协调发展的国家战略，中国积极参与全球健康治理、履行 2030 年可持续发展议程国际承诺的重大举措，早已被提上议事日程。但是，究竟怎样推进"健康中国"建设？在推进实施"健康中国"建设重大战略时，其技术动力和制度创新的权重及优先顺序究竟应该是怎样的？长期以来，关于"健康中国"建设的动力基础及决定因素，在学术界及决策层始终存在着技术决定论与制度决定论两种不同倾向性之争。那么当下普通民众对此究竟是什么看法呢？为此，我们在问卷中也特设了两个测试题，以求客观回答这个问题。

2019年"两会"期间，有人大代表提出，人工智能（技术）可以解决包括医疗民生在内的所有民生问题，足以让"健康中国"全面建成，甚至可以改变世界，拯救全人类。对此，我们询问了民众的态度和看法，反馈结果显示（见图2-9）：近六成的应答者"不置可否，模棱两可"，大约16%的应答者表示"高度赞同，完全同意"，而约24%的应答者表示"不以为然，嗤之以鼻"。可见，公众对于建设"健康中国"战略的技术决定论大多是持"模棱两可"的态度，但相对来说，对此表示"不以为然"者还是明显多于"高度赞同"者的。

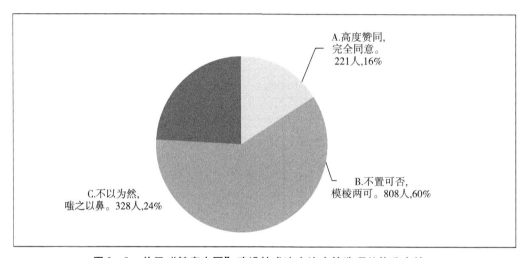

图2-9 关于"健康中国"建设技术决定论应答选项总体分布情况

进一步分析，从不同年龄段数据来看（见表2-35），对于"健康中国"建设技术决定论的观点持"不置可否，模棱两可"态度的，中青年人占比明显高于老少人群；而表示"高度赞同，完全同意"的，其比例则随着年龄增加而显著递减；相反，表示"不以为然，嗤之以鼻"的比例却随着年龄递增而显著增加。这说明，推进"健康中国"战略的技术决定论观点存在年龄认知上的差异性，虽然中青年人群大多持"模棱两可"的态度，但相对来说，随着年龄阅历的不断增加，"不以为然"者越来越多、"高度赞同"者将越来越少。

表 2 - 35　关于"健康中国"建设技术决定论不同年龄段应答者选项分布情况

应答选项	18 岁及以下		19～30 岁		31～55 岁		55 岁以上		总计
	频数	比重（%）	频数	比重（%）	频数	比重（%）	频数	比重（%）	
A	4	57.1	71	17.6	131	15.9	15	12.2	221
B	3	42.9	273	67.7	467	56.7	65	52.8	808
C	0	0.0	59	14.7	226	27.4	43	35.0	328
总计	7	100	403	100	824	100	123	100	1357

从不同收入水平来看（见表 2 - 36），对于"健康中国"建设技术决定论的观点，收入水平越高，持"不置可否，模棱两可"态度的比例就越高，而表示"高度赞同，完全同意"的比例则越低，相反，持"不以为然，嗤之以鼻"态度的比例则显著增加。显然，收入水平显著影响着人们关于"健康中国"建设技术决定论的认知态度，收入水平越高认同度越低。

表 2 - 36　关于"健康中国"建设技术决定论不同月收入水平应答者选项分布情况

应答选项	3000 元以下		3000～6000 元		6000～9000 元		9000 元以上		总计
	频数	比重（%）	频数	比重（%）	频数	比重（%）	频数	比重（%）	
A	52	24.6	63	21.9	33	12.6	73	12.2	221
B	125	59.3	166	57.6	152	58.0	365	61.2	808
C	34	16.1	59	20.5	77	29.4	158	26.5	328
总计	211	100	288	100	262	100	596	100	1357

总的来看，关于"健康中国"建设技术决定论的观点，在从业组织及职业身份上不存在显著相关性（见表 2 - 37）。相对于事业单位教科文卫工作者、商界人士、企业员工及农民工群体来说，机关公务员与普通农民群体持"不置可否，模棱两可"态度的比例略高。至于持有正反极端看法者，看不出太多的职业身份差异。

表 2 - 37　关于"健康中国"建设技术决定论不同职业身份应答者选项分布情况

应答选项	商界、企业员工		事业单位人员		机关公务员		其他		总计
	频数	比重（%）	频数	比重（%）	频数	比重（%）	频数	比重（%）	
A	94	14.6	45	15.1	10	15.4	73	12.2	221
B	383	59.5	173	57.8	40	61.5	365	61.2	808
C	167	25.9	81	27.1	15	23.1	158	26.5	328
总计	644	100	299	100	65	100	596	100	1357

从常住区域维度来看（见表 2-38），对于"健康中国"建设技术决定论持"不置可否，模棱两可"或"不以为然，嗤之以鼻"态度的，一、二线大城市社区者的比例明显高于地县级城镇及乡村社区的人群；相反，表示"高度赞同，完全同意"的，地县级城镇及乡村社区居住者则高于一、二线大城市社区群体的比例。显然，所在社区生活环境显著影响人们关于"健康中国"建设技术决定论的认知态度，大城市的居民见多识广，对于"健康中国"建设的技术决定论更多地持有一种"不置可否"或"不以为然"的态度。

表 2-38　关于"健康中国"建设技术决定论不同常住社区应答者选项分布情况

应答选项	乡镇村社区		地县级市社区		省城社区		直辖市社区		总计
	频数	比重（%）	频数	比重（%）	频数	比重（%）	频数	比重（%）	
A	29	32.6	64	21.3	37	16.5	91	12.2	221
B	43	48.3	170	56.5	134	59.8	461	62.1	808
C	17	19.1	67	22.2	53	23.7	191	25.7	328
总计	89	100	301	100	224	100	743	100	1357

　　伴随大数据时代的到来以及医疗和健康理念的更新发展，"互联网+医疗健康"已是大势所趋。近年来，人工智能诊疗技术已迅速走进人们的视野，并在智能影像学、智能病理学、智能决策等方面得到应用，在外科、检验、神经、肿瘤等领域也逐步成为一项可普及、可推广的技术。毫无疑问，基于人工智能的临床决策支持系统可用来指导患者用药，辅助医生临床诊疗，大大提高了诊疗效率和准确率。但是，对于处于转型期的中国来说，医疗卫生领域的民生状况及问题与其他领域一样，有着复杂的社会、文化及经济体制背景，不是简单的"技术进步"问题，而是牵一发而动全身的"制度创新"或"体制改革"问题。为此，我们在问卷中就制度决定论观点设置了一个测试题——有人认为，依靠政府有计划按比例控制，实行"全民免费医疗"，是解决"看病难、看病贵"医疗民生问题的根本出路，对此，你的看法是什么？数据反馈结果（见图 2-10）显示，我们的方向性判断没有错：虽然四成多的应答者表示此观点"似乎有道理，但不确定"，但有近三成的应答者明确表示这是"计划经济"的老思路、老办法，尽管也有两成多的应答者认可这种说法。

　　具体来看，关于解决医疗民生问题的传统计划经济老思路、老办法，中青年人群认可度最低，55 岁以上老年人认可度最高，虽然中青年人群对此持中立态度的比例也很大（见表 2-39）；收入水平越低者越信赖行政控制办法，收入水平越高者对计划经济老思路、老办法则更多地持怀疑的态度，中等收入者持"不确定"态度明显高于其他收入群体（见表 2-40）；相对于事业单位教科文卫工作者及体制外及普通农民群体来说，政府机关公务员和商界人士、企业员工及农民工群体更倾向于认为政府有计划按比例控制实行全民免费医疗是解决医疗民生问题的老思路、老办法（见表2－41）；相对于省城、直辖市社区居住者来说，乡镇村及地县级市社区居住者更倾向于相信政府有计划按比例控制实行全民免费医疗来解决医疗民生问题的有效性（见表2－42）。总之，民众关于如何走出"看病难、看病贵"医疗民生困局的看法，与应答者的年龄、收入水平、职业身份及所住区域有一定的关联性。

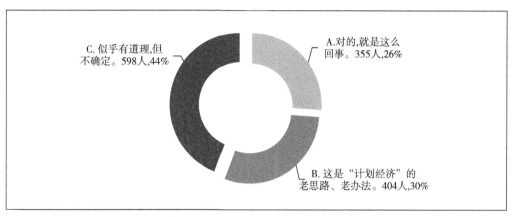

图2－10　关于走出医疗民生困局出路问题应答选项总体分布情况

表2－39　关于走出医疗民生困局出路问题不同年龄段应答选项分布情况

应答选项	18岁及以下		19~30岁		31~55岁		55岁以上		总计
	频数	比重（%）	频数	比重（%）	频数	比重（%）	频数	比重（%）	
A	2	28.6	86	21.3	210	25.5	57	46.3	355
B	3	42.9	125	31.0	257	31.2	19	15.4	404
C	2	28.6	192	47.6	357	43.3	47	38.2	598
总计	7	100	403	100	824	100	123	100	1357

表2－40　关于走出医疗民生困局出路问题不同月收入水平应答选项分布情况

应答选项	3000元以下		3000~6000元		6000~9000元		9000元以上		总计
	频数	比重（%）	频数	比重（%）	频数	比重（%）	频数	比重（%）	
A	73	34.6	91	31.6	67	25.6	124	20.8	355
B	47	22.3	57	19.8	74	28.2	226	37.9	404
C	91	43.1	140	48.6	121	46.2	246	41.3	598
总计	211	100	288	100	262	100	596	100	1357

表2-41　关于走出医疗民生困局出路问题不同职业身份应答选项分布情况

应答选项	商界、企业员工		事业单位人员		机关公务员		其他		总计
	频数	比重（%）	频数	比重（%）	频数	比重（%）	频数	比重（%）	
A	167	25.9	82	27.4	18	27.7	88	25.2	355
B	205	31.8	85	28.4	22	33.8	92	26.4	404
C	272	42.2	132	44.1	25	38.5	169	48.4	598
总计	644	100	299	100	65	100	349	100	1357

表2-42　关于走出医疗民生困局出路问题不同常住社区应答选项分布情况

应答选项	乡镇村社区		地县级市社区		省城社区		直辖市社区		总计
	频数	比重（%）	频数	比重（%）	频数	比重（%）	频数	比重（%）	
A	37	41.6	109	36.2	54	24.1	155	20.9	355
B	20	22.5	51	16.9	64	28.6	269	36.2	404
C	32	36.0	141	46.8	106	47.3	319	42.9	598
总计	89	100	301	100	224	100	743	100	1357

概言之，基于两个相互关联、彼此参照的测试题反馈数据分析，我们可以清楚地看到，尽管不同年龄段、收入水平、职业身份及居住区域群体由于看问题的背景及角度存在差异性，但总的来说，当下民众关于"看病难、看病贵"医疗民生问题及其体制性根源，以及如何走出医疗民生困局的基本途径和根本出路，其认知还是相当到位、深刻的，绝大多数人对于"健康中国"建设的技术决定论持质疑态度，并对解决中国当下医疗民生难题的传统计划性模式是持怀疑态度的。

03

医疗民生入户调查典型个案描述

    根据志愿者入户典型调查报告文本分析，我们得出三个基本结论：（1）医疗民生状态的城乡差异性，远远大于东南西北中的区域差异性；（2）因病致贫是医疗民生困境重中之重；（3）由于环境污染、转型压力等复杂原因，心脑血管等慢性病、车祸工伤事故及各种癌症，成为近年来基层百姓遭遇意外困境及常态病患症状。

医疗资源城聚化供给与广大农民分散性需求

根据志愿者入户典型调查报告文本分析，我们发现：医疗民生状态的城乡差异性，远远大于东南西北中的区域差异性，医疗资源高度集中于城市三甲大医院，农村偏远地区基层医疗机构形同虚设，造成广大农民群众"看病难、看病贵"，这是普遍存在的突出医疗民生矛盾和问题。

按照要求，各地志愿者反馈的调查户信息，特别是富裕户和普通户，尤其是城区户的医疗民生状况，东南西北中的区域性差异并不明显。例如，就城区而言，我们可以对辽宁沈阳、新疆乌鲁木齐、安徽阜阳、广东深圳与重庆市几户城区家庭的医疗民生状况做个大致比较，从文本陈述情况来看，虽然各地区调查户医疗民生状况确实存在差别，但差异性不是太明显。

沈阳市是辽宁省省会、副省级市、沈阳都市圈核心城市，以及中国东北地区重要的中心城市、先进装备制造业基地和科技创新中心，全市下辖10区2县，代管1个县级市，面积1.29万平方千米，常住人口829.1万人，城镇化率80.55%，是东北唯一特大城市，2017年实现GDP 5865亿元，人均生产总值70730元。课题志愿者入户调查了3个家庭：2个三口之家与1个五口之家。第一个三口之家，父母亲均是1963年生人，都已退休，退休金分别为5000元与1500元；膝下有个女儿是"90后"，在读研究生；母亲退休后继续从事会计工作，月收入为6000元，家庭人均月收入4000多元。该家庭每月支出状况大致是：食品支出约800元，社交支出约200元，文娱支出约400元，医疗费用支出约400元，其他支出约200元，共计2000元左右；家庭经济条件良好，家庭成员身体健康，父亲前几年得过血栓住院，母亲曾得过手肘关节炎，都得到及时治疗痊愈。第二个三口之家情况类似，父亲是1963年生，母亲是1965年生，夫妻俩从事服装销售行业，自主经营服装商铺；儿子也是"90后"，现从事互联网创业工作；父母亲从事服装销售商铺经营月收入为2万元左右，儿子创业月收入有1万元，人均月收入过万元。家庭支出情况大致是：每月食品支出约1000元，社交支出约300元，文娱支出约600元，医疗费用支出约500元，其他支出约400元，共计2800元左右；父母亲健康状况良好，没有过大病治疗记录，但是由于商业工作特殊原因，生活饮食不规律，胃肠方面有点问题。再有一个五口之家，成员有父母亲、儿子儿媳和孙子，父母亲都已退休，在家照顾孙子，儿子儿媳30岁左右，一个在环保局工作，一个是医院护士，孙子是一年级小学生。家庭收入情况：两位老人退休金分别为2000元和1000元，儿子月收入6000元，儿媳月收入4000元，人均月收入为 2600 元。家庭支出情况：每月食品支出约 400 元，社交支出约 200 元，文娱支出约 400 元，医疗费用支出约 600 元，其他支出约 200 元，共计 1800 元；父亲身体一直不好，有血栓等多种疾病，住院治疗花费很多，即使有医保报销负担也不轻，母亲因操劳过度，身体也不是很好。对于这样经济条件良好、体制内或体制外的富裕户来说，自然不存在什么太大的医疗民生困扰问题，对现行医疗保险制度及条件满意度较高，在访谈中"主旋律话语""正能量表态"都是发自内心而且溢于言表的。对于有医疗负担的五口之家来说，家庭日常医疗费用主要集中在慢性病及常用药物上，虽然住院手术等医疗费用也能够得到很高的报销比例，但仍有很大的经济负担，而且对走进大医院"心里犯难""医疗费用高、药价贵"的感受明显。

乌鲁木齐作为新疆维吾尔自治区首府，全疆政治、经济、文化、科教和交通中心，也是世界上最内陆、距离海洋和海岸线最远（2500 千米）的大型城市，全市面积为 14216.3 平方千米，辖 7 区 1 县，2017 年末常住人口 350.4 万人，2018 年入选中国城市全面小康指数前 100 名和中国大陆最佳商业城市 100 强，全区实现 GDP 3099.77 亿元，人均生产总值 88418 元。受访家庭何先生是乌市的一位出租车司机，51 岁，祖籍河南，来新疆已经 30 余年，干过各种工作，2013 年开始做"的哥"。何先生的父亲是一位"老革命"，目前和母亲在老家务农，能够自给自足；妻子早逝，育有一子，今年 24 岁，目前在一家私企工作，每月收入 3500 元左右。何先生每天开白班，每月能有 6000 元左右的收入，6 年前按揭买房，贷款 20 年，每月还款 2400 元左右。何先生由于不甚了解情况，前些年一直没有参加医疗保险，最近几年交费有好几百元，他觉得有这些钱还不如存下来，自己身体好，没有得过什么大病，平时感冒发烧了就去药店买些常用药，扛一扛就过去了，连社区医院都没有去过，"生活有好有坏，怎么样都得活下去。"何先生感叹道。另一个受访家庭是鹏爷爷家，他今年 61 岁，和老伴住在一间 30 多平方米的出租房中，唯一的女儿早已嫁人，现在时不时地来看看他们。鹏爷爷当门卫，每月 2000 多元是老两口的全部收入，每年租房、物业、水电花销也不小，没有什么积蓄。老两口参加了城镇医保，还参加了新农合，身体也没什么大病，前年鹏爷爷左腿骨折过一次，再就没有去过医院，他说"不敢去大医院啊，有什么都自己想办法解决，有时就去社区医院拿点药，身体还算硬朗，每年物业公司组织去社区医院体检一下，也没什么大病"。

阜阳市位居豫皖城市群、大京九经济协作带，是中原经济区规划建设的东部门户城市之一，是东部地区产业转移过渡带；2018 年，全市实现 GDP 879.60 亿元，人均生产总值 1619 元，排在安徽省末位。家位于阜阳城区的 79 岁老人张先生，是一名退休的教育工作者，月退休金大概有 4000 元，因为是事业编制，住院医疗费用可以报销 50% 左右。他从退休开始就患有高血压、冠心病、脑梗等疾病，因为有报销，所以每年他都会和其他老干部一起去县医院住上一阵子做疗养。他有三儿两女，除去早年因心肌梗死去逝的小儿子外，其余 4 名子女均在事业单位上班，如果不发生意外，他在常人眼里应该算是很享福的。一个夏日的早晨，他在马路上突发脑出血，被一个"的哥"发现送到医院。他的大女儿在安徽中医医院做护士，紧急联系两位专家赶到当地进行联合手术。但终究没能挽救，张先生于术后6个月便去世了。

深圳市是中国四大一线城市之一，广东省辖市、计划单列市、副省级市、国家区域中心城市、超大城市，全国性经济中心城市和国际化城市、国家创新型城市、国际科技产业创新中心、全球海洋中心城市、国际性综合交通枢纽，粤港澳大湾区四大中心城市之一，中国三大全国性金融中心之一；全市下辖9个行政区和1个新区，总面积1997.47平方千米；截至2018年末，深圳常住人口1302.66万人；2018年实现GDP 24221.98亿元，人均生产总值193338元。小黄是一名在肇庆求学的在校大学生，他家现居住于深圳市盐田区，有7口人：父亲47岁，深圳市万祥建筑公司总经理，月薪5万~7万元；母亲48岁，家庭主妇、全职太太，无收入来源；两个弟弟、两个妹妹和他都是在校学生。他父亲从一开始就是做建筑工人，父亲的兄弟姐妹基本也都是普通的农民工或建筑工人，家庭收入每月基本比较稳定，除父亲工资外还有少许房租收入。家庭每月支出：生活费7000元，两名大学生生活费共5000元，父亲个人使用15000元，医疗费用约3000元，房屋贷款1万元。2001—2019年，家庭收入从5000元增加至现在的5万~7万元；每月医疗费用开支从500元左右增加到3000元左右，部分用于购买血压仪、按摩器材、家庭急救箱补给，部分用于父亲血压药、个人的运动损伤药与治疗费用。其他都用医保卡报销。父亲有轻微高血压用药治疗，母亲轻微腰椎间盘突出无大碍，弟弟妹妹抵抗力较弱，经常感冒发烧。小黄自己在大学攻读体育专业，是定向越野校队队员，平日里时常发生轻微运动损伤，经常针灸电疗等。对于这样的家庭来说，医疗经济负担不是问题，就是感到在大医院看病"很难"，几经周转未必能够得到及时治疗。小黄回忆说："有一次是弟弟病了，严重感冒，咳嗽很严重，普通的医院诊所都去看过，还是没有治好，又去找一些老中医看过都不行，最后选择去很远的市儿童医院，坐车都需要两个小时，到了医院以后，想挂专家号，但要提前两个星期预约，所以只能选择挂普通号，而一等又是一天，进去看医生就十几分钟完事……"

重庆市是我国中西部唯一的直辖市、国家中心城市、超大城市、国际大都市，长江上游地区的经济、金融、科创、航运和商贸物流中心，"西部大开发"重要的战略支点、"一带一路"和长江经济带重要联结点以及内陆开放高地。2018年，重庆常住人口3101.79万人，地区生产总值20363.19亿元，人均生产总值65933元。志愿者调查了一对"80后"夫妇，双方的父亲都是工人而母亲都是农民，育有一女，现年6岁，马上升入小学。他们目前遇到的最大问题是下一代的教育及父母的养老问题。他们现在有2套住房和1辆车，其中一套住房已经在父母的帮助下还清了贷款。丈夫在西藏工作，是一名光荣的边防战士，妻子是重庆一家银行的职员，两人常年分隔两地，孩子也是由妻子和父母带着，丈夫每年探亲假只有短暂的2个月。这个年轻的家庭年收入约为 20 万元，年支出也接近 20 万元，具体支出大致情况是：日常开支和房贷各占 30% 左右，教育、旅游及房租等约 30%，医疗费用开支约 10%。虽然他们家有 2 套房子，但其中一套是父母在住，另外一套离市区太远不便于子女教育，于是他们又在市区内租了一套房。不难看出，这样的家庭在重庆大致属于中等收入水平，但一年到头几乎没有任何资金留存，现有存款 2 万元左右，他们似乎被房子和子女教育压得喘不过气来，一旦有意外病灾来临是毫无抵抗能力的。可不幸偏偏就来了——7 口人，其中 3 人都罹患严重疾病，这让本就不富裕的家庭雪上加霜。2008 年，丈夫的老父亲查出患有二型糖尿病，这位老先生性格固执，在漫漫十年患病史中他几乎从未听过医嘱，更不听亲人劝告，依旧喝酒吃含糖食品，将不知道从何处听来的偏方配成药酒用来治疗，目前病情已经加重，并且导致糖尿病足、视力下降等一系列并发症。再就是女方母亲，于 2014 年突发脑出血，经过抢救虽然保住了命，但导致严重智障，并且出现了明显的老年痴呆症状，需要一个人全天候照顾。好在这二位老人都是城市居民户口，早在重庆医保试点改革的时候就参加了职工医疗保险，大大缓解了家庭经济压力。例如，当时女方母亲脑出血的手术及治疗费用就达 30 多万元，但经过报销后，他们实际支出只有 8 万元。最严重的困境是，这个家庭的顶梁柱，丈夫当初上大学时读的是军校，毕业后去西藏工作（协议期限为 16 年），但在 2013 年体检中不幸查出患有痛风，2016 年又查出患有慢性肾衰竭，这是一种根本无法治愈的疾病，据说病人平均寿命最多只有 20 多年，并且在末期需要每天承受透析以维持生存，这对于这名年轻的军人及其家庭来说是无比沉痛的打击；丈夫的服役期眼看就要结束，正在规划着他转业后的生活，还去考了注册会计师和消防工程师，未来本是一片光明，突如其来的疾病给他的人生及家庭蒙上了一层阴影。据他所言，一开始得知自己患病时非常沮丧，出于好奇，也是抱有一丝侥幸心理，他就去了解慢性肾衰竭的病理以及治愈的可能性，可是了解得越多就越绝望，因为这种病只能拖着等肾源做手术，此外别无他法。他经历了很长一段时间的消沉期，那段时间几乎干什么事情都提不起兴致，无论家人如何安慰都无法帮助他走出来。直到有一天他去送女儿上学，在幼儿园门口看着女儿奔向教室的身影，他似乎忽然明白了接下来人生奋斗的意义——他要为自己的女儿树立一个好的榜样，给她一个更完美的人生。

通过以上东南西北中经济发达程度不同的 5 个代表性城市 8 个家庭典型个案的文本描述可以看出，无大病忧患的家庭自然看起来无忧无虑、心满意足，而遭遇病患袭击乃至连续打击的体制内家庭、较富裕家庭及工薪阶层家庭，虽然他们也感到去大医院"看病难""治疗费用及医药费很贵"以及由此导致经济负担和压力，但由于有公费医疗及城镇医保体系相对优越的医疗保障，其日常生活、家庭财政状况基本上都不成太大的问题，对于这些城市居民来说，"看病难、看病贵"没有构成民不聊生意义上的医疗民生问题。但是，对于广大农村地区来说，多数家庭经济都是相当脆弱的，不遭遇病灾折磨还可以勉强聊生，一旦遭遇不幸病患就会立马因病致贫乃至妻离子散、家破人亡。关于因病致贫问题，我们放在下节描述，这里仅举几个城乡医患供求矛盾的典型案例，以说明本节讨论的主题——医疗资源城市化集中与广大农民分散性需求的矛盾。

众所周知，贵州是我国经济比较落后的省区。遵义是革命老区，是首批"国家历史文化名城"，拥有世界文化遗产海龙屯、世界自然遗产赤水丹霞，享有"中国长寿之乡""中国厚朴之乡""中国金银花之乡""中国名茶之乡""中国吉他制造之乡"等多种称号，曾获得"全国文明城市""国家森林城市""国家卫生城市""双拥模范城市""中国优秀旅游城市""国家园林城市"等多项殊荣；但是，山清水秀并没有真正成为"金山银山"，广大边远山区贫穷落后的面貌依然如旧。全市辖 3 个区 9 个县 2 个县级市，2017 年末，遵义市常住人口为 624.83 万人，其中城镇人口 326.47 万人，乡村人口 298.36 万人，城镇化率 52.25%，2018 年全市实现 GDP 3003.23 亿元、人均 48065 元，其中处于最北部的桐梓县生产总值为 169.28 亿元、人均约 32036 元，在 14 个区县中排名第 6 位。就医疗民生状态而言，桐梓县区应该最能凸显医疗资源城市聚集化与广大农民分散性需求的矛盾。为此，我们这里特别摘录课题组志愿者对贵州省遵义市桐梓县的一家农户的专访。

夜郎镇为唐、宋夜郎县城遗址，地处川黔交通要道，典故"夜郎自大"就出于此地。境内山峦起伏，沟谷纵横交错，属中山丘陵峡谷盆地地貌；河流溪沟密布，夜郎河纳南北 7 条溪流，水利资源丰富，灌溉方便，气候温热，夜郎坝号称"五龙场"，为县内双季稻栽培区。

赵立钧是夜郎镇中山村砖房组的一位村民，老夫妇俩都已 66 岁，3 个儿子全部外出打工，留下 3 个孙子在家读书，他们上学要每天走 10 公里的山路；住的还是那种泥混结构的房子，就是泥土加竹子混合而成，屋顶由瓦片和木片覆盖，晴天还好，雨天就怕房屋漏雨。家庭经济情况在当地属于困难户，最怕的就是生病，最担心的就是去医院看病。根据老人描述及志愿者实地调查了解到，镇上有所卫生院，不过平时看病，村民们很少去那里，而是到遍布各个村落的私家"黑诊所"。如果感冒发热，去镇卫生院要住院输液，几天的疗程下来要花上好几百元钱，而在村里小诊所输液只要百十元就可以了。这些小诊所为了赚钱，病人一来就给他们输抗生素，高烧不退就用激素治疗，几分钟便可退热……这样，抗生素激素药物滥用就成为常态，导致出现"病菌感染—抗生素激素药物滥用—村民身体素质免疫力下降—患病频次频率增加—药物再度滥用"的恶性循环，使原本就是低收入的贫困人群经济负担进一步加重，本来就缺医少药的医疗条件更加恶化，村民们更加依赖没有有效监管的"黑诊所"。

赵立钧的二孙子身体免疫力一直很差，每次感冒就去找本村的"老中医"。他的家庭诊所与老赵家几乎没什么差别，家里所有的东西用钱来衡量的话不超过几百元，最值钱的就是那只玻璃瓶的大注射器。现在医用注射器都是一次性的，而这家诊所却是公用的，每次用完都是用开水烫几分钟，下次接着用。虽然就医条件十分恶劣，但找他看病的人还多得要排队，而这样的"诊所"几乎每个村都有。

仅仅是感冒发热这样的小病都这样，要是遇到点大病岂不是走投无路？真的就是这样，这种事情就发生在赵立钧身上。2013年4月，他去田里干活，走在田埂上不小心摔倒，因为田埂不高，他当时没在意，回到家只是有点恶心想吐，还以为是早上吃的东西有问题，于是就在村私家诊所输液，可是不一会儿就出现了血尿、头晕、腹痛等症状，吓坏的"医生"赶紧将赵立钧转至夜郎卫生院，卫生院医生看了当时的状况也不敢接收，又转至县人民医院，在门诊挂号时就已经开始出现休克，挂完号收入院时查血常规，出现了血红蛋白低的情况，这是出血的征兆，随即给予输血支持治疗。对于输血这项费用极高的治疗，医院是不可能先垫钱的，在3个儿子和亲戚的帮助下好不容易凑够了输血的钱，原以为这样就可以了，谁知就在一天夜里又出现缺血症状。在县医院治疗没有任何效果后，又不得不转至遵义医学院，经检查后发现肾脏破裂，急诊手术切除肾脏，手术费用需上万元，不过有新农合，大部分费用可报销。再一次东拼西凑交了手术费，顺利完成了手术，总共在医院花费了近9万元，由于进口药和自费药品不报销，只报销回来4万多元。

报销比例各个地方有差别，遵义市农村合作医疗的方案是：普通入院报销，在三甲医院没有急诊证明和转诊证明的，只报销30%；有两种中的其中一种，可以报销55%；重大疾病，报销比例更高些；但报销打证明，在农村基层实际操作起来十分复杂且不方便，相关部门相互扯皮的事情经常发生，导致农民医疗报销可谓"路漫漫其修远兮"。遵义新农合规定，在本县二乙医院看病治疗报销比例高，如果直接去市里三甲医院看病住院，还得回到户口所属县级医院打转诊证明，而且报销比例没有县级医院高。这样，可以避免大家无论大病小病都拥挤到最好的大医院，导致大医院人满为患。但是，对于赵立钧这样的偏远农村贫困的普通家庭来说，5万元的大病医疗费确实是个不堪重负的经济压力，而且几经周折能够得到治疗并保全性命已经算是万幸，对于乡村农民"看病难、看病贵"难言的艰难曲折困境，以及长期不得不被缺医少药的乡村"黑诊所"盘剥侵害所造成的"常态病态"，虽然作为局外人可以感同身受，但个中甘苦之"水深火热"真可谓一言难尽。

四川省下辖18个省辖市，3个自治州，17个县级市，108个县，4个自治县，54个市辖区。2018年，全省实现地区生产总值（GDP）40678.13亿元，年末常住人口达到8341万人，人均48768.89元，在全国排名第6位；四川地域辽阔，城乡贫富差距很大，尤其是广大农村地区贫苦人口较多，有1300万~1600万人。

志愿者访谈的廖家地处四川省泸州市合江县龙潭村边，属于村里一般户，家里除嫁出去迁了户口的女儿，总共有7口人，2个60岁以上的老人，育有一儿一女。女儿30多岁，出嫁后离异，回娘家带有一儿一女都跟着她生活。儿子40多岁，与妻子育有一儿二女，大女儿职高毕业后在成都当护士，二女儿在北京上大学，儿子在成都上小学。老廖原在镇里林业局上班，现在退休工资一年有19200元，平常也会和老伴一起种植水果蔬菜，有不稳定的收入。儿子在成都开了间工作室，做广告装修，一年有六七万元的收入，儿媳妇在一家家具店上班，一年有四五万元的收入，大女儿在社区医院上班，一年有大概 3 万元的收入。家里的费用支出主要是孩子的教育费用，以及乡里乡亲红白事情日常礼金的开销，家里人没有生过什么大病，所以医疗支出在整个家庭的支出中占比不高。但志愿者了解到，他们对"看病难、看病贵"却很有感触。廖妻大概 2 个月前外出串门时摔伤了手，先是去县里一家非正规的小型骨科医院，花了 1000 多元，知道新农合是不给报销的，但总觉得去大医院会花更多的钱，就没有去正规大医院，拿药也只是在小药店拿，因没有及时有效诊治康复缓慢。前几年小儿子耳朵发炎，一开始大人没注意，后来发现的时候问题已经比较严重了，在成都大医院看病花了 3000 多元，报销了大概 1700 元。由于二女儿常年在北京，见到的人和事比较多，经验比较丰富，受女儿影响做妈妈的对医疗民生问题也很有自己的看法。从她自己的经历来看，进医院看病，首先医生会问病人有没有医保，如果有的话，医生就会给病人开些便宜药，因为这样报销后对于医院利润的影响会更小，如果没有医保、所有费用都是自费的话，医生就会给病人开更贵的药，她认为这是不合理的；还有就是"看病找熟人"，如农村人进医院，因为没有熟人，病人就无法住进好的病房，有时候甚至挂号排队很久都没有结果，而一旦有熟人，很多复杂的手续就会变得十分简单且快速，在医院病人比较多的时候，没有关系的病人只能住在走廊上；再一个问题就是医疗报销手续繁杂，当初她老母亲住院，医药费可以按照指定程序报销，但必须先交钱后治病，走报销程序的时候麻烦就大了，隔了很久这个程序才走完，而这又会牵扯到"熟人关系"问题，报销慢多半是指在医院没有熟人的普通老百姓，"报销的速度慢，在我们这样的小县城尤为明显，不仅慢，而且先交钱后治病，很多穷人无力承担这个垫付费用，不得不在治疗到一半的时候停下，没钱、没"关系"，病就没法治了……"她们说，面对这种情况"老百姓没有办法，只能尽量让自己少生病，如果有合适的经济条件，会买好自己的保险，但是有些患有重病的穷人，他们很难再买自己的保险，因为保险公司也不愿意承担这样的损失和后果"。总而言之，农村老百姓的医疗民生状况堪忧。廖妻最后还表示，现在的医报政策"终究是好的，但要做到十全十美根本不太可能"。

淄博市位于中国华东地区、山东省中部，地处黄河三角洲高效生态经济区、山东半岛蓝色经济区两大国家战略经济区与山东省会城市群经济圈交汇处；2017 年末，全市常住人口 470.84 万人；2018 年，实现 GDP 5068.35 亿元，人均 107796 元，排名全省第 5 位，较全省人均 GDP 平均值高了 31686 元，算是经济比较发达的地级市。

47 岁的李大姐，家住博山区夏家庄镇，原给个体户打工（卖电子器材），月入千元，得病后终止劳动合同；丈夫 49 岁，从事水泵销售工作，这几年由于环保严管生意惨淡，好不容易积攒下来的钱因为治病吃药也所剩无几。夫妻双方都属于"散工"，常年自费缴纳城镇医保。儿子 23 岁，2018 年大学毕业，现在外地求职。2014

年 4 月，李大姐感觉背上有个疙瘩，刚开始没太在意，也没去医院，后来开始低烧，去医院打了一段时间针，低烧仍然不退，就去市第一医院查了 CT，发现背部有阴影；市医院医疗水平有限，不敢盲目确诊，医生建议去省级大医院复查，随即去济南齐鲁医院检查，结果确诊为肺癌。2014 年，正值儿子高考最后冲刺阶段，查出病后家里男主人一人承担着多重压力，怕妻子得知病况会心情不佳不利于治疗，又怕儿子得知母亲病情影响学业，可他一人顾不得两全……现在李大姐术后恢复得还不错，谈起这些还是觉得对不起儿子，在他最需要支持的关键时候留他一人，也影响了他的学业。在济南做手术，外加化疗 3 个月，共花费十几万元，由于化疗身体吃不消也怕花钱，就决定回家用药物治疗。按照淄博市城镇居民医疗保险报销标准：在社区卫生服务中心、镇卫生院报销比例为 85%，其他一级医院报销比例为 75%，二级医院报销比例为 70%，三级医院报销比例为 55%；但如果不是住院化疗，治疗癌症的药物是不在报销范围内的，而且像"易瑞沙"这种治疗癌症的药物价格极高，后期的药物治疗花费了十几万元。妻子患病后，家里的收入就靠丈夫一人，儿子上了大学开支也很大。2015 年开始，为建设生态文明城市争做二线城市，淄博市紧抓环保工作，许多工厂关闭，生意惨淡，年收入只有五六万元，巨大的医疗费用负担使得这个家庭有些不堪重负。他们家住所周围，有不少药店和卫生诊所，偶尔感冒发烧拿药都很方便，市第一医院、博山区医院等医疗水平和设备也能够满足大部分疾病的检查和治疗，因为是小城市，医院也不像大城市那般拥挤，基本不存在"挂号难""看病难"的现象。

苏启慧属于企业退休职工，今年 62 岁。与老伴育有一个独生女，现年 35 岁，大学毕业后留在济南定居，女婿成立了一间音乐工作室，夫妻二人一起打理，年收入在 50 万元左右，有一个女儿，要上小学了。苏启慧与老伴每月退休金分别为 3000 元、6000 元左右，女儿女婿生活富裕，不需要二老操心，还经常给两位老人买些营养品等，老两口平时经常去旅游。苏大姐老两口都属于城镇职工医疗，报销比例较普通城镇医保和新农合报销比例都要高：0～1 万元（含 1 万元）的自负比例，一级医院 18%、二级医院 22%、三级医院 26%；1 万元以上至 5 万元（含 5 万元）的自负比例，一级医院 10%、二级医院 15%、三级医院 20%；5 万元以上至 7 万元（含 7 万元）的自负比例均为 10%。他们在职期间就能享受到较高的报销比例，退休后个人负担比例为在职时的 1/2，因此就更不用为生病住院费用担心；另外，超过统筹基金最高支付限额的医疗费用，还可以通过大额医疗费救助基金解决——医疗费用 7 万元以上至 30 万元以下的部分（含 30 万元），大额医疗费救助基金支付 90%，参保人负担 10%。这使得职工无论在工作时还是退休后，都有了足够的医疗保障。但是，"辛辛苦苦几十年，一病回到解放前。过去不敢生病，一生病就会拖累全家人"。苏启慧回忆说，她母亲患有心脏病，当时的医疗条件落后、医院少、离家路途远，母亲突发心脏病后未能及时抢救过来；10 年前，她也查出患有心脏病，但由于有医疗保障，从患病一开始就得到了很好的医疗服务，病情一直很稳定。现在社区卫生服务加快发展，她在社区卫生服务中心就能刷医保卡看病拿药，周围的药店也都支持医保刷卡，夫妻二人的城镇医保卡每月大约有 300 元的补助，平时感冒发烧等小病去药店拿药足够用，她和老伴还经常去社区设立的健康小屋，进行自助测心率、血压、血糖等项目，随时能够了解自己的身体健康状况，而且签约了覆盖全区的"家庭医生签约 + 互联网医院"平台，在家里就能享受网上预约挂号、预约诊疗、在线复诊、健康咨询及查询诊疗结果等服务。"我只是一名普通老百姓，但通过我的生活，我切实感受到了改革开放带来的实在好处。我相信，随着改革开放的不断深入，我们的生活一定会越来越好。"苏启慧乐观地说。

当然，同样是城区居民，对于到大医院看病的感受也是有差别的。家住淄博市临淄区朱台镇的小高，小家庭刚生了二胎。2018 年 12 月 6 日二宝开始腹泻呕吐，晚上发烧 39.2℃，用了退热栓还是不见效，翌日一早去了区妇幼保健院，做了彩超和 CT，发现腹部有东西，医生建议去更大的医院检查确诊，8 日转到市妇幼保健院，做了一系列检查后确诊为肝母细胞瘤（肝癌）。经过专家会诊，医生说孩子还有很大的治愈希望，但手术及后期治疗费用高达几十万元。小高是家里独子，孩子爷爷已经 60 多岁了没有工作能力，自己还有个大宝刚刚 4 岁需要老母亲照看，家庭所有的收入来源都靠他一人打拼，年收入 2 万多元，这突如其来的二宝病患使原本很幸福的家庭蒙上了一层厚厚的阴霾。孩子最终去了北京的大医院治疗，门诊住院费用报销之后自付部分仍是一笔不小的开支，孩子治疗已经花光了家里的积蓄和从亲戚朋友那里借来的钱，小高没有办法就在网上发起了筹款，全国各地好心人共捐款 25.4326 万元，这是不幸中的万幸。这种不幸患了大病的，因为家里上有老下有小，劳力不足收入少，没有多少积蓄，无法负担大额医疗费用，往往会导致家庭一贫如洗。

最后来看一个在北京攻读研究生、来自东南沿海富裕地区的志愿者报告，她关于大中城市老百姓有关医疗民生的体验及描述，可谓"声情并茂、栩栩如生"。浙江省东北部的舟山市，背靠上海、杭州、宁波等大中城市和长江三角洲等辽阔腹地，面向太平洋，具有较强的地缘优势，是中国南北沿海航线与长江水道交汇枢纽，是长江流域和长江三角洲对外开放的海上门户和通道，与亚太新兴港口城市呈扇形辐射之势。2018 年 11 月，舟山市入选中国城市全面小康指数前 100 名。我们有位志愿者来自舟山本岛普陀区，在北京攻读研究生，寒假回乡实地调查了老家，亲身体验了当地的医疗民生情况，下面是她递交的报告摘要。

　　我父亲今年 53 岁，是当地一家汽运公司的司机，有一个哥哥和一个妹妹，年纪相当；家里两位老人都 70 多岁了，除了我爷爷有高血压，两人身体还算健康，没有大毛病。我母亲今年 48 岁，家里兄弟姐妹共 7 人，2 个兄弟 5 个姊妹，年纪最大的大姨如今 60 多岁，母亲排行老七，外公很多年前就去世了，剩下外婆一人，也有 80

岁，身体不太好，患有冠心病等老年人常见病，一年总得去医院住个一两次，每次大半个月。母亲年轻时候家里条件不好，因为外公外婆子女多，日子过得很拮据。母亲没考上高中，去了本岛的一个工厂做工，直到和父亲结婚，就跟着我父亲做了车上的售票员，后搬去本岛打拼，一过就是 20 多年。

父母都有社保，父亲那份由公司支付，而母亲由于没有工作单位，每个月需要交一笔社保钱。说到社保钱，最近母亲跟我抱怨说社保费又上升了，前两个月分别交了 800 元和 900 元，这个月却要 1000 多元，每个月多交 10%，这笔费用不少，以后只会越来越贵。母亲认为，这笔费用对于低收入的个体来说负担很重，尽管如此，几乎每个人都交了社保以防患于未然。幸而父母身体都健康，没有什么毛病，每年定期体检，平时也很少去医院。

我问母亲为什么不愿意去医院，她总说，去了医院没有毛病也给你说出毛病来，不是拍这个就是拍那个，光检查费就得小 1000 元，即使有医保，虽然写着报销 80%，但实际根本不到 80%，费用怎么算的也不清楚，哪些能报销哪些不能报销也全凭医院说了算，医生怎么开药也不是老百姓能决定的，只知道市民卡拿去一刷，按照机子上面显示的金额付费。虽然医保确实减轻了老百姓的医疗费用负担，可实际上还是"看病难""看不起（病）"，多去几趟医院出来就是穷光蛋一个。我问母亲是否有些夸大其词，毕竟就算不能报销 80%，60%～70% 也能省不少钱，而且关于报销比例政府和医院也有明确规定，应该是透明的。但母亲却跟我讲了她陪我表姐看病的事。

有一年我表姐手臂被车子撞伤，母亲陪着她去洋岙医院看，医生说得动手术。因为当时的事故责任在车主，手术的费用车主会承担一部分，而姐姐也有医保，钱的问题不大，于是同意手术。可手术的结果却不尽如人意，费用昂贵超过了家里人的预估，而且手术算不得成功，经多方调查得知，当时给表姐做手术的是一名实习医生，虽然主刀的究竟是不是实习医生有待考证，但院方在手术中使用了本不需要用的钢钉导致费用增加，手术没有成功不说，配的药有很多自费药不能报销。后来去了舟山医院看，那里的医生却认为一开始就不需要手术，保守治疗即可。

经过这件事，母亲觉得不管这医疗保险听起来如何优惠、如何透明，实际上仍有很大一部分医生有机可乘做手脚。虽然这是医院的责任，可老百姓的现状仍是看不起病，更何况是些重大疾病，医疗民生这块仍旧是问题。

母亲的一番话倒是颇有见解：医疗保险只是帮老百姓承担了一部分看病产生的冤枉钱，不管哪种医保、比例多少，都不能从根本上缓解老百姓看病难的问题，从表面上看有医保，实际上暗藏着很多隐患，涉及医院、药商、百姓等多方的利益问题。

那么，东南沿海发达地区的农村家庭看病是什么情形呢？请看这位来自浙江舟山市、在北京读研究生的志愿者的调研手记：

我是一个"90 后"的独生女，从大学本科开始，就一直在北京上学，如今是研一学生，平时很少回家，这次过年，因为给我太公做周年祭，父母难得带我回了老家。

　　我老家在长涂岛，是一个偏僻的小岛，近几十年来岛上的年轻人都出岛去了更大的城市或城镇打拼，只剩下一些老年人守着。

　　外婆今年 87 岁高龄，住在岱山县长涂镇东剑村，外公十几年前就去世了，这些年她都是一个人居住，偶尔去子女家里暂住。

　　我国老龄化越来越严重，特别是农村的老龄化问题十分突出，空巢老人增加，农民养老压力很大。加上"80 后""90 后""421 式"的家庭结构，使得农村的养老问题已经成为农村发展的一个障碍。因此，为了保证农村老人老有所养、老有所依，减轻农民朋友的养老负担，政府特意对农村的老人新增 5 项补贴：新农合免缴、农村高龄补贴、农村养老保险补贴、失地老人补贴和农村贫困户、五保户老人补贴。

　　外婆属于高龄空巢老人享有政府的补贴，包括新农合免缴、农村高龄补贴、农村养老保险补贴，新农合免缴政策对于农村 70 岁以上的老人，可以免缴新农合费 200 元左右；80~99 周岁的老人享受高龄补贴，每人每月发放现金 200 元；农村养老保险就是 60 岁以上的老人，每月不用再缴纳任何养老保险费用，只需要每个月领取养老保险金。

　　这样算下来，外婆每个月能领 400 多元，平时子女也会给予赡养费。同时外婆也参保了新农合，每年上缴费用就行，其中一部分费用由村委会补贴，大约 200 元，自己交剩余的那部分，去年外婆需交 400 元左右，而上缴费用也是逐年递增的。根据外婆的情况，医疗保险最多可报销 70% 的医疗费。

　　外婆患有高血压、冠心病、脑血栓等老年人常见的疾病，平时依靠药物治疗，大部分都是遵照医嘱购买的，对于效果好的药会持续使用，但前些年老人家听信了推销购买过保健品，使用过后病情不但未减轻反而更严重了，家里人就安排外婆住院观察治疗。

　　对于高龄的农村老年人而言看病不是一件容易事，乡下没有医院，外婆所在的东剑村连卫生所都没有，每次看病都得出小岛去本岛的医院看病。随着外婆的年纪增长，行动不便，而交通不便又导致路途奔波，必须由子女车接车送才能安全到达医院。本地最好的舟山医院，尽管和外地大医院相比医疗条件差了些，但每天依旧人满为患，为了能安静地养病，外婆常去位于定海区的陆军医院看病，那里虽然地方小，医疗设备也不齐全，但是对于老年疾病的治疗也是绰绰有余，且住院的效果也不错。

　　外婆住一次院要半个多月，每一次的费用四五千元，医保能报销 60% 左右的医疗费，其他费用都由子女平摊。

　　经家里亲朋介绍，外婆都是找一位姓林的大夫看病，但有一次是另一位大夫门诊，药方与之前不尽相同，缴费时发现价格比之前要高许多，而外婆的病情诊断与之前并无不同，病情也未严重。经此之后，外婆看病只找林大夫，若林大夫不在也会根据林大夫给的药方进行补药。

外婆的病情一直依靠平时的药物治疗，有时自以为病情好转便不吃药，等身体难受时再服药，因此导致病情反复，奔往医院的次数增多。经过家人的劝导，外婆按时吃药，近两年病情得到了控制，偶尔病情不稳定会去医院检查治疗，一般都在家休养。外婆认为，政府对于农村老年人的政策还是很人性化的，大大减轻了老人和子女在医疗费用方面的负担。

最后看看中西北部地区的情况。韩城，位于陕西东部黄河西岸，关中盆地东北隅，是渭南市代管的一个县级市。康女士家住韩城桑树坪镇康岭村，与丈夫赵先生一直在家务农，主要以种植花椒树、采摘花椒成品出售为收入来源。二人养育的二子一女均已成家，家中仅剩二老相依。大儿子分家出门，负债累累，无力偿还，多数还靠老父亲帮衬；二儿子入赘出门，家庭经济情况一般。康女士常年生病，吃药看病，基本无劳动能力，家务农活全靠赵先生一人，偶尔兼职木匠做点零活补贴家用。2006年，康女士在家中劳作时身体突然不适，疼痛难忍，送医院就诊后确认是宫颈癌晚期，家里顿时慌作一团。当时医生给出了两种治疗方案：一是保守疗法，需要好几年调理，人不仅受罪，也不一定能保证疗效；二是手术治疗，见效快，但是花费高，后期需要好好恢复。赵先生选择了手术治疗，但是长期放疗造成了二次损伤，康女士的小肠发生了肠粘连，饮食受到限制。自那以后，康女士再也无力承担家里的农活了，就连家务活甚至做饭有时候都感到心有余而力不足。如今10多年过去了，随着年龄渐长，康女士身体恢复得并不好，时不时会头晕……在访谈过程中，赵先生给志愿者讲述了多年以来的求医经历和一些怪现象。自有了新农合后，村里人到医院挂号，第一件事不是问什么病，而是问是不是合作医疗（以下简称"合疗"），同一个病房合疗患者和非合疗患者是区别对待的，虽然西安各大医院合疗的报销比例为25%，但在韩城市医院报销比例高达50%，而其医疗水平明显不及大城市大医院，大家更倾向于去大医院看病，哪怕花费多一点。再就是药品价格，根据赵先生的亲身经历，这几年买药报销多了，但是药价也变高了，各个药店价格不一，农民"买药难"问题依然严重，乡村卫生院、小诊所药价高低不一，而大城市医药超市价格相差倒不大，但存在处方药会有附加"免费开方"费用。至于药品质量，一样的药名不同厂家药效相差很大，在医院里合疗用药效果缓慢，非合疗患者用药效果好，往往一个疗程不到就可以停药了。康女士几次手术经历，明显感觉到做完手术前几天药量足，三五天后药量效果就很少了，但是项目药量单价格是却一样的，几经打听才知道配药处有私自截留。说到定期检查，赵先生认为，农村人总是说"我身体没病，查什么查，白白花钱"，而且乡村医生对一些大病重病苗头把握不准，从而把一些大病拖到中晚期才发现，甚至时常发生误诊，如把典型的肺炎当普通咳嗽诊断，但大部分人对大医院里进门诊断就开各种化验单、一套检查下来得一两千元钱的做法很接受不了。与十几年前相比，现在的医疗条件确实发生了很大的变化：一是医疗设备病例的电子信息化，主治医师根据病人挂号一键提取，而不必由病人家属在各个科室之间来回跑；二是异地合疗报销手续能够即时办理，这给患者带来了很大的方便，患者在省医院出院时即可结算合疗报销费用，而不用像以前那样还需要再跑好几个部门办理，那时候报销比例低，来回路费等加起来还不够减免的，现在好多了。

◇ 因病致贫的普遍严重性与大病医保实施的重要紧迫性

中国，作为一个具有数千年文明历史的发展中大国，"扶贫""反贫困"是一项长期的具有战略性挑战的重大发展任务。根据国家统计局公布的最新数据，按现行国家农村贫困标准测算，2018 年末全国农村贫困人口 1660 万人，比上年末减少 1386 万人；贫困发生率 1.7%，比上年下降 1.4 个百分点。实施精准扶贫 6 年来，全国农村贫困人口累计减少 8239 万人，截至 2018 年末，全国农村贫困人口从 2012 年末的 9899 万人减少至 1660 万人，累计减少 8239 万人；贫困发生率从 2012 年的 10.2% 下降至 1.7%，累计下降 8.5 个百分点。从地区情况来看，据 2019 年 1 月 27 日新华社报道，作为全国脱贫攻坚主战场的贵州，2018 年减少贫困人口 148 万人，贫困发生率下降到 4.3%，14 个贫困县成功脱贫摘帽，易地扶贫搬迁入住 76.19 万人。

长期以来，由于城乡居民基本医保、大病保险、医疗救助筹资水平有限，城乡居民门诊、住院实际补偿水平还不高，而城乡居民特别是农民家庭收入水平较低，老百姓尤其是广大农村地区普通群众一旦患上大病、重病，很容易因病致贫、因病返贫，健康扶贫在减少存量和控制增量两个方面面临着巨大挑战。另据《新京报》快讯及人民网 2018 年 4 月 25 日报道：截至 2017 年底，3000 万建档立卡贫困人口未脱贫中，因病致贫返贫家庭占 40% 左右，患大病和慢性病的贫困人口占 20% 左右；患病的农村贫困人口中，15～59 岁占农村贫困人口的 40% 以上，他们基本上都是所在家庭的主要劳动力，患病不但要发生治疗费用，还会因为丧失劳动能力而直接影响创收，使家庭陷入贫病交加的境地。

针对因病致贫、因病返贫问题，国家有关部门专门开发了全国健康扶贫动态管理信息系统，将病患的个人身份、患病病种、救治医疗机构、治疗过程和效果、诊疗费用和报销等详细情况均纳入该动态系统管理，截至 2017 年底，纳入动态管理系统救治对象有 849 万人；开展分类救治、减轻就医负担，对一次性能治愈的部分大病组织力量实施集中救治，对需要长期治疗和逐步康复的疾病（如糖尿病、高血压、严重精神障碍等疾病）实行家庭医生签约服务、指导科学用药，提供个性化健康管理，截至 2017 年底，已经分类救治 420 多万名贫困患者，并进一步做出努力建立一整套针对农村贫困人口的医疗费用兜底保障机制。总之，因病致贫、大病医保、因大病慢性病意外伤残导致不能聊生的贫困户救济，是医疗民生问题及其应对之策的重中之重。我们进行的志愿者入户调查结果也显示了这一点，典型调查涉及的贫困户，特别是所有农村贫困户全都是因病致贫，在这里我们特别摘录展示几个典型个案访谈调查记录，说明当下医疗民生状况中因病致贫的普遍严重性以及大病医保实施的重要紧迫性。

　　四川省东部广安市前锋区代市镇翠屏村甘家，一家三代 5 口人，老母亲 20 年前就去世了，老父亲身体羸弱在家务农；甘某 44 岁，由于患病失去劳动能力，在家养病；妻子 43 岁，身体状况良好，在外打零工，一年下来能挣 1 万多元钱，支撑全家生活费用；女儿 19 岁，年幼辍学，现在家帮助母亲做些简单的家庭劳务；儿子 9 岁，上小学二年级。4 年前甘家被定为低保户，每月有 800 元、每年 9600 元的低保补助，加上妻子外出打工收入，每年家庭收入大概是 25000 元。但是，甘某患有心房扩大、甲亢、胃窦炎糜烂等疾病，每年要支付繁重的医疗费用，除去医疗保险能报销部分费用外，每年检查费、住院费及药物费用负担有 1 万元左右，几年前做手术时向亲戚借款 2 万元，至今无力偿还。甘某 8 年前在干农活时，突然全身无力、冒汗，晕倒在菜地里，后送到医院检查确定为甲亢，后来又相继发现心脏扩大、胃窦炎糜烂等疾病。据他自己讲述，这 8 年间多种疾病缠身，心力交瘁，身体每况愈下，其间一直在服用治疗甲亢和心脏扩大的药物，勉强能改善病情，至于胃糜烂，由于经济情况有限几乎没有服用药物。家庭参保新农合，每人 220 元/年，甘某所服用的药品中有 50% ~ 70% 在医疗保险高比例报账药品清单里，其报销比例为 95%，另外，每年都会用完医保的药品报账补贴费用 880 元（4 人），其余医药费用大部分需要自己承担。甘某非常感谢国家和政府对农村贫困人群的关心和补助，低保政策给予了他们这类家庭巨大的帮助，如果没有这些补贴，生活难以为继，但是补助比例和范围对于他这种患有多种疾病的人群来说还是偏低。到甘家访谈，志愿者亲眼看见了他们简陋到近乎赤贫的家庭环境，整个家庭被贫穷、疾病的阴影笼罩着。10 年前，甘某没有发病时，一家人其乐融融，虽然不算宽裕，但是普通家庭能拥有的一切他们家也都有；可是，贫穷和疾病犹如附骨之疽，在家庭顶梁柱上越蛀越深，导致一个本来就不富裕的家庭贫困交加，无法摆脱恶性循环。没有家族病史的甘某家还算好些，像邻家男女双方家族都患有一种或多种疾病，男方家族有肺部疾病的患病史，女方家族有肥胖病、心脏病等病史，老汉气胸肺功能衰竭（左肺已切除）、肺气肿，老婆肥胖病、心脏病、严重的胃病；大女儿丈夫患白血病 10 年前去世，小女儿在外打零工离婚 16 年，生有一儿一女全部交由老两口抚养，这样的家庭其赤贫状况、因病而不能聊生的窘况就更不用说了。

　　四川省南部的泸州市合江县龙潭村的刘家也是低保户，2 个 67 岁的老人，女儿女婿，加上 2 个上小学、幼儿园的孙子，总共 6 口人。房子是用泥土修起来的瓦房，国家补助了 2 万元按照上面的要求来修房，但一直到现在都还没有动工。全家 6 口人现在靠着女婿一个人在福建务工过活，2014 年没生二胎之前，女儿在一个厂里做财务工作，一年收入加上女婿的，除了每月还 2800 元的房贷，家里生活也还过得去，导致贫困低保的原因是女儿生二胎。由于孩子是早产儿，生下来当天就住进市第一医院，花了 2 万多元，产妇正在坐月子，只知道当时医院经常会催促着交钱，又随时要给孩子做手术，而每次都是要先交钱再做，最开始平均每天 1000 多元，后来平均费用每天降到 300 多元，就这样治疗了一个多月，孩子的体重达到 4 斤，不久因为天气转热，孩子又发烧到 40 多摄氏度，到医院后所有的检查程序又重新过了一遍，又住了 10 多天，出院时孩子依旧是病恹恹的，医生建议长期用药治疗慢慢调养。但吃药带来了副作用，情况越来越不好，一到晚上就睡不着哭闹，持续了 5 个月左右，才又带着孩子去了医院，医生建议停药，就这样来回折腾，直到 2015 年 11 月，花了 1 万多元做了手术，孩子身体开始恢复，但各项指标还是不达标。而对于母亲来说，这次孕产也将其身体拖垮，受凉后手脚发肿、身体发冷、全身疼痛，经县城各个诊所老中医诊治，拿了些中药吃，又用中药浸水擦身体，也没有什么效果，医疗费用也无法报销，钱花了不少，身体落下病根，不能见风，大夏天也得穿着棉袄，只好辞职待在家里，从此家里费用开支就全靠丈夫一人。2017 年 4 月，她的腿开始不能行走，于是去了福建骨科医院看，输液、扎针各种方法都试了无果以后，医生建议做手术，但因为钱都花在了孩子身上，没有多余的钱来做手术，也一直没有住院，治疗不断地从一家医院换到另一家医院，四处求医却没有结果，最后到浙江一家医院做了核磁共振，左腿开始肌肉萎缩，后又转回福建第一医院，病情恶化到连医院都不建议做手术了，说有可能导致半身瘫痪。2018 年 4 月，颈椎又骨质增生，耳朵也开始发痛，就到县人民医院检查，但"县城医院其实不太靠谱了"，治疗了一段时间并没有效果，有时候痛得吃饭都张不开嘴，9 月又肚子痛，去做彩超发现胆上长了异物，医生建议隔一段时间再去复查和做手术。丈夫在外工作，还有孩子需要照顾，因坐月子留下了后遗症，有时候会觉得"真受不了了"，但时间长了慢慢习惯后倒也觉得无所谓了。由于医疗报销有 3 个月的时间限制，因为生孩子那段时间一直在外地，加上自己身体不好，等到报销的时候 3 个月的期限已经过了，最后在朋友的帮助下，几经周转也只是报销了 7000 多元。这还不算完，当妻子身体慢慢好转些时，丈夫又查出了癌症，由于属于母瘤，医院不让做手术，在县人民医院治疗了一段时间，花了 6000 多元，因为没有住院所以医院不让报销；不能做手术，就一直吃止痛药，去医院检查医生只给开一定量的止痛片，找了熟人说情才不用总跑医院而得以长期吃止痛片，一直到现在也没有进行过什么治疗。在母子身上花的高额医药费已经让家人不敷出了，丈夫的癌症可谓雪上加霜，只能试着用一些偏方来治。家里人并没有全部入医保，但不管在自己和女儿、孙子治病期间报销了多少，也都是多多少少有帮助的，只是由于小县城医患关系复杂，医院要求先交钱再治病，不交完钱医院就不给治，更谈不上报销等一系列困境，使他们觉得实在无可奈何。现在，作为典型因病致贫的困难户，刘家靠着低保和微薄的劳务收入过活，挣扎着勉强度日，至于未来会是什么样子，谁也说不清楚，只能走一步算一步吧！

河北省保定市，素有"京畿重地""首都南大门"之称，其下辖曲阳县处于北京经济圈内，有 13 个乡 5 个镇；2019 年 5 月 5 日，河北省政府发出通知，正式批准曲阳县退出贫困县序列。这里，我们根据访谈报告特举文德乡 3 个有代表性的"因病致贫"户。一是杨家，老父亲 1969 年生人，2014 年 3 月因外出务工的一次意外去世；母亲 1966 年生人，患有慢性支气管炎哮喘，常年有病，一直也没参加过工作；小杨 1988 年生，也因一次车祸导致双腿失去知觉，变成残疾人，妻子 1990 生人，在一家小超市上班，每月工资也就 1500 元左右，他们有一个女儿 5 岁在上幼儿园。杨家祖孙三代原本很幸福，是一个完整的五口之家，却因父子两次意外事故因病致贫。父亲去世后，母亲靠捡垃圾、卖废品维持生计，却又因积劳成疾患上高血压、脑梗死等疾病；小杨车祸后成为残疾人，原本拮据的生活更加雪上加霜；因为时常担心家里的生计，母亲也开始出现精神问题，如今只剩下妻子守着这个风雨飘摇的家。由于家里经济来源没有着落，每年医药费开支还要上万元，只能申请低保户补助勉强维持生计。二是刘家，原本也是儿女双全的五口之家，夫妇俩有 1 个儿子、2 个女儿，女儿们后来分别远嫁江苏和上海。2014 年 5 月，老刘后背突然出现了一个小拇指大的肿块，前期没有异样感觉，后来有点隐隐作痛，便在当地一家医院做了切除手术；当时医院并没有做切片测试，只是把老刘后背的肿块当作粉刺直接切除了，也没有考虑进行别的检查，老刘自然也认为切除后就没事了，谁知几个月后高烧不退，接踵而来的是经常性头疼，当地诊所医生也按流感来治但一直没有疗效，后来孩子们不放心，意识到问题的严重性，一定要他到北京全面检查一下。儿子在北京某家医院为他预约挂到了专家号，通过全身检查最后确诊为淋巴癌，而且癌细胞已经扩散，接下来的化疗也没有得到很好的疗效。听到这些消息，老刘有些心烦意乱，放弃了治疗，觉得做各种仪器检查结果都是一样的，治疗这个病是个无底洞，哪里检查都一样，还是回家保守治疗吧。回家后兄妹几个商量后认为，虽然现在有农村合作医疗能报销一些医药费，但现在大医院医疗费用都是天价，父母也没有大病医疗保险，这样下去会拖垮整个家庭的，也就将老爹的病拖着得过且过。几年下来，每月家庭支出大大超出基本收入，家庭医药费十分繁重，靠着亲戚朋友资助才得以维持基本生活，本来家庭情况就不是很好，现在更是越来越糟糕，生活压力快压垮了这一家人。三是杨家，这是一个基于年轻自行创业谋生、经济较富裕的五口之家，老两口及儿媳妇购买了当地新农合，儿子觉得自己外出开车应酬比较多，就买了一份平安人身意外险。平日里，老两口在家种地照顾孩子，儿子儿媳在外经商。曲阳县是远近闻名的"雕刻之乡"，他们两口子靠着吃苦耐劳的精神把雕刻事业做得风生水起，甚至还出口国外。已经营有七八年了，开始两年生意不是很好，后来每年大概营业额有 2000 万元，除去家里的正常开销，每年结余不少，最近两年相对来说生意比较惨淡。可是，"天有不测风云，人有旦夕祸福"，前段时间老母亲经常感到心口疼，儿媳妇知道当地卫生院不靠谱——主要是靠"老三件"（体温计、听诊器、血压计）来进行治疗，医疗条件也是简陋，环境脏乱差秩序混乱，特别是农村诊所使用低端劣质药品很普遍，只能是看一些感冒发烧咳嗽头疼小病症——所以直接开着车很快将她带到县医院检查，结果发现肠道患有肿瘤。家里有人生了这样的大病，经济状况急转直下，本来富裕的家庭立刻蒙上一层阴影。

安徽阜阳市的小杜，38 岁，是一名大货车司机。说起来，他也算是个命大的人，连续发生 2 次车祸，第一次出车祸是在他刚生了二胎的时候，他和老爸准备年前跑完最后一趟运输线就回家过年，车里装了很多满月宴请用的烟酒，在江西高速路上因卡车爆胎而冲下了高架桥，当时他正在驾驶室后面睡觉，老爸没有得到及时救助最终因内脏出血去世，他被救出来送往医院缝了 30 多针，似乎也没有留下什么后遗症；第二次是他，因为疲劳驾驶急刹车，人从挡风玻璃处摔了出去，似乎也没有明显受伤。在农村，两次车祸都大难不死，大家都说这样的人肯定活个大岁数。他的亲戚朋友劝过他，认为跑长途车运输虽然挣钱，但相当于拿命挣钱，最好还是换个工作，但心大的他认为不碍事，而且自己除了会开车也没有其他技能。谁知，后来他觉得总头疼，有时疼到忍受不了的程度，于是他便与家人商量，把车卖掉换个工作，再不行就在镇上做个小生意，而且自己家的门面房不用花房租而且靠近镇上的中学。他就想到先去做个检查，看看头疼究竟是怎么回事，到了县医院一拍片，医生说是胶质瘤但不确定，就建议他前往上海华山医院找专家再看一下。受托于现在先进的 App，他提前在网上挂了个专家号，约好时间便紧急前往上海。顺利地看了专家号，并在给医生塞了红包后，得到了第二天进行手术的答复。手术前，他还高高兴兴地去理了个发。术后 1 个多月，全家商量决定出院转到当地的县城治疗，医疗费新农合报销后自己花了大约 13 万元；受惠于新农合，他在县城医院里可以继续看病，无论每月花费多少，只收取 3000 元。但就这样也没能延续他的生命，在确诊的 4 个月后他还是离开了人世，留下了妻儿和老母亲。他之前跑长途运输手里攒了些钱，再加上大货车卖了 14 万元，看完病后手里还剩下 19 万元左右；婆婆担心儿媳将来改嫁，软磨硬泡让儿媳翻盖房屋，最终这 19 万元都盖了房子。现在，儿媳在镇上的一家超市上班，每个月 1200 元，另外家里门面房出租 3 年 5 万多元。后来，妻子递交了贫困户申请并顺利通过，在农村，家里没有男人只剩下孤儿寡母的，大家都会同情。

日照市位于黄海之滨、山东半岛东南侧翼，下辖 2 区 2 县以及日照经济技术开发区和山海天旅游度假区，有 55 个乡镇、街道，1944 个村居，2018 年末户籍总人口306.65 万人，2018 年实现 GDP 2202.17 亿元，并入选中国城市全面小康指数前 100名。就是这样一个经济较发达的地区，农村的年轻人也多外出打工，村里剩下的大都是留守儿童和老人，"80 后"张刚夫妇就是这样一对年轻人，平时以务农为生，农闲时到南方某市打工补贴家用，把 1 岁 8 个月大的女儿托付给年迈的母亲照顾。在外打工期间，两人生活节俭，除了平时开销，每月的工资都攒了起来。2013年，妻子怀了二胎回到老家安胎，张刚一个人在外打工。2014年1月18日，小儿子出生，夫妻二人自然欢天喜地，觉得自己家庭幸福、生活很美满。可是，就在当年5月22日，在南方打工的张刚晚上睡觉突然感到左腿不会动了，立即给家人打电话，父亲连夜坐车赶到当地，马不停蹄地把张刚送到市人民医院检查治疗。经医院检查，小张左下肢动脉血栓闭塞，情况危急医生迅速安排了溶栓手术，术后两天加重，又做了小脚趾截肢手术，但病情危急陷入了昏迷；后根据医生的建议，于6月8日转到了青岛大学附属医院腔内血管外科，经专家紧急会诊后又立即做了取栓手术，连续做了3次的取栓手术后病情终于得到了控制。7月25日病情稳定后，根据医生建议出院回家休养，每3个月去复查一次，后来恢复得还不错，张刚慢慢拄着双拐可以下地走路了。但是，2019年1月23日，他的左腿又突然疼痛难忍，脚趾颜色变黑，脚面出现溃烂，住进了附属医院，经检查后发现几年前取栓的左腿血管又堵了，于是医生安排做了侧支循环手术，后期费用及抗感染治疗还需要20万元左右。2014年犯病以来家里的钱都花光了，还欠了亲朋好友十几万元的外债，妻子除了照顾丈夫儿子和女儿的生活起居，平常还会到家附近的工厂里做手工活，一天只有几十元钱，而且工作也不稳定，但这是他们一家六口唯一的收入来源。

　　从以上各地典型调查的个案情况足可以看出，由于我国的基本医疗保障制度，特别是城镇居民基本医疗保险，尤其是新型农村合作医疗（以下简称"新农合"）的保障水平还比较低，多年来因病致贫、因病返贫在全国城乡特别是贫穷落后的边远农村地区是普遍现象，城乡居民特别是农民群众对大病医疗费用负担重的反应强烈。对此，国家各级相关部门也做出过各种努力，积极推进大病医疗保险制度建设，对城乡居民因患大病发生的高额医疗费用能够兜底给予报销，使因病导致家庭财务危机者不会陷于生活绝境。

　　我们知道，基本医疗保险本质上是一种为分担疾病风险及其所带来的经济损失而建立的社会保险制度，其运作机制包括医疗保险基金的筹资、给付和支付及其监督管理，以"预防为主，确保健康"为宗旨，实行"全面参与，强制加入"的原则，根据各国国情不同，有诸如全民福利型、社会统筹型、强制储蓄型、商业主体型和社区合作型等多种多样的制度模式。其中，社区合作型医疗保险模式，又称为"基层医疗保险"或"集资医疗保障"制度，按照"风险分担，互助共济"的原则，依靠社区自己的力量在社区范围内筹集资金，用来支付作为本社区居民或农民的参保人及其家庭的医疗、预防、保健等服务费用。中国的农村合作医疗制度就是这种医保模式的典型代表。历史上，虽然各地农村合作医疗名称叫法不一，有"农村合作医疗""农村合作医疗保险""农村风险合作医疗""农村住院医疗保险""农民健康保险""卫生保险""农村医疗保险合作制"等，但基本操作思路大致是相同的，即农民个人和农村集体定期交纳保险费之后，领取医疗证到指定的医疗机构就医，按一定的医疗基金补偿部分医疗费用。其基本特点是：合作医疗机构的财产为集体财产；医生和卫生人员的劳动报酬由集体经济支付；治疗费用由农民个人和集体公益金共同负担，负担比例根据集体经济的发展状况而定。最早具有保险性质的农村合作医疗，是在农业合作化运动高潮中正式出现的。在乡政府的领导下合作集资建保健站，就地土法上马培训"赤脚医生"，建立一种叫作"合医合防不合药"的农村合作医疗保险制度，后来因得到中央政府的肯定和支持，逐渐在全国推广开来，到 1980 年 90% 以上的行政村都实行了这种合作医疗制度。但是，这种合作医疗只能对常见多发病给予一定的经济照顾，而对于疑难重病却无能为力；特别是发展到后期，一些农村违背"自愿互利，互助互济"原则将合作医疗搞成强制性的"政治运动"，加上合作医疗基金缺乏有效管理、少数干部以权谋私，群众实际上没能从中得到多大的实惠。改革开放后，随着农村集体经济体制瓦解，原来的合作医疗制度也分崩离析，直到 20 世纪 90 年代初中央再次提出要稳定推行合作医疗保健制度后，各地农村才又开始新的探索和试点。

21 世纪以来，各地在医改实践中，除了普遍存在的"小病福利型"合作医疗模式，一些地区也试探过"大病统筹型"合作医疗模式。其特点是：集中统筹资金对因病遭受重大损失、面临赤贫危险的农民给予资助，即"保大不保小"；投保者按期定额缴纳保险费，在遇到大病、重病需支付较多医疗费时能得到一定的经济补偿；其基金数额按照"以支定收"的原则确定，参加者每人每年缴一定金额的合作医疗保险费，个人和集体经济组织共同筹集，分担比例根据集体经济和农民收入情况而定。例如，安徽试点村的做法是：由村委会和乡镇政府负责征收大病风险基金，个人每年缴纳 5 元钱，村委会和乡镇财政分别按每人每年 1 元给予补助，基金支出结构为 10% 预防保健、85% 缴款者大病补偿和 5% 管理经费，一次就诊费用在 1000 元以上的大病报销费用为 15%，特困户报销的起点降为 500 元，报销的封顶线为 1500 元。[①] 但这种大病保险比例仅占 15%，而且上有很低限额封顶线的所谓"大病医保"，其实际效果非常有限，根本"保"不了"大病"。

为此，2012 年 8 月 24 日，国家发展和改革委、卫计委、财政部、人社部、民政部、保险监督管理委员会等六部委发布《关于开展城乡居民大病保险工作的指导意见》，明确针对城镇居民医保、新农合参保（合）人大病负担重的情况，提出要引入市场机制建立大病保险制度，要求各地从城镇居民医保基金、新农合基金中划出一定比例或额度作为大病保险资金，城镇居民医保和新农合基金有结余的地区利用结余筹集大病保险资金，结余不足或没有结余的地区在城镇居民医保、新农合年度提高筹资时统筹解决资金来源，逐步完善城镇居民医保、新农合多渠道筹资机制，并要求大病医保报销比例不低于 50%。于是，从 2013 年开始，我国农村医疗保障重点将向大病转移，肺癌、胃癌等 20 种疾病全部纳入大病保障范畴，大病患者住院费用实际报销

---

① 朱玲. 谁来为农民看病吃药提供社会保障[J]. 瞭望,2000(16).

比例不低于70%，最高可达到90%。2015年7月22日，国务院总理李克强主持召开国务院常务会议，决定推广随机抽查机制，以创新事中、事后监管营造公平的市场环境；确定全面实施城乡居民大病保险，更好地守护困难群众生命健康，要求2015年底前使大病保险覆盖所有城乡居民基本医保参保人，对参保大病患者需个人负担的医疗费用给予保障，2015年支付比例达到50%以上，今后还要逐步提高，有效减轻大病患者就医负担，到2017年建立起比较完善的大病保险制度。

2019年5月10日，国家卫生健康委员会发布通知，将农村贫困人口大病专项救治病种数量增加到25种，包括儿童先心病、儿童白血病、胃癌、食道癌、结肠癌、直肠癌、终末期肾病、肺癌、肝癌、乳腺癌、宫颈癌、急性心肌梗死、白内障、尘肺、神经母细胞瘤、儿童淋巴瘤、骨肉瘤、血友病、地中海贫血、唇腭裂、尿道下裂、耐多药结核病（新增）、脑卒中（新增）、慢性阻塞性肺气肿（新增）、艾滋病机会感染（新增）。该通知要求各地在前期工作的基础上结合病种调整情况，按照"分级分类、保证质量、方便患者、管理规范"的原则，合理确定定点医院；各地要积极推进临床路径管理，根据国家卫生健康委员会印发的有关病种诊疗规范、临床路径、技术操作规程等，制定具体的临床路径和诊疗管理方案；要减轻大病医疗费用负担，科学控制医疗费用不合理增长，在保障医疗质量安全的前提下，按照"保基本、兜底线"的原则，优先选择基本医保目录内安全有效、经济适宜的诊疗技术和药品、耗材等，科学测算相关病种费用实施综合保障，积极落实全面推进城乡基本医保制度整合要求，公平普惠提升城乡居民医保待遇；此外，大病保险要加大倾斜支持力度，对特殊困难的救治对象进一步实施倾斜救助，推进完善"一站式"结算制度，整合基本医保、大病保险、医疗救助、疾病应急救助、扶贫基金、财政基金及慈善救助等保障制度，逐步实现信息互联、互通，进一步推进县域内住院"先诊疗、后付费"，有条件的地方要实行省域内"先诊疗、后付费"。①

但是，这种通过政府主导"引入市场机制"建立起来的"大病保险制度"，与国家应该兜底提供"危机救助"性质的公共保障体系在目标主旨和实际功能上是两码事，对于那些赤贫地区陷于因病致贫、因病返贫绝境的贫困家庭来说，可谓杯水车薪，不能解决根本问题。

随着移动互联网技术的快速发展，基于底层广大民众强大而紧迫的"大病保障"需求，各种低门槛"大病众筹平台"如雨后春笋般纷纷出现，其中最引人注目的就"水滴筹"。"水滴筹"是由北京纵情向前科技有限公司于2016年6月创立的一款国内免费大病社交筹款工具，它是中国网络大病筹款0手续费的开创者，主要功能以大病筹款为主，延伸服务包括梦想筹款和水滴集市，并累积获得腾讯、美团点评、蓝驰

---

① 国家卫生健康委员会，http：//www.nhc.gov.cn/yzygj/s3594/201905/cqfab5934ae64698 bd264568ff40b70b. shtml.

创投、高榕资本、创新工场、IDG 资本、真格基金等 2.1 亿元投资，估值近 10 亿元。我们这次志愿者入户调查 50 多个贫困户，其中就有 3 家因病致贫户借助 "水滴筹" 平台迅速筹集到救命资金达数十万元。此外，还有诸如 "轻松筹" "爱心筹" "善友筹" "轻众筹" "腾讯乐捐" "京东轻众筹" 等免费大病众筹平台。这些门槛低、会员规模庞大的免费大病众筹平台，对于农村特贫人群大病救助确实起到了 "及时雨" 效果的兜底保障功能，具有广阔的拓展空间和市场前景。

但是，对于客户来说是低门槛、零费用的大病统筹平台，对于捐款者和运营者来说却因为信息不对称、用户信息审查不严而存在 "炒作诈捐" 的信誉风险及突发痛点。对于像 "水滴筹" 这样过亿量级规模的大病众筹平台来说，一个看似微小的疏漏、偶发的小概率事件往往会产生很大的 "蝴蝶效应"，极有可能一夜之间将整个平台毁掉。例如，继 2016 年 "罗一笑事件"[1] 后，2019 年 5 月又在 "水滴筹" 平台上发生了 "吴帅众筹百万事件"，导致互联网大病众筹平台再次遭遇信任危机。[2]

可以肯定的是，这样的众筹平台如果一直回避搁置 "审查不力" 及其由此带来的潜在危机，一而再、再而三地对品牌社会信用及稀缺爱心不断透支耗损，必然会让平台上真正陷入大病困局的患者筹不到救命钱而延误最佳医治时机，众筹平台所谓 "保障亿万家庭" 的 "初心" 最后也将变异成人亡家破者血痕累累的 "伤心"。

◇　医患双方两无奈供求矛盾与过度医疗低效健康悖论

从患者的角度来看，日常到医院尤其是到人满为患的大医院 "看病难、看病贵" 是普遍感受，而从医生的角度来看，尤其是对像高先生一样在三甲医院门诊急诊科从

---

　　① 2016 年 11 月底，一篇名为《罗一笑，你给我站住》的文章刷爆了朋友圈，该文出自深圳某杂志社主编罗尔之手。2016 年 9 月 8 日，他 5 岁的女儿罗一笑查出白血病，罗尔开始在微信公众号上记录一家人与白血病 "战斗" 的历程。文章发到朋友圈后，赞赏金也收获颇丰，大家慷慨解囊，为罗一笑最初的医疗费提供了保证，到 9 月 21 日，关于罗一笑的几篇文章赞赏金已达 32800 元。2016 年 11 月 30 日早上 7 点 50 分，该微信公众号发布最新文章，罗尔在文中表示——感谢朋友们对小女罗一笑的关爱和支持，到目前为止，笑笑所需要的医疗费已经足够，请停止公众号赞赏及其他捐助，为笑笑祝福。此前，在罗尔的微信公众号中，提到他曾与朋友讨论如何为笑笑筹集医疗费。"我们商量的结果是，由侠风整合我为笑笑写的系列文章，在 '小铜人' 的公众号 'P2P 观察' 里推送，读者每转发一次，'小铜人' 给笑笑 1 元钱，文章同时开设赞赏功能，赞赏金全部归笑笑"。这一做法被指有营销人与出版人联袂 "炒作" 嫌疑。因此，记者随即致电深圳市小铜人金融服务有限公司，相关负责人回应：据不完全统计，仅 30 日凌晨腾讯开通的捐款通道，已收到捐赠 200 余万元；按照小铜人金服承诺，将实现 50 万元的捐赠。该公司负责人表示 "近日我们会对外公布捐款明细等内容……目前深圳市民政部门已经介入，共同监督这笔善款的使用。" 但记者致电该公司所在的福田区民政局，工作人员表示目前尚不知道此事。在人们为此事唾沫星四溅的争吵声中，可怜的小女孩终于没能挺过平安夜，从查出白血病到 2016 年 12 月 24 日凌晨抢救无效离世，她与病魔战斗了 107 天，在这个世界上共生活了 6 年。

　　② 邓舒夏. 大病众筹会成为下一个 "网络诈骗" 工具吗？［N］. 第一财经，2019 – 05 – 15.

业 10 多年的一线执业医师来说，每天面对各种各样病人的"不信任"乃至不可理喻的行为，往往也有说不出的酸甜苦辣滋味；两相对照，往往更能够凸显当下"医患双方两无奈"的供求矛盾和冲突。现征得作者授权，将全文录于此处供读者参阅。[1]

想了很久，还是决定把我的经历写下来，希望更多的人不仅能学习掌握一些疾病医学常识，还能看到医生背后的心酸。我是北京大学第一医院密云医院急诊科医生高巍，这两个故事让我刻骨铭心。

故事一

那是一个冬天，那天我是急诊夜班，医院的急诊室无论多晚都是人来人往。

后半夜，来了一个和男朋友吵架割腕的女孩，伤口并不是很深。女孩脾气不小，摔了手机，割了自己的手腕。所幸，伤得不深，处理伤口后，坐在我诊室的门口等待破伤风皮试结果。女孩不停地责骂着她的男朋友。说实话，我心里很是厌恶这样的病人，拿自己的身体去要挟。

这时，一位老大娘扶着她的老伴走进了我的诊室。

老大爷 70 多岁，身体很消瘦，脸上的皱纹如同刀子刻过一般，他弯着腰，手捂着肚子，表情很痛苦。

我示意老大爷躺在检查床上。那几天北京下雪了，老大爷穿得很多，衣服很旧，一层又一层，腰上缠着一条红绳当作腰带。

板状腹、全腹压痛、反跳痛、肌紧张，结合老人自述的长年胃病史和现病史，我心里给出了初步的诊断：消化道穿孔。

我边开着检查和术前准备边善意地"责怪"着："您昨天就开始疼了，为什么不早点来啊，您现在的症状初步考虑是消化道的穿孔，需要检查明确后手术治疗的。"

"别吃别喝，快去做下检查吧。"我把一些检查的单子递给了老太太。

接过检查单的手很粗糙，老两口互相搀扶着走出了诊室。

很快，两位老人又回来了。

"大夫，能不能少开点检查？我们没钱。"老太太的声音很小，说出的话小心翼翼的，似乎怕引起我的不满。一旁的大爷捂着肚子蹲在地上。

我努力地讲述着为什么要做这些检查，而且很肯定地告诉他们，这个病是需要手术治疗的。

其实，当看到老两口的时候我就已经动了恻隐之心，把能住院后的检查留给了病房大夫，因为住院后的报销比例会高一些。

但是最终，我没能说服他们，他们只是要求照一个"立位腹平片"。

① 魏子《如果不是北大医院医生主动曝光,你永远无法看到这一幕!》,"三甲传真"微信公众号,2019 年 4 月 20 日。

我让护士陪同着一起去检查，我给病房的普外科兄弟打电话陈述刚才的经过，病房的兄弟也同意腹平片的结果出来后，如果有膈下游离气可以先办住院，然后加急完善术前检查及术前准备。

结果回来了，和我的初步诊断一样：上消化道穿孔。

"大爷，住院吧，您这个病肯定是需要手术的。"我开着住院条对他们说道。

"吃点药行吗？"大爷强忍着疼问。

"肯定不行，您这个病必须是手术治疗的。"我不停地用最简单的话掰开揉碎了进行解释劝说，但是我感觉老两口根本没有听我所说的话。

"不治了，回家吧！"老头对老伴说。

当时的我真的是很震惊，"大爷，不行，您的病不治会要命的。"我甚至是在"吼"他。

这时，门口之前那位因和男朋友吵架割腕的女孩也凑过来看"热闹"。

"我们哪儿有钱做手术啊，家里还有一个瘫在炕上的傻儿子，每个月就是靠国家补助的几百块钱，我也想给老伴做手术，但是家里真的拿不出钱来。"老大娘看着蹲在地上的大爷，眼泪在眼眶里打转。

"住院能报销，比例很高的，您现在没带多少钱也没关系，先住院做手术，然后再补交都可以的。"我甚至比他们都着急："不做手术肯定是不行的，会要命的。"

经过短暂的沉默，老大爷有力地说了一句话："不了，不治了，钱迟早是要还的，我们还不起，把剩下的钱留给儿子他们娘儿俩吧！"大爷的话说得很有力，但声音却有些颤抖。

"我给您出钱，您先治病，我不用您还。"朋友们，这句话并不是我说的，是在一边"看热闹"的那个女孩说出的。我再次被震惊了，瞬间我觉得她好有勇气，瞬间我觉得她好可爱。

女孩的男朋友站起来，我也站了起来。

"我们给您交钱做手术，您出院后再把报销回来的钱给我们就行，报销不了的那部分钱不用您还了。"小姑娘蹲下身对大爷说，她的眼神很真诚。

当时我的心里真的无法用语言形容，就在那一刻我感到人世间充满了爱！

"大爷，您等等，我去打个电话向领导请示一下。"我对大爷说。

我去抢救室拨通了医院总值班的电话，在院领导和病房大夫的协商下，决定暂欠所有费用，先手术治病，事后医院和民政部门再协商解决费用问题。

我拿着胃肠减压管满心欢喜地回到诊室，可是却找不到老两口了。

"人呢？"我问刚才那对小情侣。

女孩很开心地说："回家了，说回去跟亲戚借钱，一会儿就回来了。大夫，给您留个我的电话，他们要是回来没借到钱，您先给做手术，我给他们补上。"

我没有说什么，快步走出急诊门口，风很大，雨夹着雪，好冷。

我又在医院的院子和大门口找了半天，也没有发现这对老人的身影。

回到诊室后，我没有对那个女孩说太多，只是叮嘱她伤口注意事项和以后别再做这种傻事了。

女孩打完破伤风，他们也和好了，很开心地离开了，走前还没忘记让我记好她的电话号码。

可是我的内心却如同刀割一般，我感觉两位老人不是去向亲戚借钱的，而是不会再回来了。我恨我自己，但我又不能去责怪这个女孩。

我疯狂地查找老大爷的诊疗信息，上面没有地址、没有电话。我甚至报了警，但是重名太多，短时间内根本联系不到。

几天后的一个夜班，我看到 120 送来一个病人，长期卧床的患者，呼吸困难，陪着来的是病人的母亲——那天的老大娘。只有大娘一个人，没有看到大爷的身影……大爷已经永远不在了。

我远远地看着她，心好疼。后来有一次我和朋友吃饭，提起了这件事，酒桌上的我哭了。

故事二

夜班，和平时一样，我被各种外伤、腹痛的病人包围着，被堵在诊室的我有点喘不上气来，不过这些我早已习惯。

后面有两个年轻女性吵了起来，具体原因不太清楚，大概是因为排队的问题。

没办法，我已经很努力地在加快速度了。

"大夫，快给我看看，头磕破流血了，您快点……"

"大夫，我弟弟被打伤头了，您快点，他难受……"

"大夫，我爱人让车给撞倒了，全身不舒服……"

"大夫，我肚子疼，您先给我查查……"

"大夫，放射科、B 超室在哪儿……"

"大夫，您给我开个检查……"

"大夫，厕所在哪儿……"

"大夫……大夫……大夫……"

急诊医生基本上可以做到一心多用，在此起彼伏的呼唤声中大脑已经经过了层层排查，反馈给我的信息为目前没有重病人。

但下意识地我站了起来，看了看门外，想再确定一下。忽然我发现在门外的一个角落里，平车上坐着一个病人，家属正用卫生纸捂住她的头，纸已经被浸成了血红色，我和家属的目光交汇，我看得出他的焦急。

我起身走出门外，直觉告诉我，这个病人有问题。

"大夫，你怎么不按顺序看病……"

"大夫，我头也磕了个包……"

"大夫，先给我看……"

走近了，我发现，压住患者伤口的卫生纸已经完全被浸透，血还在一滴一滴地往下流着。

"年纪？"

"93岁。"家属说。

"怎么伤的？"

"腿脚不利索，自己摔倒了。"家属答。

当我揭开伤口上血红色卫生纸的时候，血呼地涌了出来——大面积的头皮撕脱伤，伤口长约12cm，（不要问我为什么这么快能计算出伤口长度，每个外科大夫的手都是一把尺子，一个手指直径多少，一个手掌宽多少，我的分别为1cm和7.5cm），伤口呈弧形，因为伤者高龄，皮肤松弛，皮肤撕开的面积大，已经能看到白白的颅骨了。

这时我忽然发现刚才还在催促我的那些患者，都立马安静了下来。

我迅速还原撕脱的头皮，多块纱布、弹力绷带包扎压迫止血，送至抢救室测量生命体征，开放静脉通道……

还好生命体征平稳，一般情况尚可。这时我才注意到来的有4位家属，一男三女——儿子、闺女、儿媳、妹妹，最小的看着也有60多岁了，都是双手粗糙，满脸皱纹，一看就是朴实的老农民。再看那位93岁的老太太，右颈部碗口大小的疱疹脓疮，疙疙瘩瘩的，就像蟾蜍的毒腺。

"先照个头的CT吧，现在伤口已经不出血了，排除一下颅内有没有损伤。"我把检查单递给了家属。

"大夫，这个多少钱？"老太太的儿子有些犹豫。

我的心里立刻明白了什么。

"照一个吧，现在检查的费用都便宜了，必须要先排除一下，如果脑袋里面有损伤会出现大问题的。"我努力地去缓解家属的顾虑。

儿子看了看他老妈，又看了看那三个女家属，去交费了。

回到诊室后，我发现刚才的病人都安静了，真的没有一个人再催促和抱怨了，可能心里都多少有了一些自嘲，有几个病人还关心地问起那位老太太的伤情。

诊室的病人少了，很快老太太检查回来了。结果很好，颅内并没有出现损伤。

"住院吧，老太太的伤比较重，年纪也大了，住院能恢复得快一点，也能降低并发症的出现。"我给出了建议。

其实当我说出这句话的时候，我已经能猜到家属的回答，我能感觉到他们很孝顺，不是那种有钱不愿意给老人治病的家属。

"大夫，我们不住院，我们家里穷，没钱，您给我老妈上点止血药吧。"家属说。

我注意到那三位女家属都默默低着头，我知道他们是真的掏不出钱来。我当然还是建议老太太住院，就努力对他们讲解为什么要伤者住院，并告诉他们住院有很高的报销比例。有一刻，我看到了老太太儿子的目光亮了一下，但当我很保守地说出住院押金时，那期待的目光忽然又黯淡了下来。

"大夫，我们还是不住院了，您就帮帮我们吧，这是我们剩的钱，一共不到600块，都交给您，您帮帮忙吧。"大儿子用哀求的眼光看着我继续说，"我们相信您。"

93岁的老太太似乎感觉到了什么，一直在摆手，要回家。

"用不了这么多钱，我给您缝合伤口。"说出这话的时候，我忽然又有点后悔了。

"谢谢您，谢谢您，真是麻烦您了，给您添麻烦了。"这次是儿子和三个女家属一起回答我的，我看到儿子笑了，快70岁的老爷子笑得跟个孩子一样。

我哪里还有退缩的理由呢？

"但是，"我补充道，"缝合完伤口，让老太太在急诊室观察一个晚上吧。"

我本以为家属会爽快地答应。

"我们还是回去吧，家离得远。"儿子有些支支吾吾。

"一个晚上没有多少钱，您的钱够用。"我知道他们可能是怕负担不起费用，于是赶紧补充说。

经过四个家属的短暂商量，他们还是决定要回家。

我交代好了病情和一些可能出现的后果，家属表示都理解，并签了字。

600元钱，缝合伤口，伤口为撕脱伤，长约12cm，活动性出血，麻药，口服抗生素，止血药，破伤风，一共下来多少钱？

我承认，我把手术费收到了最低，我把所有术中用来止血的用品全改成了自己结扎止血，因为缝合线是不收取费用的。

手术室里，当我打开伤口的一瞬间，护士用诧异的眼光看着我，我知道她想说这种伤口怎么不住院处理，但当她看到老太太那期盼的眼神、刀刻般的皱纹和那颈部巨大的疱疹脓疮时，她明白了一切。

手术很快地在进行着。为了减少出血，我们加快速度，并没有慌乱，但我还是不小心被缝合针扎到了手。手术结束，我可爱的护士妹妹告诉我，她晚上没有吃饭，刚才有些晕台了。

手术门开的一瞬间，四位家属全部从椅子上站了起来，那种感激没有经历过你永远也感受不到。

那会儿的我就盼着老太太破伤风千万别过敏，因为免皮试的破伤风费用很高。半小时后，皮试结果为阴性，我松了口气。

"留观一晚上，观察观察，明天早上再回去吧。"我再次建议，"这么晚了回去也不方便啊。"

"不了大夫，谢谢您，我开农用车来的，家远，还是回去吧，您放心，老太太有什么事我们都不会怪您的，我们一家子都谢谢您，给您添麻烦了。"儿子满脸感激。

这时候我忽然意识到，老太太为什么披着军大衣，裹着厚厚的被子。

电视剧《急诊科医生》里第一集，当江晓琪看到何建一处理一个手外伤的病人时，指责何建一的做法不对，何建一建议对受伤的手指直接截指，因为他看到的是伤者为农民工，接断指费用高、成活率低，有可能最后花了钱没有保住手指还是要截指，而刚从美国回来的江晓琪建议还是要尝试手术接指，原因是哪怕有一线机会也要保住手指，因为伤者是家里的顶梁柱、是家里的唯一经济来源。其实他们的建议都是好的，但最后还是要看病人自己的决定。

就像今天的老太太，我已经告知了一切可能，然后我尊重家属的决定。

我在想着这些的时候，门被轻轻推开了，刚刚出去的老人的儿子又进来了："大夫谢谢您，我们一家子感谢您，我知道您给我们省了不少钱，给您添麻烦了，我们打完针这就回去了，谢谢您！"

受伤的老太太93岁，几个家属都在70岁左右，从来看病到回家，一直"您您"地称呼我，当诊室里满是病人的时候，他们从没有大声吵过，从没催过、埋怨过。

他们的日子过得虽然贫苦，但他们有着一颗善良的心。

"等等。"我叫回了老太太的儿子对他说："我给您写一个注意事项吧。"

我拿出一张纸来，内容大概如下：

1. 明天来换药，因为伤口是撕脱伤，我放置了引流条，回家后如果伤口纱布有少量的渗血不用害怕，属于正常现象，明天一定要来换药。

2. 换药的大夫会根据伤口引流的多少来决定拔引流的时间和下次换药的时间。

3. 正常情况下1周拆线，老太太年纪大，可以10天左右拆线。

4. 伤口不可以着水。明天老太太眼皮可能会肿，不用怕，属于正常情况。

5. 发现老太太精神状况有什么不好的立刻来医院。

6. 有问题随时可以给我打电话，电话号码：×××××××××××。

我写得很工整、很用力！

我把纸递给了老太太的儿子，他竟然当着我的面读了一遍，然后弯下身子冲着我鞠了一躬，就那么弯着身子，慢慢地退出了我的诊室。

想必，像高先生这样有爱心、对病人细心周到的好大夫，在三甲医院应该不在少数，但为什么到大医院看病，医生脸难看、挂号看病多费周折、医药费贵得高不可攀会成为城乡普通百姓极为常态的刻板印象，以至于不到万不得已才到医院急诊的病患者都如高先生描述的那样"能躲就躲、能逃就逃"呢？要想回答这个问题，需要上升到宏观层面、从"医疗健康经济及过度医疗低效悖论"的角度找原因。虽然有相当多的研究文献证明，健康投资具有重要的社会经济意义，但医学史方面的实证数据却显示健康投入与产出之间的关系有些不相关。这里有两个基本史实与人们的经验感觉不符：一是在前现代社会（20世纪以前），尽管医学临床治疗技术在不断进步，但医疗保健对于降低人口死亡率所起的作用却微乎其微，甚至可以忽略不计；二是在现代社会（20 世纪以来），尽管医疗保健费用一直在快速攀升，但其边际贡献却很小，且越来越小甚至为负值。这就是所谓的"健康经济悖论"现象。①

　　大量医学史研究文献证明：20 世纪以前，鼠疫、结核、天花、肺炎、流感、痢疾、霍乱、腹泻等传染性疾病是危害人类健康的元凶，但这些疾病引起的人口死亡率在 20 世纪初大都已经下降到相当低的水平，而医学上对于这些疾病的有效预防技术和治疗方法大都是在 20 世纪以后才出现的，也就是说，这些有效治疗方法通常是在人口死亡率大幅下降以后才出现的。在现代医学出现之前，欧美国家通过创造清洁环境、改善饮食卫生条件，大幅降低了斑疹伤寒、结核、猩红热、麻疹和霍乱等烈性传染病的死亡率。20 世纪上半叶发明氯霉素、青霉素、雷米封和麻疹接种疫苗之前，美国猩红热、伤寒、肺结核和麻疹等 4 种常见传染病的死亡率就已经下降到很低的水平。婴儿死亡率和产妇死亡率的下降也主要是通过加强母亲营养和改善喂养护理条件来实现的，与产科技术没有太大的关系。甚至有研究者认为，在传统社会中，公共卫生对于健康改善、死亡率下降的影响作用要大大小于饮食营养改善所起的作用。② 总之，"19 世纪末以来，通过水和食物传播疾病的死亡率迅速下降与医疗干预之间几乎没有什么关系。"③ 例如，从美国医疗费用总支出在 GDP 中所占的比重来看，从 1960 年的 5.1% 提高到 1990 年的 12.2%，20 世纪 90 年代基本稳定在 13.5% 左右；但是，从卫生保健对健康的边际效益来看，有数据显示，几乎处于"曲线的平坦部分"，健康的卫生保健支出弹性（健康变化百分比/卫生保健支出增加百分比）很小，根据美国 1969—1998 年公布的有关研究数据，在 0.2 ~ 0.7，最近研究发现其弹性围绕 0.1 小幅波动。④

　　在世纪之交，伴随着工业化、现代化转型带来的环境污染等因素，原来已经灭绝多年的传染性疾病又死灰复燃，在部分地区呈蔓延之势，同时新细菌病毒也在不断涌现，给人类健康造成令人恐慌的新威胁；在中国，已经消失多年的血吸虫病等传染性疾病，近年来又在部分地区流行开来。近 30 年来，艾滋病、埃博拉出血热、新型霍乱弧菌、疯牛病、SARS、禽流感等数十种新型传染性疾病相继出现，一波又一波地轮番冲击和威胁着人类的健康生活，特别是 2002 年末到 2003 年春流行的 SARS 给人们造成的震撼真可用"人心惶惶、惊心动魄"来形容，并给社会经济的正常发展带来了巨大的负面影响和损失。

　　此外，伴随着社会经济发展、科学技术进步和人们生活水平的提高，一些"福利病""富贵病"及心理疾病或社会性精神疾患越来越多，营养保健品和医疗药物滥用等给人们健康带来的副作用或损害越来越普遍，诸如保健补品造成营养成分流失、

————————

　　①　李宝元. 人本发展经济学［M］. 北京:经济科学出版社,2006:294 – 296.
　　②　富兰德,等. 卫生经济学(中译本)［M］. 北京:中国人民大学出版社,2004:107 – 111.
　　③　Mckeown,Thomas. The Role of Medicine［M］. Oxford,U. K. ;Blackwell,1979.
　　④　富兰德,等. 卫生经济学(中译本)［M］. 北京:中国人民大学出版社,2004:113 – 114.

手术治疗造成的医疗事故、美容招致毁容等，近年来已成常见事。

其实，"健康经济悖论"现象并不悖理，它只不过是遵守边际收益递减定律的一般生产函数曲线，是在影响因素复杂多元的健康生产情形下的极端表现。健康总量曲线呈凹向横轴变动，意味着随着健康产业规模的扩大，其投入要素的边际产量或收益是递减的。人的健康状况，除了与临床医疗技术水平直接相关，还受遗传基因、自然地理环境、饮食质量或营养状况、生活方式或习惯等复杂因素的影响；而且，前者（患病治疗）是果，后者是因，临床医疗服务对维持健康的主要作用只是在患病以后所采取的一种应急性的被动补救措施，而遗传基因、自然地理环境、饮食质量或营养状况、生活方式或习惯等才是决定和影响健康状况的根本原因。所以，只专注于治疗躯体疾病的传统西方医学自然有其天然的局限性，它仅将人体看作是一台机器，而疾病是这台机器的故障，医生的职责就是修理这台机器，这使得医学技术陷入细枝末节、本末倒置的泥潭而不能有效发挥作用。在传统社会，由于社会经济发展水平所限，大规模传染性疾病流行，危害人们的健康，在这种情况下，医疗保健对于降低人口死亡率所起的作用，自然是微乎其微甚至可以忽略不计；而在现代社会，更为复杂多变的社会经济文化因素耦合作用，从而导致健康问题日益突出，在这种情况下，仍然将相当多的资源分配或浪费到"治标难治本"的医疗技术性服务方面，结果必然导致医疗费用快速攀升、人们不堪重负的同时，其边际贡献越来越小甚至为负值的尴尬境况。可见，将这种现象说成是"健康经济悖论"有些不恰当，确切地说，应该是一种"（唯）医疗技术悖论"或"过度医疗悖论"，或者是"过度医疗低效健康悖论"。

在我们所进行的志愿者入户典型调查报告中，当事人主诉及案情描述涉及的病患症状，涉及车祸5例、意外伤3例、白癜风等皮肤病4例、哮喘等支气管病4例、高血脂2例、高血压15例、脑血管缺血性疾病（脑血栓、脑出血、脑梗、中风）18例、糖尿病（含低血糖1例）9例、肝胆肾肺病11例、肝病2例、胆结石3例、肾病5例、肺病1例、肠胃病9例、风湿病（关节炎）4例、各类癌症（乳腺癌、食道癌、骨癌、肺癌、胰头癌、肝癌、宫颈癌、血癌）22例、艾滋病2例、腰椎颈椎病13例、老年痴呆1例、癫痫1例、小儿麻痹症3例，大致归纳起来，其频次分布情况见图3-1。因此，关于"过度医疗低效健康悖论"，或许可在非统计学意义上给出一个注脚。

据大数据统计分析，导致癌症的主要原因不是遗传基因而是后天环境及生活方式。美国癌症学会官方期刊发表的《2018年全球癌症统计数据》报告显示：全世界185个国家36种癌症、1810万癌症新发病例、960万癌症死亡病例的发病率和死亡率，亚洲癌症发病率将近50%、死亡率将近60%，均排在了全球第一位；而中国的癌症发病率、死亡率均为全球第一，在1810万新增癌症病例中占380.4万例，在960万癌症死亡病例中占229.6万例，也就是说，全球每新增的100个癌症患者中就有21

个中国人，平均每分钟有 7 个人确诊癌症，每分钟就有将近 5 人死于癌症，发病率由高到低依次是肺癌、乳腺癌、胃癌、结肠癌、肝癌、食道癌、甲状腺癌、宫颈癌、脑癌胰腺癌。① 这与老百姓的经验感觉是一致的，多种内外在环境恶化、不良生活方式导致人体基因突变和"免疫逃逸"。

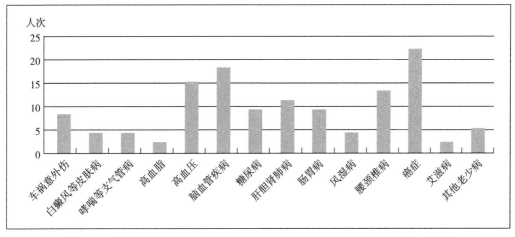

图 3 - 1 典型调查报告当事人主诉及案情描述涉及的病患症状频次分布情况

关于过度医疗问题，国内外学者早有关注。例如，2005 年德国学者尤格·布莱克（Heillose Medezin）撰写出版的《无效的医疗》，运用大量事实和案例揭露了西方医疗界的阴暗面，告诉人们医疗界医生给病人用药、诊断和治疗的常态，往往不是医学科技的合理性，而是行业既得利益链条以及忙乱状态下造成的疏忽大意乃至误诊误治；当医生生病的时候，他们常常拒绝服用自己开给普通人的药，或者拒绝接受自己劝病人们动的手术。医疗领域在某种程度上存在由于信息不对称造成的欺骗性，其根源除了基于缺乏制衡监管的医药相关行业利益驱动，普通大众缺乏医疗知识而迷信盲从现代医疗技术也是重要原因。②

布莱克声明，他当然知道医疗的好处，对此也有需求；但是因为有好处而对坏处视而不见是不对的，他在该书中所呈现的结论主要得自医生职业本身，其主要观点就是：假使医学能够克服其缺陷，让人们能够以更合乎实际的观点来看医学，是有利于医疗事业进步的；其实，在许多情况下，每个人为自己健康所做的事比现代医学所能提供的还要多；尤其是老龄化社会的来临，迫使我们不得不在运用医疗资源时保持谨慎，医疗资源的有效配置并不需要这么"你争我夺"的。全世界 25000 种医学刊物，

---

① 2018 全球癌症数据发布：经济越发达越容易患病［EB/OL］. 中国新闻网, http://www. chinanews. com/gj/2018/10-12/8648093. shtml, ［2019 - 01 - 12］. 凤凰网资讯, http://news. ifeng. com/a/20190110/60230824_0. shtml.

② ［德］尤格·布莱克（Jörg Blech）. 无效的医疗：手术刀下的谎言和药瓶里的欺骗（中译本）［M］. 北京：北京师范大学出版社, 2007. 作者从事医疗学术编辑工作 20 余年, 1999 年起任职于《明镜》周刊, 其作的《发明疾病的人》曾连续 40 周登上该刊畅销书排行榜。

每年发表 200 万篇医学论文，但其中 70% 的研究结果都不公之于众——因为这些论文反映的是现代医疗的负面效果及弊端，这是医疗界的"雷区"，一旦公布，对医疗机构就非常不利。在患者漫长的治疗过程中，很难判断疾病的治愈究竟是成堆药品和大量外科手术的作用，还是身体自我康复机制的结果。例如，有一种"心脏激光手术"，就是在跳动的心脏上烧灼出 20～30 个小洞让血管得以再生来改善心肌供氧，这项手术的创立者是瑞士克劳茨林心脏外科医学中心首席医生迪克·马斯，这项手术在欧洲曾经风行 10 余年，后来经英国专家反复论证，并没有比仅仅服药的患者有更高的生存率，但手术费用却非常之高。关于"心脏支架手术"的效果，德国莱比锡医院外科专家曾将 100 位冠状动脉狭窄达到 75% 的患者分成两组，一组手术，另一组不手术，只是每天锻炼身体，一年后手术组的康复率为 70%，而不手术组的康复率却达到 88%。"椎间盘切除术"已被证实有四成是失败的，甚至术后病情恶化的比率达到 12%，英国研究人员曾对 220 位整形外科医生进行了一项调查，结果 220 位医生没有一位自愿因腰痛而接受手术治疗的。上述这些情况在整个医疗界是非常普遍的，从整形外科的神话到心脏手术的误导，从无奈的腰痛到以痛苦出名的化疗，由于过度医疗导致的恶果无不令人忧虑。

说到关于癌症的过度医疗问题，布莱克披露，几乎所有年长者体内都会有若干肿瘤，且只有极少数才具危险，而使事情复杂化的正是这种肿瘤特性——大部分人都有些许肿瘤而不自知；癌症检查中，只要组织切片的间距足够紧密，恐怕每个腺体都能筛检出肿瘤，即使不是 100% 的概率也差不多，因为每个细胞都有原癌基因，要是有一个原癌基因被激活就可能产生癌细胞，早期发现固然能给一些人带来康复，但多余的诊疗也给人带来了不必要的恐慌和损害。一份研究跟踪记录了 1975—2005 年美国甲状腺癌、黑色素瘤、肾癌、前列腺癌及乳腺癌等 5 种癌症人群，30 年间患病人数都差不多增加了 3 倍而死亡率几乎不变。从医生的角度来看，癌症漏诊要承担巨大责任，而过度诊断治疗却没有太大的风险，这成为大家都愿意垂青"早发现早治疗"的理由；其实，一些癌症会潜伏 10 年甚至 20 年，而因为"早发现"而使患者背负难以预知的心理阴影，并很可能由此诱发机体病灶发生变化；癌症并不像医生说的那么可怕，即便晚期也都有很多保持稳定不发的，轻易"打搅"癌肿、人为打破免疫系统"平衡对峙"状态其实是不明智的，很多癌症如同感冒、流血，其实会依托自组织机能而自发消退，实际上是靠人体自然恢复的。

在国内医疗界，过度医疗也是大家一直关心的话题。例如，2018 年"两会"期间，中国工程院院士、呼吸病学专家钟南山曾直言，自己对进行了 7 年的医改并不满意，特别是对"过度医疗"的话题，公开吐槽多次。"某医院的一个心脏导管大夫为病人做冠状动脉照影，本来问题不大，但是最后给放了 5 个支架！""以前都是讲需求，现在就发现医改搞了这么多年，看病问题依然没有解决。如果公立医院不姓'公'，再多的医保，都会被它吸过去，因为它没有来源。为什么现在过度医疗这么多？有些过度医疗的情况，我看了以后都寒心，但有些实际情况是，过度医疗你不做的话，医院怎么活？"比如患者感冒，查一个血项、开点药就行，但很多医生却让做胸透、拍片子、输液，几块十几块钱就能治好的病，少则数百元，多则上千元，更骇人的是，有家医院竟收费 2 万元！最典型的例子是治过敏，河南一位医生只开 4 片扑尔敏，四分钱就治愈，但一些医生却开一堆新药贵药，动辄几十元上百元。据某医院内部人士爆料，有病人便秘，医生开泻药，吃后腹泻又开止泻药，更要命的是泻药没停又吃上止泻药；还有的药，一药两名或多名，医生只顾埋头开方，绝不抬头看药，结果一起下到医嘱里……这样的医生"坐堂"，岂不是活活要把好人弄病、把病人弄残？钟南山指出，公立医院应该是公益性的，但现在我们的公立医院医护人员收入 80% 以上是靠医院创收，一些公立医院过度追求利润和开超市一样，不断增加连锁机构，一些公立医院院长之间互相攀比营业额，而不是比发展了什么新技术；彼此以创收高低论英雄，而不是看攻克了什么疑难杂症。"当公立医院对医生的激励来自对病人的收益，当医生与病人之间的关系纯粹变成商家与消费者的关系，那么这种市场化导向必然会对医德形成挑战，一些乱开药、乱检查现象也就不足为奇了。"靠卖药创收必然导致医院的逐利行为，也必然导致过度医疗，最终必然导致医德缺失或沦丧。这是一个传导效应，一个质变连环，现在的医患纠纷如此之多，其中很大原因与此有关。如果说一味逐利是市场行径，那么过度医疗就是"谋财害命"。曾有个 35 岁中国男性病例，一天他心脏稍感不适，来医院就医，医生们发觉此患者有较强的经济实力，于是在治疗过程中居然给他的心脏植入了 17 个支架，使他终于无力支撑如此"优厚的治疗"而撒手人寰。钟南山说，在目前的机制下医院希望病人越多越好、越重越有经济效益，出现过度用药、过度医疗是必然的，这才导致全国住院量从 2005 年的 7000 多万元猛增到了 2015 年的 2.1 亿元！而且，医院创收还影响到医疗创新。例如，某医院胸外科进行麻醉及手术的创新，与传统方法比较起来便宜了许多，但这样医院的收入一下子就减少了，医院用于激励医生创新的奖励、工资也随之减少，创新丧失了激励性举措。对于目前公立医院取消药品加成的改革，钟南山表示，这是降低患者负担的一个手段，但这远远不够，实际上在医院环节顶多只加 15%，以他调查过的一款治疗消化系统溃疡的仿制药为例，出厂价格仅为 10 元钱，但经过多级分销之后，卖给病人时已经变成了 115 元，计划价格机制衍生的中介盘剥才是药价虚高的关键原因。[①]

在实际寻医问药中，由于缺乏医疗知识及信息不对称等原因，面对过度医疗，患者往往是不能判断且无所适从的。有位名叫室井一辰的日本医疗经济记者，针对"生病时，很迷茫不知道要去医院的哪个科；看病时，稀里糊涂做了一堆检查；体检时，被医生的一句'需要做手术'吓得心惊肉跳"，这种几乎每个人都或多或少地亲

---

① 钟南山. 过度医疗就是"谋财害命"[N]. 健康时报,2018 – 05 – 13.

身经历过的医疗体验，撰写了《100 种过度医疗大公开》一书，根据现阶段美国医师学会发表的最佳方案，以通俗易懂、附带说明的形式详细阐述了与我们生活密切相关的 100 种过度医疗，为患者理智就医提供了宝贵的信息，让我们能够根据病情正确区分真正该接受的治疗和坚决不该接受的过度治疗，避免不必要的治疗给身体和经济带来的双重伤害。这 100 种过度医疗中不仅包含了癌症等重大病症的信息，还包含了日常健康检查、普通病症中的常见病等,① 其清单如表 3 - 1 所示。

表 3 - 1   100 种过度医疗清单

	疾病类型	注意事项
癌症	前列腺癌	前列腺癌检查时，不要轻易地去做"PSA 检查"
		前列腺癌早期，不要做骨转移检查
		低风险的前列腺癌，不要轻易开展治疗
		前列腺癌治疗，不要过度地进行"正离子射线放射治疗"
	乳腺癌宫颈癌	乳腺癌早期，不做骨转移检查
		乳腺癌手术，不做活检，就不要做手术
		乳腺癌手术，一定要做腋下淋巴检查
		乳腺癌早期，患者年龄超过 50 岁，放射治疗尽可能只做短期的
		乳腺癌转移的患者，要进行单独药剂治疗
		进行乳腺癌的温存疗法时，不要轻易做"IMG RT"
	卵巢癌	30 岁以下女性不需要做 HPV 检查
	肺癌	不轻易用棉棒做宫颈部细胞脱落检查（细胞诊查）
		有过宫颈癌经历的人，不要轻易做阴道镜检查
	大肠癌	健康的女性不要做卵巢癌的检查
	癌症治疗	肺癌的 CT 检查不要超越指南频繁进行
		早期的肺癌不需要做脑部转移检查
		大肠癌的内视镜检查 10 年 1 次已足够
		要慎重使用靶向药
	放疗	治疗之前要做治疗计划
	癌症筛查	不要突然间就做手术
		不要轻易把烈性止吐药和化疗药物一起使用
		癌症转移的放疗次数要尽可能地控制
		癌症检查尽量不做 PET、CT 等检查
		寿命不到 10 年的人，不用做癌症筛查

---

① ［日］室井一辰. 100 种过度医疗大公开［M］. 上海：上海交通大学出版社,2015.

续表

	疾病类型	注意事项
癌症以外的病症	检查	不要做没意义的 X 线胸片
		轻度头外伤不做 CT 检查
	儿科	感冒时不要用抗生素
		发热而造成的痉挛不要做影像检查
		腹痛不要胡乱做 CT 检查
		孩子阑尾炎时不做 CT 检查
		男孩睾丸下降不全时，不做超声波检查
	糖尿病	糖尿病不要用动态胰岛素测量法管理血糖值
		高龄患者，糖化血红蛋白 Aic 为 7.5% 左右即可
		Ⅱ型糖尿病，每天不要多次测量血糖值
	外科	腰痛时，在症状出现 6 周以内不用做影像检查
		腰扭伤时，不要直接做 X 射线检查
		正因为腰痛才不要休养
		风湿疼痛时，不要轻易做 MRI
		风湿疼痛时，不要直接就使用生物药品
		不要轻易做抗核抗体（抗核酸抗原抗体）
		骨质疏松的 DEXA 检查 10 年做 1 次即可
		氨基葡萄糖、软骨素对变形性膝关节病无效
		变形性膝关节病不要做关节腔内清洗
		变形性膝关节病鞋内垫鞋垫只是临时性的缓解
	妇产科	只取个避孕药，没必要做阴道检查
		未到预产期，不要进行催生、剖宫产手术
		即使到了预产期，基本上也不要做阵痛催生
		不要为了决定是否做流产，而去做 NIPT
		即使怀了双胞胎，也不要缝合子宫颈
	泌尿科	做慢性人工透析，需要与相关人员达成共识
		在睾丸素正常的 ED 内补充睾丸素没有意义
	消化科	插胃管对于痴呆患者没有意义
		反流性食道炎不要轻易用药
		不要反复在巴雷特食管内做检查
		神经性胃溃疡不用吃药

续表

	疾病类型	注意事项
癌症以外的病症	呼吸科	哮喘诊断请使用肺功能测定
		不是重症哮喘或是支气管炎，就不要做胸片检查
		不要给支气管炎的孩子用支气管扩张药物
		对于没有进行吸氧的急性呼吸道疾病的孩子，不要使用脉搏血氧仪
		对于不满2周岁的轻度下呼吸道感染的孩子，不要使用类固醇
		不要胡乱在家持续吸氧
	过敏	过敏检查避免做非特异性的IgE或IgG检查
	精神科	精神病药物不要轻易开处方
		不要轻易同时使用2种以上精神病药物
		孩子不是精神病患者，就不要用精神病药物
		睡不着觉，不要轻易做睡眠检查
		失眠症治疗初期不要使用精神病药物
	脑神经	不是重症的头痛不要做影像检查
		头痛不要测脑电波
		头痛不要长久服用药店卖的药
		不到最后关头，不要服用鸦片类、巴比妥酸类的镇痛药
		一次晕倒，不要做脑CT、MRT等检查
		即使晕倒，也不要做颈动脉影像检查
		检查痴呆，做PET时，要让专家先诊断
		对痴呆患者不要无计划地使用胆碱酯抑制药物
		即使痴呆症患者有精神异常的症状，也要慎重使用抗精神病药物
	皮肤科	诊断荨麻疹时，不可以轻易做检查
		甲癣几乎都不需服用口服药
		特异性皮肤炎只要没确诊是细菌感染，就不要使用抗菌药物
		不要在手术创口上用抗生素
	眼科	没什么眼科疾病的症状不要轻易进行影像检查
		孩子的眼科体检，不要每年都进行眼底和眼压检查
		孩子不要使用度数低的读书眼镜
		红眼病禁止服用抗菌药
		玻璃体腔注射前不需要用抗生素
		干眼症没必要进行泪管栓塞术
	耳鼻喉科	急性副鼻窦炎如果症状比较轻就不需要进行影像检查
		急性副鼻窦炎不要乱用抗生素
		中耳炎、外耳炎不要吃抗菌药
		突发性耳聋不用进行头部、脑部CT检查

续表

	疾病类型	注意事项
癌症以外的病症	营养剂	营养剂在保持健康方面不起作用
	循环系统	进行心脏影像检查时，要尽可能避免被放射线照射
		注意不要进行没必要的心脏检查
		降低低密度胆固醇的药物对高龄者不起作用
		没有症状的颈动脉狭窄不用在意
		避免使用植入型心律转复除颤器（ICD）
		没有症状的心房性颤动不要使用人工起搏器
		即使是血管比较细小的患者发生心梗时，对没有堵塞的血管也不要进行治疗
		能用药物进行治疗的心房颤动，就不要使用心肌导管术
		当中心静脉不需要导管术时，应立刻停止

下篇

医改回顾与展望

04

医改四十年：从市场化到计划化

　　医改乃民生领域改革开放的一个缩影，其四十年"否定之否定"的艰辛探索轨迹，是整个体制在"市场化取向"与"计划化惯性"之间不断调和、相互博弈的结果。尤其是在大规模财政投入以"补供方"为主流的利益驱动下，稀缺优质医疗资源如同旋涡般吸纳聚集到巨无霸公立医院，导致社会力量及民营医疗机构在权力寻租中野蛮生长，使得医疗民生陷入两难困局，未来何去何从仍是个难解的大问题。

◇ 引言：医改宏观背景及历史演化轨迹

与各行各业一样，医疗卫生行业按照活动的外部性强弱可划分为公、私两部分：外部性较强的公共领域即"公共卫生"，由作为民意代表的代理人即政府发挥主导作用；而外部性较弱的私人领域即"临床医疗"，则由两两交换的市场方式在资源配置中发挥基础性作用。但在改革开放以前，医疗卫生行业与其他行业一样，这两块都是由政府管理；改革开放以来，其基本指向或焦点矛盾归根结底就是如何让"公共卫生"与"临床医疗"有条不紊地运转，以最大限度地发挥医疗卫生行业"救死扶伤"的社会职能。

既然医疗卫生与其他各行各业没有两样，也就是说，它不仅是中国也是"人类命运共同体"的组成部分，与人类历史和现实都是"同呼吸、共命运、齐患难"的；因此，要想把医改40年说得很清楚，就不能不联系全国各行各业改革开放前后的实际，乃至人类"大历史"与"大现实"的宏观背景，否则就事论事是怎么也说不清楚的。

人类简史，大致可以简化为一句话，就是作为人类理性化身的"政府"对"市场"这种人类自然拓展秩序实施或强或弱的干预之历史；而人类文明史的基本指向就是"小政府、大社会"，让民众百姓有充分空间自由选择、自主生存，从而循序渐进走向青年马克思所说的"人的全面自由发展"的最高境界。

所谓改革开放，就新中国成立70年历史而言，一言以蔽之，原先（即前三十年）通过"艰辛探索"，走出了一条高度集中的行政指令性计划经济模式，在"非改革开放"的视野里，本以为具有"无比优越性"，结果却"将国民经济拖到了即将崩溃的边缘"，因而才进入改革开放的新时代回归市场经济常态惯例做法，通过"转换政府职能"（管自己该管的），让其代表的人民群众在市场经济中发挥"自力更生""自主决策""自负盈亏"的主体角色职能，相对于改革开放前三十年而言，这就是改革开放后四十年的伟大意义之所在。

医疗卫生行业是如此，其他行业无不是如此。各行各业，前后历时70年，如果有什么差异的话，也仅仅是改革开放进程及程度上的差异：由于各种错综复杂的原因，有些行业领域发展突飞猛进，40年来在改革开放的大道上一路狂奔，使"一部分人先富起来"，广大人民群众突然就有吃有喝奔"小康"了；而有的行业如医疗卫生等领域，40年踌躇不前、左右摇摆，乃至原地踏步甚至重走回头路，结果导致"又难又贵"一系列民生矛盾、困境和难题。

由于传统计划经济体制特有的"在紧急情况下能够集中力量办大事"之优势，中国改革开放前 30 年在公共卫生领域取得了世界瞩目的伟大成就——人均期望寿命从 35 岁提高到 67.8 岁，新生儿死亡率从 200‰下降到 37.6‰（后者均为 1981 年数据），孕妇死亡率也大幅度降低；但是在临床医疗领域，就不是一般性的"看病难、看病贵"问题，而是在极少数人（城镇、体制内）有公费医疗保障的情况下，绝大多数老百姓（农村、体制外）一旦生病就陷于"投医无门、坐家等死"的困境。正因如此，改革开放后才有了医改现实而迫切的"真动力"。

大而言之，医改 40 年的主题主线、主要矛盾或基本取向就是，在政府于公共卫生领域发挥"疑难杂症大病统筹，有效防范因病致贫"主导作用的同时，让市场在配置医药医疗服务资源中发挥基础性作用，使广大老百姓能够病有所医、疾有所疗且不会因病贫困而得以健康生活；换句话说，就是改掉少数人（850 万"公家人"）以特殊身份享受"大病小病全包养、有病无病都吃药"的特殊公费医疗保障（其数额近 900 亿元，人均万余元），而广大老百姓（13 多亿体制外人）只能"自掏腰包还饥寒交迫，看病难上加难缺医少药"（只享有财政支出 200 多亿元，人均不到 17 元）的不公平、不合理、不人道、不文明医疗资源分配格局及民不聊生状况。

不过，这也恰是医改 40 年步履维艰的聚焦点、关键点和难点之所在：享有特殊公费医疗的少数既得利益者，恰恰大权在握掌管着医疗卫生及各行各业包括公共财政经费在内的"公有资源"；而迫切需要病有所医、不要因病致贫的广大人民群众，不仅没有公有资源的支配权，还多因"不明真相"而带有很大的盲目性。因此，究竟怎么改、改什么，才是医疗卫生领域的人间正道。

在此期间，随着我国城乡政治经济形势的变化，医改 40 年也大致经历了以 1992 年邓小平"南方谈话"和 2003 年"非典"疫情两个关键时间点为界而形成的"否定之否定"的历史演化轨迹。

◇ 市场化变奏曲：从公费医疗到全民医保

众所周知，在计划经济体制下的医疗卫生行业，从城乡差别来看，存在的基本矛盾是，相对有保障的城市职工公费医疗与基于"赤脚医生"自救性的广大农村合作医疗之间存在着不可逾越的鸿沟。因此，医改 40 年的大致走势就是，由城乡分而治之，到渐次削减城镇职工公费医疗特殊待遇、慢慢弥补农民合作医疗的财政缺口；而后随着大规模城镇化的快速推进，农民工涌入城市、流进工厂社区，又将灵活就业人员、混合所有制企业和非公有制经济组织从业人员，以及农村进城务工人员纳入城镇基本医疗保险范围,从而达到二元城乡基本医疗渐次相统一、全覆盖。在这样一种天翻地覆的历史转换过程中,医改走过了横跨 1989—1991 年"治理整顿"深沟而步履维艰上行的前 25 年。

(一)在松动公费医疗体制的基础上试点探索城镇职工医疗体制改革

改革开放初期的医改,主要采取行政法规和经济手段来改善"脏乱差"的国营医院管理秩序,强调主管部门对医院实行"定额补助、经济核算、考核奖惩"并提出相关工作要求;与此同时,一些企业和地方也开始自发地对传统职工医疗保障制度进行了一系列探索性调整,如医疗费用定额包干、仅对超支部分按一定比例报销、将医疗费用支付与个人利益挂钩等,这为后续卫生部与财政部联合发布《关于进一步加强公费医疗管理的通知》,要求职工个人负担医疗费用,初步奠定了心理预期基础。

在公费医疗体制初步松动的基础上,一些地方政府开始探索以社会统筹方式对医疗费用进行控制。例如,1985 年 11 月起,河北石家庄市先后在 6 个县市开展离退休人员医疗费用社会统筹试点;1987 年 5 月,北京市东城区蔬菜公司首创"大病医疗统筹"。1988 年 3 月 25 日,经国务院批准,成立了由卫生部牵头,国家体改委、劳动部、卫生部、财政部、医药管理总局等 8 个部门参与的医改方案研究小组,同年 7 月推出关于"职工医疗保险制度设想"(草案)。1989 年,卫生部、财政部发布关于公费医疗管理办法的通知,在公费医疗开支范围内对 13 种自费项目进行了具体说明;同年 3 月,国务院批转国家体改委的年度经济体制改革"要点",指出在丹东、四平、黄石、株洲进行医改试点的同时,在深圳、海南进行社保制度综合改革试点。1990 年 4 月,四平市公费医疗改革方案出台;1991 年 11月,海南省颁布了职工医疗保险暂行规定,并于次年起施行;同年 9 月,深圳市成立医疗保险局,并于次年 5 月颁布了职工医疗保险"暂行规定及实施细则"。1994年,国家体改委、财政部、劳动部、卫生部又进一步共同制定了关于职工医疗制度改革的试点意见,经国务院批准,在江苏省镇江市、江西省九江市进行了试点,即著名的"两江试点"。

在"两江试点"的基础上,1996 年 4 月,国务院办公厅转发了国家体改委、财政部、劳动部、卫生部 4 部委《关于职工医疗保障制度改革扩大试点的意见》,进行更大范围的试点。根据统一部署,1997 年医疗保障试点工作在全国范围内选择了 58个城市,到 8 月初已有 30 多个城市启动医改扩大试点。截至 1998 年底,全国参加医疗保险社会统筹与个人账户相结合改革的职工达 401.7 万人、离退休人员 107.6 万人,该年度医疗保险基金收入达 19.5 亿元;到 1999 年,被确定为试点地区的 58 个城市已全部开展了试点工作。"两江试点"初步建立了医疗保险"统账结合"(社会统筹与个人账户相结合)的城镇职工医疗保险模式,后经扩大试点社会反应良好。与此同时,全国不少城市按照"统账结合"的原则,对医疗费用支付机制进行了一些改革探索。除了"两江试点"，各地试点的统账结合模式主要有：深圳混合型模式，即对不同类型的人群分别实行不同层次的保险模式，主要包括综合医疗保险、住院医疗保险、特殊医疗保险三个层次；海南"双轨"并行模式，采取个人账户和社会统筹基金分开管理的办法，后者用于支付住院费用，并且不能向前者透支，由社会保障局管理和运作；青岛"三金"型模式，其基本做法是在建立个人账户金与统筹医疗金之间，增设单位调剂金，由企业和职工个人共同缴纳，单位调剂金和个人账户金由企业管理。

2000 年初，为贯彻中共中央、国务院《关于卫生改革与发展的决定》（中发〔1997〕3 号），国务院办公厅转发国务院体改办、卫生部等 8 部委《关于城镇医药卫生体制改革的指导意见》，之后陆续出台了 13 项配套政策，包括：《关于城镇医疗机构分类管理的实施意见》《关于卫生事业补助政策的意见》《医院药品收支两条线管理暂行办法》《关于医疗机构有关税收政策的通知》《关于改革药品价格管理的意见》《关于改革医疗服务价格管理的意见》《医疗机构药品集中招标采购试点工作若干规定》《药品招标代理机构资格认定及监督管理办法》《关于病人选择医生促进医疗机构内部改革的意见》《关于开展区域卫生规划工作的指导意见》《关于发展城市社区卫生服务的若干意见》《关于卫生监督体制改革的意见》《关于深化卫生事业单位人事制度改革的实施意见》等。

2000 年 3 月，江苏宿迁开始公开拍卖卫生院，拉开了医院产权改革的序幕，共有 100 多家公立医院被拍卖，推动政府资本从医疗市场退出。2001 年，无锡市政府批转《关于市属医院实行医疗服务资产经营委托管理目标责任的意见（试行）的通知》，提出了托管制医改构想；2002 年初，上海市市级卫生事业单位投融资改革方案出台，探索医院产权明晰化改革之路；与此同时，有关部门在地方推行"医药分开"的试点，按照"医药分家"的模式将药房从医院中剥离，但实操中并未获得突破性进展。此外，城市社区卫生服务工作受到重视，2000 年 12 月卫生部印发《城市社区卫生服务机构设置原则》《城市社区卫生服务中心设置指导标准》和《城市社区卫生服务设置指导标准》。2001 年 11 月卫生部印发《城市社区卫生服务基本工作内容（试行）》，同年 12 月印发《关于 2005 年城市社区卫生服务发展目标的意见》。直到 2003 年 5 月及次年 5 月，劳动和社会保障部又先后出台了相关指导意见，在部门法规层面才将灵活就业人员、混合所有制企业和非公有制经济组织从业人员以及农村进城务工人员统一纳入城镇基本医疗保险范围。

（二）在社会主义市场经济目标模式下艰辛探索农村合作医疗体制改革

当代中国农村合作医疗制度，最早起源于 20 世纪 40 年代陕甘宁边区医药合作社。新中国成立后，在前 30 年计划经济时期，以"赤脚医生"为样板的医疗模式有效解决了广大农民群众"缺医少药燃眉之急"，一度备受世界卫生组织的认可和推崇。艰辛探索十年结束后，"合作医疗"被写进 1978 年的宪法。1979 年底，卫生部、农业部、财政部、国家医药总局和全国供销合作总社联合发布《农村合作医疗章程》（试行草案），要求各地结合本地区实际情况参照执行。20 世纪 80 年代初期，农村开始实行家庭联产承包责任制，以集体经济为依托的合作医疗失去了主要资金来源；而长期以来推广普及的"赤脚医生"合作医疗模式，也存在着形式主义"一刀切"等问题，甚至一度作为"极左春苗"的代名词而被人们所唾弃；再加上合作医疗在运行过程中普遍存在着管理不善、监督不力、漏洞百出等问题，导致传统农村合作医疗体制全面解体、濒临崩溃。

直到 1992 年邓小平"南方谈话"以后，如何在社会主义市场经济体制目标模式导向下建立新时期农村医疗保障体制的问题才提上议事日程，重提进一步"发展和完善农村合作医疗制度"。1993 年，国务院政策研究室和卫生部在全国进行了广泛调查研究，递交了关于"加快农村合作医疗保健制度改革与建设"的研究报告。1994年，国务院研究室、卫生部、农业部与世界卫生组织联合在全国 7 个省 14 个县开展了"农村合作医疗制度改革"试点和跟踪研究。1996 年 7 月，卫生部在河南召开全国农村合作医疗经验交流会，提出了发展与完善合作医疗的具体措施；12 月，全国卫生工作会议再次强调合作医疗的重要性。1997 年初，中共中央、国务院颁发了《关于卫生改革与发展的决定》，要求积极稳妥地发展和完善农村合作医疗制度，"力争到 2000 年在农村多数地区建立起各种形式的合作医疗制度，并逐步提高社会化程度；有条件的地方可以逐步向社会医疗保险过渡"。同年 5 月，国务院批转了卫生部、国家计委、财政部、农业部、民政部关于发展和完善农村合作医疗的若干意见，在一定程度上促进了农村合作医疗的恢复发展。

2002 年 10 月 19 日，中共中央、国务院颁布关于进一步加强农村卫生工作的决定，要求"到 2010 年，在全国农村基本建立起适应社会主义市场经济体制要求和农村经济社会发展水平的农村卫生服务体系和农村合作医疗制度"，明确指出要"逐步建立以大病统筹为主的新型农村合作医疗制度"。2003 年 3 月 1 日，新修订并正式施行的《农业法》规定："国家鼓励支持农民巩固和发展农村合作医疗和其他医疗保障形式，提高农民健康水平"，农村合作医疗制度的发展和完善从此在成文法意义上有了法律依据。

（三）在"剪不断理还乱"的计划价格模式下探索药品生产及流通体制改革

与医疗服务及保险体制休戚相关的是药品生产及流通体制。前 30 年计划经济体制下形成的特殊行政性垄断药业，以计划价格管制、条条块块分割、机构变动频仍为基本特点；改革开放以后，直到 2000 年来临才提出医疗保险制度改革、医疗卫生体制改革、药品生产流通体制改革"三改并举"，药品企业的准入机制、药品计划价格管理体制，集中招标、医药分家的药品流通体制，以及以行政主管部门拟定基本药品目录为基本形式的药品分类管理体制，虽然也有所细微调整，但集中行政性计划经济总的体制格局基本没变，以至于使本来就举步维艰的医疗服务及保险体制改革形成了

"梗阻性瓶颈"或"纠缠性掣肘"，并在某种程度上成为医改左右摇摆式归回以及"看病难、看病贵"民不聊生问题的神秘"强力波"。

在计划价格模式下，药品从生产商到患者消费，其间要经过招标机构、多级批发企业、多级代理商、多级医药代表、药店及医院等诸多环节，医院又要经药事委员会、采购、库管、财务科、药剂科主任、各科室主任及临床医生诸多当事人之手，一剂药如同"唐僧肉"般，要经过这么多环节、这么多利益息息相关的"妖魔鬼怪"，价格自然是层层加码，再低的"地价"也成了高不可攀的"天价"。例如，以藏药"二十五味鬼臼丸"为例，一盒出厂价20元，经过一级代理商（全国总代理）变成30元，到各地二级代理商（多数为私人承包）那里他们自留利润10元，医药公司中介的搭桥费收走5元，药房统计员的统方费2～3元，医药代表的提成费3～8元，加上医生处方费25～30元不等，就到了85元左右，医院再扣除13元的利润，最后卖给患者就是98元。改革开放后，伴随市场化改革浪潮，医药工业得到快速发展，各类药厂如同雨后春笋般出现，但药品生产的准入制度、新药行政性审批模式却依然故我地加强，僵化不变的体制模式却应对不了万变的医药市场化多元化情势，往往捉襟见肘、顾此失彼，在"手忙脚乱"中陷入越管越乱、越乱越管的恶性循环。

总的来看，1978—2003年，除了中间经历1989—1991年三年"治理整顿"的回潮期，医疗体制改革在整个经济改革与发展的宏观层面以"政府调节市场、市场引导企业"为目标模式的市场化改革导向下，虽然在试点改革与推广发展中也出现过这样或那样的运作矛盾和操作问题，但城乡医改的"市场化改革、社会化开放"基本取向是明确的，其基本形势面是向好的、向前的。

◇ 计划化协奏曲：医改在与市场化趋势抗衡中走过拐点

新世纪之交，随着各地市场化医改试点的不断推进，虽然政府卫生投入绝对额逐年增多，但是政府投入占医疗卫生总费用的比重却在下降。由于政府投入不足、增速逐年下降，再加上管控失当，公立医院在医药价格行政性计划垄断扭曲飞涨的情况下"创收"动机越来越强烈，一些地方开始公开拍卖、出售乡镇卫生院和地方公立医院，导致老百姓"看病难、看病贵"问题越来越突出。2003年，SARS事件给本已紊乱的医疗卫生体制及医药医疗服务市场体系带来了一次前所未有的冲击，在反思前期改革成败得失的过程中，一些人将行政性垄断导致的矛盾和问题一股脑地推到"市场化改革"的头上，主张回归传统集中行政性计划控制模式，并得到官方有关部门认可，从而使中国医改在最近 15 年大有重走回头路的苗头。①

SARS 疫情使飞速发展的中国经济急速刹车超过 3 个月，人们突然发现：医疗卫生投入的长年欠账，以及滞后的医疗卫生体制改革，已经成为整个社会发展，特别是医疗卫生事业健康发展的致命软肋。因此，加大对医疗的财政投入，成为社会各界的共识。于是，政府卫生支出从 2003 年开始骤然提升。

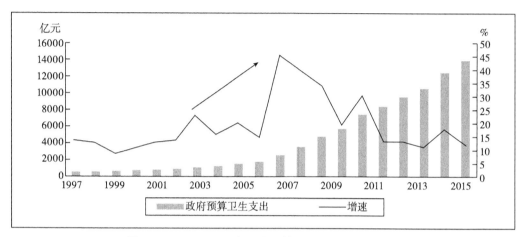

图 4 – 1　1997—2015 年政府预算卫生支出总额及增速

首先，通过顶层设计推出新型农村合作医疗方案。2003 年 1 月 16 日，国务院办公厅转发了卫生部、财政部和农业部《关于建立新型农村合作医疗制度的意见》，要求：从当年起，各省、自治区、直辖市至少要选择 2～3 个县（市）先行试点，取得经验后逐步推开，到 2010 年，实现在全国建立基本覆盖农村居民的新型农村合作医疗制度的目标，减轻农民因疾病带来的经济负担，提高农民健康水平；新型农村合作医疗制度一般采取以县（市）为单位进行统筹，实行个人缴费、集体扶持和政府资助相结合的筹资机制，农民个人每年的缴费标准不应低于 10 元，有条件的乡村集体经济组织应对本地新型农村合作医疗制度给予适当扶持，具体出资标准由县级人民政府确定，但集体出资部分不得向农民摊派，鼓励社会团体和个人资助新型农村合作医疗制度，地方财政每年对参加新型农村合作医疗农民的资助不低于人均 10 元。

同时，有关部门积极响应号召，制定一系列政策，进一步强化医药市场的计划控制。2004 年，国家发展和改革委、卫生部联合发布《关于进一步加强医药价格监管减轻社会医药费负担有关问题的通知》；2005 年，开始施行药品生产质量管理规范认证管理办法和药品注册管理办法，并降低 22 种药品的最高零售价；2007 年，药品注册管理办法经过再一次的修订，并于同年 10 月 1 日施行，药品的注册管理一直存在问题，尤其是新药的审批，大量的仿制药重复出现，药品产业缺失应有的创新机制，

---

① 本节相关资料部分参阅了陈晓荣《无尽的硝烟：医改十五年拉锯战》一文。凤凰财经，2018 – 12 – 01，http://finance.ifeng.com/a/20181201/16598998_0.shtml.

需要进一步研究解决。2006 年，国家发展和改革委在政府制定价格成本监审办法的原则框架下制定了针对医药行业的"药品定价办法"。总的来说，近 10 年主管部门虽然连续 23 次降低药品计划价格，但是由于多方面的复杂原因耦合，药品"价格虚高""看病贵"的问题一直没有得到有效解决。

面对愈演愈烈的"看病难、看病贵"医疗民生问题，主管部门甚至尝试以运动式群众活动及行政手段来救急应付。2005 年被确定为"医院管理年"，该活动"对于促进医院端正办院方向，牢记服务宗旨，树立'以病人为中心'的理念，规范医疗行为，改善服务态度，提高医疗质量，降低医疗费用，发挥了重要作用"。同年 11 月，卫生部发布了《医院管理评价指南》，细化了医院的评价指标。2006 年，卫生部和国家中医药管理局决定要在全国继续深入开展"以病人为中心，以提高医疗服务质量为主题"的医院管理年活动。2007 年 4 月，卫生部等 7 部委下发关于开展创建"平安医院"活动的意见，以扎实推进医疗机构治安综合治理工作，切实解决医疗机构执业环境面临的突出问题。

与此同时，江苏宿迁在"深化市场经济改革"的大旗之下，医院市场化改革如火如荼，从三甲级别的市医院到基层的乡镇卫生院，全部予以拍卖处置，一个都没留。鉴于地方的医改步子迈得如此之大，发改委和卫生部牵头的一项前瞻性研究悄然起步，并于 2005 年中发布了一项中期成果，痛批宿迁的"卖光"政策，并公开宣布和明确断言：商品化和市场化取向的前期医改是"不成功"的。这份由主管部委牵头拟定的研究报告，毫不留情地批评自身改革失败极为罕见，一时间引爆舆论哗然，于是，医改问题从原来冷门小众研究一下子成了热门显学。2005 年 9 月，联合国开发计划署驻华代表处发布该年度人类发展报告，也明确指出中国医疗体制并没有帮助到最应得到帮助的群体特别是农民，所以同样认为前期医改是不成功的。这也从"墙外香"的角度进一步佐证了九部委课题组研究结论的"倾向性"和"正确性"。

2006 年 9 月，国家正式启动新医改，成立了由国家 11 个有关部委组成的医疗体制改革协调小组，国家发展和改革委主任和卫生部部长出任双组长；10 月，中共中央十六届六中全会在北京召开，第一次明确提出"建设覆盖城乡居民的基本卫生保健制度"的目标；同月，中共中央政治局进行第 35 次集体学习，专门探讨医卫体制和医卫事业发展。加上社会舆论聚焦关注，使身负"顶层设计"职责的发改委倍感压力，本该在 2007 年十七大之前交卷的医改方案，竟是越议问题越多、矛盾越复杂，2007 年 1 月医改协调小组委托包括国内知名院校、智库乃至国外咨询公司麦肯锡、世卫组织、世界银行等国际组织，共 6 家研究机构进行独立、平行研究，为决策提供参考，通过集思广益一口气出台了 9 个方案。2007 年 5 月 29—30 日，国家发改委组织召开评审会，但当时并未作出最终选择。

2008 年 4 月，国务院温家宝总理两次主持召开深化医药卫生体制改革工作座谈会，向社会征求意见；同年 10 月医改协调小组发布《关于深化医药卫生体制改革的意见》（征求意见稿），面向全社会征求意见，历时 1 个月共收到反馈意见 3.5 万余条。如此"百家争鸣"式的谏言采集活动，在短时间内让医改领域涌现出数量繁多的"著名专家学者"，他们往往代表不同利益集团提出各式各样的实操方案及政策建议，五花八门令人眼花缭乱；但从医改的本源层面来看，归纳起来大致思路无外乎两派观点：计划主导派即主张财政补贴主要补供方与市场化主导派即主张财政投入主要补需方。如前所述，2003 年 SARS 事件之后，中央和地方对医疗财政投入像开闸的水库，瞬间释放出海量的财政资源；而一旦增加投入成为共识，钱怎么花就成了大问题：财政资金支付给谁，由谁主导分配，依据什么规则分配，这都是涉及各方切身利益的大是大非问题，围绕此问题医改取向争论的焦点都聚焦于一个基本问题——新增投入是应直接进入公立医院还是通过增加医保投入补贴给老百姓。如果是前者，财政补贴的对象就是供给端医院，简称"补供方"，也称为"计划主导派"；如果是后者，补贴的对象就是需求端即患者，简称"补需方"，也叫作"市场主导派"。

时光荏苒，党的十七大后，高层视医改为提升"民生"的切入点，不再等待，终于在 2009 年"两会"前医改方案审定，新一轮医改方案正式出台，并提出建立健全医疗保障体系，基本公共卫生服务均等化是实现"重治疗"向"重预防"转变的前提。2009 年 1 月，国务院常务会议通过《关于深化医药卫生体制改革的意见》和《2009—2011 年深化医药卫生体制改革实施方案》，新一轮医改方案正式出台。这是建立中国特色医药卫生体制，逐步实现人人享有基本医疗卫生服务远大目标的纲领性文件。同年，基本药物制度实施方案相应出台，国家基本药物制度工作正式实施；9 月，国务院常务会议决定，在公共卫生与基层医疗卫生事业单位和其他事业单位实施绩效工资，加大奖励性绩效工资比重，体现多劳多得、优绩优酬。

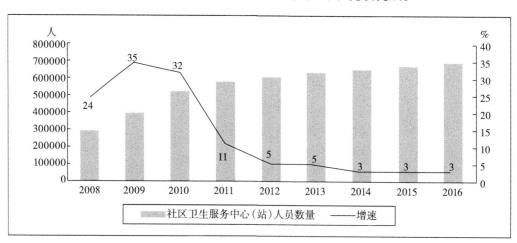

图 4－2 2008—2016 年社区卫生服务中心（站）人员数量及增速变化情况

2009 年底，新医改方案出台后第一轮的"争夺战"打响。这场遭遇战的核心，是基层医疗卫生机构的投入路径。新医改的总体逻辑顺序大致是：上面市县级的三级和二级医疗机构利益关系错综复杂，牵动面太大，不好改；下面乡村医生人数巨大，编制问题一直没有落实，历史欠账太多，也不好改；中间乡镇街道一级医疗机构，自然成为改革的"触发点"或"启动引擎"。

在这个紧要关头，"安徽模式"横空出世，立马打破了双方胶着状态的平衡，往"计划主导派"的天平上压上了一枚重重的筹码。安徽试点的医改模式，简单来说就是，用"数人头算账"这种极为简单的方式，来计算出需要投入的医保资金，然后将资金直接核准拨入乡镇卫生院，实施事实上的"收支两条线"，并借此输出"保工资"（将医护人员工资提升到事业单位平均水平）和"降药价"（取消药品加价）两项成果；再简单一点说，就是政府出面把乡镇街道一级的医疗机构都花钱"养"了起来，试图让老百姓在基层医院解决掉大部分的医疗问题。安徽虽是中部省域，但是近40年来似乎不缺"模式"，皖省善创新、官员善总结，这次展现出来的魄力和财力也非同寻常，一时间"安徽模式"成为新闻联播的常客，国务院也数次在安徽召开医改现场会，在全国高调推广"安徽基层综合医改经验"。在这种情况下，东部省份自然就没有了观望等待的任何理由，而西部省份依靠中央财政输血只需复制照搬即可，于是短短一年左右"安徽模式"就席卷长城内外、大江南北，成为后来新常态主流医改指向及路径。

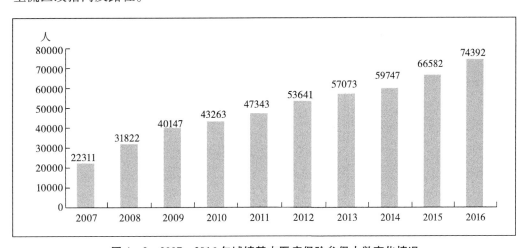

图 4 - 3　2007—2016 年城镇基本医疗保险参保人数变化情况

在这轮关于医改是向前走还是向后退的角逐中，计划化"计划主导派"首战全胜，数以千亿计的财政投入源源不断地注入乡镇卫生院，共和国历史上第一次实现了对基层医疗卫生机构的"包养"。初战告捷，"计划化补供方"方案的倡导者们自然兴奋不已，而这项失之于简单的运动式改革，其恶劣后果在两年之后才充分显现。2010 年前后，"计划主导派"在地方高歌猛进，但支持"市场化补需方"的强力部门也没闲着，他们制定了一系列的反击方案，并形成了两大成果。首先，"全民医保"迅速兑现，医保是"计划化补需方"方案的关键承接者，之前职工、居民、农民三张医保网还有不少漏洞，大量人群游离在医保保障之外，从 2009 年开始投向医保的投入急速增加，成为医改投入增长的主要引擎，从而带动三类医保实现"应保尽保"，以致相当部分人群出现了重复参保的现象；其次，放开社会资本办医，引进社会资本激发"鲶鱼效应"，这也是多年来推进市场化改革屡试不爽的方法，2010 年国务院办公厅转发发改委、卫生部等部门关于进一步鼓励和引导社会资本举办医疗机构的意见，甚至提出"优先考虑社会资本"的主张，但从实际操作层面来看，由于公立医院掣肘和医药医疗市场乱象救治不力，社会资本办医效果不尽如人意。

而此时，由"计划主导派"力推的安徽模式，没运作多久就已经难以为继。原来政策初衷是希望"降药价"，而这有赖于药品采购权高度集中——从乡镇自行采购集中到全省集中招标，但由于实际药品中标价格越来越高，结果是使基层机构仅有的一点价格优势丧失殆尽；而"保工资"的后果，则使基层医务工作者重回"大锅饭、铁饭碗"时代，积极性不足、推诿扯皮行为导致基层医疗业务量大幅缩减。例如，2010 年度安徽省肥西县卫生局的一份工作总结中就提到：当年全县基层医疗卫生机构住院人数下降 57% 之多，而跑掉的病人大都去了民营医院或者合肥市大医院；在流感肆虐之时，养懒了的社区医生们竟然连感冒都开始拒诊，这又进一步刷新了公众对于基层医疗卫生机构的信任下限。被财政养起来的基层医疗机构，并没有发挥应该有的"主导"作用，老百姓用脚投票涌入大城市的公立医院，而让大型三甲医院人满为患。不过任何决策一旦成为体制性标签，也就意味着在很大程度上获得了体制性保护，其产出的"政绩成果"只能"从一个胜利走向另一个胜利"。尽管安徽模式在 2011 年便在安徽被悄悄叫停，"收支两条线"也最终被安徽省主管部门于 2015 年废止，但至少在此期间的主流舆论中，安徽仍是全国"计划化"医改的圣地，继续接受着其他省市的膜拜和模仿。

当然，在此期间"市场主导派"其实也未收到什么实质性预期效果，表面上"全民参保"算是最富成效的，甚至可以说成了三年医改成绩单上最亮眼的一笔，医保管理者也借此成长为医疗市场上一个极为强势的监管部门，各级医保主管部门对公立医院实施简单粗暴的预算约束（有些地区的医保资金支付率不足 60%）；而真正富有技术含量、可以帮助提高医疗效率的政策，如门诊报销、护理保险、异地报销、单病种付费、按床日付费等都进展缓慢，至于"社会办医"和"管办分开"更是基于"自觉革命，自我改革"的逻辑，被体制的惰性巧妙地束之高阁。整个"十二五"期间，医改继续沿着之前三年形成的惯性延续下去，县级公立医院改革和城市公立医院改革渐次展开，核心内容仍然是"增加投入""降低药价""保障工资"三项，结果仍然是广大人民群众缺乏"获得感"（新华社评论语），看病继续"难"而且仍然很"贵"；与此同时，需方患者大增的医保、基本公共卫生等投入，其预期效果也不显著。就这样，作为全世界唯一的"特色"，中国走上了一条"供需皆补，两方都输"的道路——按照供需各自关注的领域，两方面的投入都大幅增长，而且始终旗鼓相当——"计划化补供方"暗度陈仓，"市场化补需方"隔靴搔痒，这就如同两股一冷一热的巨流同时注入水池，效果互相抵消，蹉跎中医改不知不觉度过了2011—2015年的五年时光。

◇ 巨无霸奏鸣曲："华西模式"及其黑洞稀释效应

高层决策左右博弈，基层趋利高歌猛进。一面是大型公立医院搞大跃进抢地盘，另一面是莆田系医院在野蛮生长。关于后者稍后再述，关于前者则以"华西模式"——制造超级公立医院，通过行政资源建立竞争优势，通过集约管理提升运营效率，孵化出体量惊人的三甲医院——为典型代表。

华西医院创办于1892年，辉煌时曾与"协和"齐名，也于20世纪80年代一度衰落。1993年，年仅43岁的石应康任院长之后，用了20年时间奇迹般地将华西医院打造成为"业务收入全国第一、科研实力全国第二"并长期位列"全国综合医院排行榜前三名"的巨星医院，可谓新世纪之交十余年中国特殊医改时期在"创收"激励下公立医院畸形发展中的一道亮丽而奇特的风景线。所谓"华西模式"不仅一度成为全国各地公立医院纷纷学习借鉴模仿的榜样，而且成为学界"实证研究"管理学先进经验的热点选题，一些学者纷纷从"项目管理""绩效管理"等角度总结归纳华西医院先进的"精细化管理"绝招。[①]

据李玲等研究者称，华西医院紧跟医药卫生体制改革的步伐，在医院管理模式方面稳扎稳打积极探索，逐步建立起以质量、业务量、绩效、成本管控为重点的新分配模式。2000年，采用"收支结余＋质效分配"制度；2005—2007年，完成了基于岗位管理的新型人事制度；2007—2012年，建立了不同类别、不同系列、不同层级人员的薪酬分配体系，启动医师的医疗组长负责制，完成手术绩效分配的改革；2014年，建立基于各职系精细化管理的绩效分配制度，其显著成效肯定了华西医院在管理模式上的大胆尝试，取消了原制度按科室考核的模式，实施按医师医疗、护理人员、医技人员以及行政后勤职系考核绩效的方法，并吸引众多医院纷纷前来"拜师学艺"。

首先，医师医疗绩效管理沿用2009年完成的手术绩效分配改革引入的RBRVS和DRGs绩效评价方法，同时关注医疗质量占比、材料占比等指标。

对于外科医师，采用基于"以资源为基础的相对价值比率"（Resource – Based Rela-

① 王森，谢娟.项目管理在四川大学华西医院管理实践中的应用[J].中国循证医学杂志,2014(3);李玲,徐娜,袁鸣.华西模式:精细化绩效管理改革[J].新理财,2018(Z1).

tive Value Scale，RBRVS）——以资源消耗为基础，以相对价值为尺度，用来评价医务人员劳务价值及支付医师劳务费用的方法。[1] 其具体做法是，对医师实际提供的各项医疗服务项目按照医疗处置时的风险责任、劳动时间、工作强度等因素的不同计算出每个医疗服务项目的医师费支付比率，而后按照医师提供的不同服务单价、数量乘以医师费支付比率给予相应的奖金，也就是说，通过比较服务项目中投入的各类资源要素成本的高低来确定每次服务的劳务价值（绩效点值等于项目价格与绩效费率的乘积），并根据各部门的服务量确定 RBRVS 积分；RBRVS 积分 = 项目点值 × 数量；项目点值 = 项目单价 × 积分比例，确定项目类型的积分比例及各项目点值时，必须为医师/护士亲自操作，多个合作的按开单、执行科室及相关班组分摊；药品、材料、血制品完全排除；技术、责任、风险要求高，其分配比率亦高；以判读、指导辅助为主的项目（如检查、检验、放疗），其分配比率相对较低；参与人多、花费时间多者（如血管造影）分配比率高，反之（如胸部摄片）则分配比率低；使用设备贵（如CT）分配比率低；设备便宜（如心电图、脑电图、介入治疗、超声刀）分配比率较高。这样，就将医师收入与疾病诊治相联系，而与药品和设备检查脱钩，将医务人员的工作价值在具体项目中以最为直观、简约的方式体现，并拉开奖金档次有效调动医务人员的积极性。以前华西医院像国内大部分医院一样，通过医生诊疗行为的国家定价进行评价，其缺陷是无法区分手术难易程度和风险，导致"多劳却不多得、优劳也不优得"的现象，极大地抑制了医生从事高难度高风险手术的积极性；RBRVS 评价方法很大程度地改善了这个缺陷，使手术绩效和医生级别与手术难度总系数建立乘法关联，这样，一台高难度手术就相当于多台普通手术的绩效效果。

对于内科医生，则基于"诊断相关分类"（Diagnosis Related Groups，DRGs）进行绩效评价，即依赖疾病主诊断、手术操作、并发症及主要合并症、并发症等关键指标将病人进行分组来确定支付标准。具体地说，就是将相似治疗方式和资源消耗的病例分为一组，将不同组之间资源消耗的比重确定不同的权重，各组之间的资源消耗可以相互比

---

① 20世纪80年代末，在美国医师费用上涨迅速、过度医疗日益严重、医疗资源浪费的背景下，美国国会通过相关法案改革当时备受争议的医疗付费方法。在国会的支持下，哈佛大学以萧庆伦为首的专家携手相关临床技术专家、统计专家于1985—1992年开展了研究，提出以 RBRVS 取代传统基于收费项目的支付办法以合理分配医疗资源。RBRVS 涉及的三个主要资源投入要素：一是医师的工作总量（Total Work，TW），包括工作时间和劳动强度（涉及脑力消耗及临床判断、技术技能及体力消耗及承担风险的压力）；二是开业成本（Practice Expense，PE），包括医师的医疗事故责任保险（Professional Liability Insurance，PLI），开业成本的测量主要以现有资料为基础，以普通外科为标准测算出每一专业的相对业务成本指数（RPC）；三是分期偿还医师所受专业培训的机会成本（Amortization for Special Training，AST），其相对值测量以现有资料为基础，以普通外科为标准测算出每一专业的培训机会成本相对分摊指数（AST）。基于医生的劳务点数或劳动价值点数（Work RVU）、职业成本的点数（Practice Expense RVU）和保险责任点数（PLI，Professional Liability Insurance RVU），最终计量模型为 RBRVS $= (TW \times GAF_w) + (PE \times GAF_p) + (PLI \times GAF_i)$，而基于此计量模型的相应支付奖金公式为 RBRVS 医师奖金 $= \Sigma$（某医疗项目 × 奖金比率）- 医师可控直接成本。在中国内地实施 RBRVS 的医院中，华西医院、中山大学附属肿瘤医院、山东千佛山医院可能是较早的先行者，也各自形成了一些管理思路与办法。

较，以此作为评价医院或医师效率的凭证。DRGs 组数越多说明其治疗领域越宽，CMI（疑难系数）越大说明医院或医生的治疗技术难度越大。例如，呼吸科的平均疑难系数是 1.5，耗费精力最多、做最高难度手术的医生系数可能在 1.7，做最低难度手术的医生系数在 1.05，这样就能将医生的付出程度通过系数表达出来。DRGs 在很大程度上可以鼓励医生进行高难度的手术，并能给予医疗质量水平高的医生合理的薪酬。

护理人员绩效评价，则基于以护理单元为主体的绩效考核机制，根据实际工作量的变化进行适当调整，各护理单元根据劳动负荷高低分为特级、甲、乙、丙、丁、戊 6 个类别，分别赋予不同的系数标准，然后通过下列公式得出个人基本系数作为薪酬分配的依据：基本系数 = 护理单元工作负荷等级系数 × 护理专业岗位层级系数 × 管理岗位系数。护理职系薪酬管理规范了考核关键指标和评估标准，在护理人员的层面实现了同工同酬的量化公平分配，并能在一定程度上提升团队凝聚力。

医技人员绩效采用"复合式绩效 + 成本控制"的模式，如需综合考虑技术、资本、劳动负荷等多个因素，为每个医技人员设定一个基准，并按照增幅 10%、20% ~ 25%、25% 的方式分段累进绩效考评。行政后勤人员的绩效则通过关键绩效指标评价法进行考核，基于不同职系的精细化绩效管理，以及多元化的绩效评价工具和调动全员的激励管理方法，使华西医院的医疗服务水平不断提升，业绩持续增长。

2009 年 10 月，华西医院还率先启动以治疗性门诊为核心的"日间手术医疗服务"模式①，设置了专门的日间手术中心，有 24 张床和 6 个独立的手术室，并制定了名曰"3321"的配套医疗质量及安全保障体系——3 个准入制度（医生准入制度、病人准入制度、手术准入制度），3 个评估标准（入院前麻醉评估标准、出复苏室评估标准、出院评估标准），2 个应急预案（住院期间应急预案、出院后应急预案）和 1 个缜密的出院后随访计划；到 2016 年 12 月，共完成日间手术 96404 台，7 年间手术方式扩展到 250 余种，平均住院日缩短了 80% 左右，平均节省患者医疗费用 20% 左右，达到了所谓"多、快、好、省"的医疗服务效果。②

在新医改大环境中，医院收入在政府提供的医保资金有限性与民众健康医疗需求无限性的矛盾夹缝中艰难求生，这种外部压力导致医院增收压力巨大。与此同时，内部医师被赋予了"主体"身份，他们有自由执业的权利，国家也支持社会力量开办非营利性医疗机构，倘若无法在医院中获得其应有的价值体现，医院就很难留住高技能人才；面对这种境况，医院只有及时进行内部绩效管理改革，用公平、公正、合理的分配方法，让医生实现自己的价值，并激发医生积极提升工作效率，自觉用低成本获得高效益的方法为患者治疗，从根本上实现成本管控与质量提升并重，才能在利益

---

① 所谓"日间手术"，是最早源自欧美发达国家的医疗概念，即通过改变管理模式、流程，使过去需要住院几天的手术在一日内完成，是一种 24 小时内完成的择期住院手术。

② 沙琼.改善医疗服务观察七年近十万台日间手术，"华西模式"强在哪？［EB/OL］.腾讯网/健康界，2017 - 03 - 13.

的三角链环中取得平衡稳定发展。从图 4-4 中可以看出，实行 RBRVS 以来，华西医院业务规模是逐年稳步提高的，其服务效益、服务质量、职工奖金等方面都有明显的提高。在院长石应康的带领下，华西医院为全国公立医院树立了一个跃迁样板，在每家公立医院领导心目中都有一个"华西梦"，其基本逻辑就是：以公立医院充裕的现金流，优先激励医务人员、升级医疗设施，获得病人再获得更多的收入，实现快速滚动发展，最终成为庞然大物。

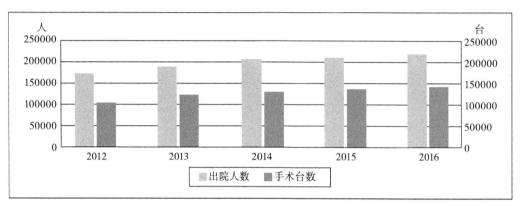

图 4-4 2012—2016 年华西医院出院人数及手术台数变化情况
资料来源：李玲，徐娜，袁鸣. 华西模式：精细化绩效管理改革 [J]. 新理财，2018（Z1）.

2017 年 8 月 31 日，中国新闻网发表《"指尖医院""日间手术"：华西医院建立新型医疗服务模式》，对华西医院"创客联盟"与日间手术服务项目做了报道；9 月 1 日，《光明日报》以"为病人节约更多看病成本——四川大学华西医院推行日间手术医疗惠民"为题报道了华西日间手术医疗服务效果；9 月 3 日，新华社发表了《"指尖上的医院"——四川大学华西医院见闻》的新闻报道；9 月 8 日，华西"创客联盟""华医通"被《人民日报》以"点开手机两千医生来帮你——华西医院通过软件'华医通'在线诊疗"为题做了报道；9 月 15 日，《华西都市报》报道：近年来，华西医院作为中国西部疑难危急重症诊疗的国家级中心，一直将改善医疗服务行动作为"一把手工程"实施党政共同部署、院部科联动，全院及科室以院级创新项目为抓手，围绕改善住院服务流程、合理调配诊疗资源、规范临床诊疗行为、深化优质护理服务、构建和谐医患关系等内容进行推动，由此形成的"华西模式"得到了国家卫健委督导组的高度评价。针对华西医院在改善医疗服务行动中取得的成效，多家主流媒体进行了报道。

尽管由于基于成本决定论的 RBRVS，其侧重点在于成本控制而非以医疗质量为中心，其机制本身具有推动医疗费快速增长的内在动力，也不利于医务人员团队协作精神的提升，对医疗质量、医院学科发展与人才培养也有负面影响，但在以"计划化补供方"为主流的新医改大环境中，华西式巨无霸的三甲医院可谓"如鱼得水"，可以"遍地开花"而且"硕果累累"。

◇ 多元化探索曲：莆田系野蛮生长的体制性困局

2010 年前后，"市场主导派"在以"计划化补供方"为主流的新医改后院放了"一把火"——几经酝酿推出了《关于进一步鼓励和引导社会资本举办医疗机构的意见》，并在 4 年后，又出台了一份关于促进健康服务业发展的重要文件，将鼓励社会资本参与医疗服务上升到了产业政策高度。不过，由于落地实施环节存在着千头万绪的掣肘因素，高层寄予厚望的良性市场参与主体出现得太晚、太少，而所谓莆田系民营医院这样的"恶之花"却遍地开花。

40 年来，关于医改的基本取向，官方文件一直明确指出，"坚持公立医疗机构为主导、非公立医疗机构共同发展，加快形成多元化办医格局，是医药卫生体制改革的基本原则和方向"。为贯彻落实国发〔2009〕12 号文件精神，"完善和落实优惠政策，消除阻碍非公立医疗机构发展的政策障碍，确保非公立医疗机构在准入、执业等方面与公立医疗机构享受同等待遇"，国务院办公厅于 2010 年 11 月 26 日就鼓励和引导社会资本举办医疗机构发布文件提出一系列建设性意见：

——放宽社会资本举办医疗机构的准入范围，鼓励社会资本举办非营利性医疗机构，支持举办营利性医疗机构，鼓励有资质人员依法开办个体诊所；

——调整和新增医疗卫生资源优先考虑社会资本，对符合申办条件、具备相应资质的应予以批准并及时发放相应许可，不得无故限制非公立医疗机构执业范围；

——鼓励社会资本参与公立医院改制，引导社会资本以多种方式参与包括国有企业所办医院在内的公立医院改制，积极稳妥地把部分公立医院转制为非公立医疗机构，适度降低公立医院的比重，促进公立医院合理布局，形成多元化办医格局；

——允许境外资本举办医疗机构，对具备条件的境外资本在我国境内设立独资医疗机构进行试点，逐步放开；

——简化并规范外资办医的审批程序，进一步改善社会资本举办医疗机构的执业环境，落实非公立医疗机构税收和价格政策，将符合条件的非公立医疗机构纳入医保定点范围，优化非公立医疗机构用人环境，改善非公立医疗机构外部学术环境；

——支持非公立医疗机构配置大型设备，鼓励政府购买非公立医疗机构提供的服务，鼓励对社会资本举办的非营利性医疗机构进行捐赠，完善非公立医疗机构土地政策，畅通非公立医疗机构相关信息获取渠道，完善非公立医疗机构变更经营性质及退出的相关政策。

2013 年 9 月 28 日，国务院印发《关于促进健康服务业发展的若干意见》，进一步明确指出要"发挥市场在资源配置中的基础性作用，激发社会活力，不断增加健康服务供给，提高服务质量和效率"。提出要"加快形成多元办医格局""鼓励企业、慈善机构、基金会、商业保险机构等以出资新建、参与改制、托管、公办民营等多种形式投资医疗服务业。大力支持社会资本举办非营利性医疗机构、提供基本医疗卫生服务。进一步放宽中外合资、合作办医条件，逐步扩大具备条件的境外资本设立独资医疗机构试点。各地要清理取消不合理的规定，加快落实对非公立医疗机构和公立医疗机构在市场准入、社会保险定点、重点专科建设、职称评定、学术地位、等级评审、技术准入等方面同等对待的政策。对出资举办非营利性医疗机构的非公经济主体的上下游产业链项目，优先按相关产业政策给予扶持。鼓励地方加大改革创新力度，在社会办医方面先行先试，国家选择有条件的地区和重点项目作为推进社会办医联系点"。还要"放宽市场准入"，"建立公开、透明、平等、规范的健康服务业准入制度，凡是法律法规没有明令禁入的领域，都要向社会资本开放，并不断扩大开放领域；凡是对本地资本开放的领域，都要向外地资本开放。民办非营利性机构享受与同行业公办机构同等待遇。对连锁经营的服务企业实行企业总部统一办理工商注册登记手续。各地要进一步规范、公开医疗机构设立的基本标准、审批程序，严控审批时限，下放审批权限，及时发布机构设置和规划布局调整等信息，鼓励有条件的地方采取招标等方式确定举办或运行主体。简化对康复医院、老年病医院、儿童医院、护理院等紧缺型医疗机构的立项、开办、执业资格、医保定点等审批手续。研究取消不合理的前置审批事项。放宽对营利性医院的数量、规模、布局以及大型医用设备配置的限制"。

所有这样一系列的"高端意见"，应该说都是大方向对头、大思路清晰的调整策略及改革举措，如果形象地说，就是给本已看似"无药可救"的医改困境打了一针"强心剂"。但是，在"计划化补供方"主导的公立医疗机构不断集中化、逐渐巨无霸化的总体格局下，加上已经改革开放40年的医疗卫生数字化、产业化、市场化信息越来越错综复杂，依然沿袭传统集权行政性指令计划管控手段越来越捉襟见肘，难以应付千变万化、利益关系犬牙交错的市场化转型期情形，尤其是行政垄断权力寻租及部分主管官员群体性腐败行为，一旦自上而下放松管制甚至明确支持鼓励非官方的"社会力量"进入医疗卫生领域，就立马会导入诸如"莆田系"这样的寻租性民间资本如决堤洪水般在全国范围内泛滥成灾。

无论医改城头的大旗如何变换，莆田系一如既往地奉行"闷声发财"的生意经，如野火燎原般野蛮扩张。2014年6月28日在"莆田（中国）健康产业总会"〔Putian（Chinese）Health Industry Association，PTHIA〕① 的成立大会上，发言人宣称在全国

---

① 总会在莆田成立，其秘书处设在北京，据称，目前拥有全国8600多家民营医院会员，会员年营业额达2600多亿元人民币。

范围内莆田籍医院已占民营医院总数的 80%，提供了上百万个就业机会。不过每隔几年，这个总会就有一个玩过头的莆田系医院惹出祸事，引起民众在全国范围对莆田系的喊打喊杀，继"老军医"和"科室承包"模式渐次被玩残，2016 年的"魏则西事件"又使"百度推广"模式曝光，也使莆田系资本不得不进入新的"潜行周期"。而最新被曝出来的，则是参与基因编辑事件的深圳和美妇儿科医院，它隶属于莆田系四大家族之一的林氏家族。

当然，莆田系不代表所有的民营医院，民营医院中也不乏武汉亚心、北京和睦家、厦门长庚这样的优秀代表，但以市场化为导向的社会民营医疗机构从野蛮生长到健康发展，始终受以"管办合一，自我监督；声嘶力竭，偃旗息鼓；专案调查，不了了之"为基本特征的惯性体制环境的纵容驱动和掣肘约束。在"只分你我，不问是非"的社会大环境下，如王海所说，人们往往只对一个圈子讲究温良恭俭让、诚实有信，而对陌生人就是骗你没商量，而且"习惯成自然"，似乎陌生人就不是人而是原木，似乎"不能作恶"成笑话而"无恶不作"才是常态；作恶之所以能得逞，无非是因为力量不对等、信息不对称，如果强化这种不对等、不对称，作假作恶自然就永远无解可言。在这种无约束的计划化行政管制体制环境下，公立医院以事业编制、科研课题、学术地位和行政资源等多重垄断优势，绑定了最核心的医疗资产——优秀专家资源，使民营医院学科发展找不到灵魂人物，长期处于边缘化状态，无法完成政策设计者所寄予的厚望，多数公立医院的医生即使待遇提升，也不会考虑跳槽去民营医院。一方面，真正优秀的专家供给太少，另一方面，大量劣质的供给横行，这就是民营医疗机构所面临的体制性困局，也是整个中国医疗供给侧的转型死局。

◇ 尾声：计划化还是市场化乃何去何从大问题

回看医改 40 年，大致以 2003 年为界，分为前、后两个时期：前 25 年大致以市场化改革为主基调，总的来说医改趋势是向前走的；后 15 年以计划化回归为主色调，医改趋势是停滞不前甚至是向后看的。

特别是 2009 年新医改方案颁布以来近 10 年，如陈晓荣所言，计划化"补供方"和市场化"补需方"之争，催生了从中央到地方的各种政策文件、从学界到实业界五花八门的"研究成果"及"政策建议"，但仍挡不住体制内医疗优质资源日趋集中化进程，也肃不清体制外莆田系医院那样的畸形野蛮生长；基层社区及乡镇医院难以为继，而巨无霸超级公立医院呈黑洞式不断出现，社会力量民营医疗机构则乱象横生；在超过 6 万亿元政府资金投入而收效甚微的大戏演过之后，无论计划主导派还是市场主导派终于达成了一项共识：医改这事，不是光砸钱就可以做成的；甚至，投钱不觉得是好事儿，钱多了反而会坏事。

于是，计划化和市场化两个"补"字已经变得不重要，关键是，从需方而言患者应该去哪里看病，从供方而言医生应该在哪里执业。前一个问题引发了关于"分级诊疗"的改革推进，后一个问题引发了关于"多点执业"的政策落实，这两个关键词成了最近几年医改话题中的高频词汇。从主张倾向来看，"分级诊疗"政策其实延续了"计划化补供方"的主张，主要倾向于运用计划化行政手段引导患者有序就医，遏制大小公立医院苦乐不均的趋势；而"多点执业"政策则更贴近市场化"补需方"主张，希望通过打通医生人力资源的市场化流动渠道，以破除基层小型医院和民营医疗机构发展的体制性约束瓶颈。

总之，无论是前半期的"旧医改"还是后半场的"新医改"，直指的现实困境都是愈演愈烈的"看病难、看病贵"的医疗民生状态，而医改的初始动机和逻辑预设也肯定是传统高度集中的行政指令性计划医疗体制模式；就此而言，虽然未来是不确定的，而主张"计划化补供方"和强调"市场化补需方"的拉锯战肯定还是会以不同的形式延续下去的，但从何去何从的医改大方向来看，前者肯定是逆向倒退指向而后者才是顺应时代和世界潮流的大趋势；而对于老百姓来讲，理论上谁输谁赢不重要，我们只希望在实践操作层面，有限的医疗资源能够按照最需要的信号得到有效配置。

我与医院四十年：一个"老病号"的亲身体验

　　四十年，在历史的长河中属于弹指一挥间，但对于现在还活着的每个"我"来说，可是大半辈子实打实的黄金时光。基于典型代表意义上的"我"与公立医院四十年的经验史，印证了一个基本事实，那就是：基于市场竞争机制的医疗卫生体制是万善之源，而基于集中性行政指令计划管控的医疗医药体制乃国民健康状况恶化、老百姓"看病难"的总根源。

引言：背景说明、方法论与文本框架

在当下各行各业纪念改革开放 40 周年的大好形势激发下，书匠我以一个有着大约 45 年大病史、满 40 年住院史的"老病号"身份，于日前刚刚深入吾国燕园附属三甲医院真切体验了一次"医院生活"：2019 年元月 4—6 日"安眠"了 4 个晚上，7 日下午经历 3 个小时全麻醉后迎来了脑子异常清醒的不眠夜，恢复期间我就打好了腹稿，之后又意外经历了一周多前所未有的"家事巨变风波"才有时间将之形成文字。总而言之，如此这般经过夜以继日、艰难曲折的"艰辛探索"，最终形成了这项研究成果。

多年来，在学科背景上，书匠自以为属于"经济学"或"管理学"科班出身，可是令我无比沮丧而尴尬不堪的是，这两个圈子的人居然都不承认，无可奈何我便长期游走于"人文社会科学"各学科边缘。不过这样也有好处，歪打正着地成就了我四十年如一日、万变不离其宗的学术主基调及红线——"人本发展与管理"，就这样，在方法论层面自然而然缔造了我诸多"大师级杂家"本应有的难能可贵的精神气质及宏观视野底蕴。近 20 多年来，依托自以为是的"经济学"及"管理学"硬核背景，更加奋发图强、刻苦努力渐次向心理学、政治学尤其是社会学及人类学多学科做跨越式拓展，对于"医疗民生"问题的人本主义视角及方法论基础来说，这种后续拓展具有重大的理论和现实意义。

说来真是命运弄世事、机缘人巧合。这次在新常态背景下深入燕园附属医院"体验生活"，很幸运与一位研究社会学及人类学的燕园博士生小鑫住在同一间病房，由于医院里没有 Wi Fi 不能玩手机，小鑫就拿来很多专业书籍赶写论文，这给了我难得的跨学科学习、交流的机会。我躺在病床上请教了他关于"社会学是什么""什么是人类学"这样一些德鲁克式的"傻问题"，而且要求他以"佛家常说家常话"的科普方式三言两语给我说明白，或许是我老气横秋愚钝不堪，结果还是听了个似懂非懂、一头雾水。不过，我用了手术前的 4 天时间粗略阅读了他分享给我的两本学术专著：一本是美国女人类学家玛乔丽·肖斯塔克的《妮萨：一名昆族女子的生活与心声》，另一本是中国政法大学社会学院教授应星的博士论文《大河移民上访的故事》，读后我受益匪浅。进一步追踪相关文献，我大致弄清楚了社会学及人类学的学科视角及方法论范式，并认为本研究乃至医疗民生问题研究，应该可以借鉴其田野调查及共情性直面现实的"精粹"，以便将我们的研究引向更为广阔而深沉的视界空间。

据书匠初步揣摩学习，通常所说的人类学（Anthropology），一般泛指通过直面历史现实、深入生活进行参与式研究，以探索人类起源演化史前历史、种族体质地方性多元化及社会文化差异性多样性的一系列学科群；在此基础上，直面社会现实、聚焦关注具有普遍性意义的社会现象并从中归纳出带有普适性法则的社会规律，这就是所谓社会学要做的工作。因此，人类学与社会学在传统上是不分家的，尤其是在田野调查即深入社会现实土壤做扎根研究的方法论上，就更是如此。如果说二者真有什么区别或不同的话，可以大致这样来辨识：人类学主要向形而下的人类具体多样性、差异性方面做演绎，且更多地强调质性研究方法；而社会学则主要向形而上的人类抽象普遍性普适性方面做归纳，在方法论上更加强调实证性、可解释性乃至各种细密的量化研究。

例如，1963 年起，美国哈佛大学人类学家理查德·李等就对非洲喀拉哈里沙漠博茨瓦纳西北部地区的昆—桑人开始了一项长期田野调查研究计划，到 1969 年该项计划已近尾声，这时结婚不久的肖斯塔克与其研究生丈夫加入进来，并同住那里"深入生活"做扎根研究，丈夫研究母婴关系和婴幼儿身心成长，而肖斯塔克则关注妇女生活史，作为昆族妇女妮萨生活故事的访问者、记录者、转译者和整理呈现者，肖斯塔克在非洲喀拉哈里沙漠长达 20 个月左右的时间里（甚至 14 年后再次回访跟踪），对昆人进行了一系列开拓性的跨学科田野调查研究。她入乡随俗学习昆人土著语言，与能说会道的昆人女性妮萨"同吃同住同劳动"，悉心聆听她栩栩如生地讲述自己亲历的一系列情感事件：幼年时的断奶记忆，与其他孩童的第一次性游戏，新婚之夜的事情，母亲和子女的亡故，几段婚姻和数位情人的故事，对逐渐变老的感受，包括性行为细节以及受新情人所吸引的方式和原因等极为私密的个人生活情形。这样，肖斯塔克以其新颖的日常生活口述史形式、画外画内音复调般二重奏的叙事结构以及文学般优美的笔触，成就了世界人类学史上的一部佳作。由此，也使身处现代文明社会的人们，对于尚处于原始蒙昧采集狩猎社会的昆人个体间的互动方式、昆人社会组织方式，以及昆人童年、青少年和成年成长过程在"人类体质及文化多样性"意义上获得了奇异的新知识；并进一步思考关于女性的"类存在"，以及女性的身体经验究竟是一种生物本质还是社会建构，男女平权应该提倡绝对平等还是相对平等诸如此类的宏大人类元问题。

同样，应星利用作为中国社会科学院博士生到三峡移民区做挂职县长的机会做了大量田野调查研究。他认为"田野工作的想象力"介于科学与艺术之间，"理论对田野虽然重要，但这种重要性并不是体现为带着理论概念进入田野和戴着理论的帽子到处寻找例证或反例"，而真正走进田野时，就是应该让理论"退场"的时候，如果用人类学的术语来说，就是开始"从土著的观点来看事情"的时候。关于当时怎么做田野调查的情形，他这样回忆："在田野的那一年里，笔者几乎完全忘记了理论，忘记了福柯。从每天早上走出宿舍起，笔者都在全力以赴地听、看、搜：听各色人等在各种场合的言说；看各式身体语言、各种排名排座和各类汇报材料；在打字室的垃圾桶里搜集被废弃的文件草稿，在乡镇蜘蛛网密布的文件柜里搜罗各种旧档。每当晚上吃完饭回到宿舍，笔者就摊开日记本将白天经历的一切有点意思或有点蹊跷的文与事、人与景详加记录。虽然当时并不清楚自己的研究对象究竟是什么，虽然这一年七八十万字的田野日记从不曾出版，但如果没有这样全身心、全方位地去体察和记录田野，就不会有《大河》这本书。"（见中国民俗学网）

由此可见，脱胎于人类学的社会学研究方法、文本范式及叙事结构，特别强调研究者的参与感，强调直面社会现实、立足乡土深入生活做实实在在的扎根研究，并借助多种途径搜集整理所有的生活素材，但要求研究者要始终坚守科学求真、实事求是的态度，在具象化的叙事结构主体框架中能够最大限度地呈现社会事实的理论逻辑体系，而在文本范式上可以根据不同主题情形做灵活多样的变通，如《妮萨》采取的是夹叙夹议方式，《大河》则采取以讲故事为主，同时辅以韦伯式注释解释理论的方式。

回到我们医疗民生的话题上，在我与医院40年剪不断理还乱的肉体病理纠缠、精神情感纠结中，所谓的"我"有两种：一个是作为局内人（患者、患者家属亲友）参与其间与医院直接打交道的"我"，另一个是作为局外人（观察者、研究者或学者）旁观其变、研究其理的"我"；所谓的医院，涉及乡村卫生室（所）、乡镇（公社）医院、县（市级）医院以及最高级的著名三甲医院，也涉及医院中的在编医护人员、编外护工勤杂人员及各种各样与我同病相怜的患者群体，以及"我"所观察到的、与医疗卫生直接或间接相关的芸芸众生，即所谓的"民生群体"是也。在文本范式及叙事结构上，考虑到微信公众号文章特点，主要基于我多年挂在嘴边、内心无比认可的马克思"历史的与逻辑的相结合方法论"，采取孙立平所倡导的"过程—事件分析"法，先就"我与医院四十年"个人经历的来龙去脉做一个总的交代（作为"经"），然后分述几个自己亲历、旁观和参与的典型事件（作为"纬"），并将叙事重心特别放在新时期新常态，这样纵横交织且主次分明地将之编辑成为一个自以为圆满完整的文本。

◇ 我的大病经验史：从无依无靠到公费医保

我对医院及有关医疗民生的间接经验感知，最初发端于发小割草时对我不无自豪地讲起他"曾经在医院打过吊针是闲言碎语"，后来在深夜听到因大姑病重，姑父、表哥等人在"门上"（地坑院高处）喊父亲等人帮忙往"低下"（我们张村塬上对三门峡县城的土语俗称，因为它地处黄河滩沟底而得名）抬送的朦胧记忆进一步强化了自己的感知，而自己真正的病史则是从 10 来岁（上初小时）突发急性风湿病开始的。

当时，体育老师搞了一个"往首都北京象征性赛跑比赛"活动——在一定时间段里，每天让学生自发长跑并报告跑了多少里程，老师就将你跑的里程累计在案，这样，看谁先累计到能够跑到伟大祖国首都所需要的里程，谁就最终赢得比赛。为了尽快跑到魂牵梦绕的伟大首都北京城并赢得比赛，一天我与三个小伙伴一口气跑到了距离县城半途的宜村，来回足有 15 公里。回来后也没有感到怎么累，还与小朋友们一块打扑克玩，但第二天醒来，我发现自己下肢不能动弹，一动就剧痛无比，而且双膝关节、双踝关节乃至两条大腿根都游走性肿疼……即便是这样，家里家外所有人都没有想到要去医院紧急医治，只当是一般性关节炎，而且在当时穷困潦倒的经济条件下，死不了的就不算什么病，三分将就哪里有钱敢到医院给孩子治病啊?!

后来，宜村我二姑（按远房排序爷爷让我们叫她三姑）说，他们村里有个聋人，手里有当年毛主席派到农村"访贫问苦"的医疗队留下来的秘方，会配制一种黑丸子药，据说可以治这毛病。就这样，我每天吃着苦不堪言的黑丸子药，而后坚持走多少步活动活动，就慢慢能下地走动了，后来时间长了，对于这种死不死活不活的痛也就习以为常了，能够走路就已经很不错了，还管什么疼不疼痒不痒的。在这种"疼疼灾"的苦日子里，我上完了两年初中，接着被贫下中农（生产队社员）推荐上了高中农业班。高中开学第一课，就是上甘山林场背椽（木头），我认为这是必须参加、没有理由不参加、不参加就会很丢人的义务劳动，因此坚持要去，奶奶怕我腿痛死活不让去，还亲自倒腾着"小脚"专门到张村高中帮我向班主任老师请了假，以至于这次因病未能参加的义务劳动成为我很多年以后还耿耿于怀的遗憾。

感谢党感谢政府，感谢英明邓小平，我这个习惯了贫困农村生活并身患严重风湿病的乡土娃娃，居然有了一次令人喜出望外的"农转非"上大学的机会。从 1979 年背着行囊手拿地图册远走太原上大学开始，由于有公费医疗保障，我才第一次享受到西医治疗的优厚待遇，开始在校医务室拿消炎痛、炎痛喜康等药物，并每天在学校后面的防疫站接受火针治疗。

1980 年暑期我回到魂牵梦绕的家乡，正好遇到八九月犯病的"好季节"，风湿病再次急性发作，被送到公社医院人家治不了，后来又转到县医院，一直住到开学都没有来得及出院，以至于耽误了相当长时间的学业。也许是因为山西气候比较干燥，在整个大学四年里，我虽然每天死不死活不活地痛，并需要痛痛快快的火针来刺激才能减疼解忧，但并没有大张旗鼓地住过医院。

1983 年 8 月，我毕业后被分配到洛阳，再次恰巧赶上了犯病的"好季节"，不争气的风湿病又好像"回到家见到亲人撒娇"似的，一到单位就急性发作，随即住进了中国第一拖拉机制造厂医院（以下简称"拖厂医院"），后来居然成了这里的常客，动不动就像回家一样住进去，而且由于病情"复杂暧昧"，外科内科甚至骨科轮番瞎住，从此与医院的白衣天使结下了不解之缘。在我生不如死、对人生产生怀疑的苦日子里，那位和蔼可亲的护士长以及一个个只露眼睛的白色靓丽小护士，简直就是我"少年维特之烦恼"和"芳华青春之苦恋"的提灯女神。

五年后我又南下武昌读书，在那个湿热郁闷熬死人的长江边城"火炉"中，又一次因犯病在校医院里打吊瓶，生活不能自理，让高大的陕北汉子好同学背来背去，而且又因风湿病增添了一个新的不治之症——虹睫炎。第一次犯病时我不知道，在校医院当作一般红眼病治疗了一周，发现眼睛起雾朦朦胧胧看不见了，才到湖北省人民医院去看门诊，医生说我再晚来点这只眼睛就会全瞎掉。此后虹睫炎便像风湿病一样屡次发作，每次都要用阿托品扩孔直接往眼睛里注射激素，其痛苦难受病状不可言说。

自打1991年到齐鲁大地后，虽然初期还动不动吃药打针，每到八九月大好季节，这个讨厌的风湿病都跃跃欲试地想发作一番，但终于没有大碍。此后的20多年时间里我再没有因为治病正儿八经地住过医院，直到2018年底2019年初，居然因鼻子的问题正儿八经地住到燕园附属医院做手术，才在新时代第一次亲身体验到了医疗民生新常态的真实状况。

◇　亲弟差点命丧于我：二十世纪末的基层医疗生态

20世纪80年代中期，二弟患结核性脑炎住进县医院。后来想到"九朝古都"（据后来考证应该是"十一朝古都"）洛阳的医疗条件总比我们县医院好些，于是就事先在第三人民医院找好熟人，还让我所在单位的后勤部门帮忙出车，说好我坐哪一趟火车、什么时候到火车站接人，就回三门峡接二弟去了。

谁知到了县医院，向医生说明来意后，医生严肃地告诫说：这病我们医院能够治疗，你们家属自行转院，出现意外事故医院概不负责；之后，又说了很多高深莫测的专业术语，以及可能发生的种种风险。那时候我虽然已经成年，但在心智上还属于未成年人，不能说少不更事嘛，至少也是不敢拿事也拿不住什么事儿的，对此我纠结犹豫了许久，结果就将应乘坐的火车也耽误了。

等到第二天，我前思后想，还是觉得让二弟转院为好，于是与父亲一起和二弟三人坐上长途公共汽车，经过四五个小时长途跋涉，到了那个有人民名义的社会医院，结果却死活联系不上熟人（那时候大多数家里都没有电话，更没有手机），看着弟弟躺在医院走廊里的长椅上都快不行了，没有熟人关系，医院以没有床位为由就是不收治。临到黄昏我无可奈何地对父亲说，咱不能让弟弟就这样死去，我在拖厂医院经常住院，咱们到那里试试看，或许能够救他一命，也未可知。

于是，我们赶忙将弟弟带到拖厂医院，那里也是没有床位，但医生立马在楼道里加了一张钢丝床，将病人收治住进医院，并开具了"病危通知书"给我。我平生第一次看到这个吓人的东西，还看到有个正在忙活的实习小护士呼哧呼哧地在哭鼻子，我就晕得不知道东西南北了，再三请求大夫"一定要不惜一切代价"挽救二弟的生命，不然弟弟死在我手里，我还怎么活啊?! 我也不活了!

幸亏有党和政府的英明领导，虽然我们的人民医院冷酷无情一点都不爱我们这些没有或找不到熟人的人民，但中国第一拖拉机制造厂这样的国营企业附属的单位医院，还是很爱人民、能够治病救人的。感谢上苍有眼，二弟因此死里逃生。这就是我亲身经历、亲眼目睹的生死轮回经历!

在医院类似这种"死里逃生"的经历，除了发生在弟弟身上一次，还在小儿月子里发生过的惊险一幕，也把人吓得不轻。20世纪90年代初，我在济南单位老校的时候，屋里没有暖气设施，生煤火烟熏火燎的，加上孩子出现"生理性拉肚子"（后来医生告诉我们的），由于我们夫妻年轻没有经验，对孩子有个头疼脑热肚子不舒服就大惊小怪，觉得将孩子送到医院交给医生就放心了，于是还没满月就让孩子住了两次人民医院。第二次在四院住院时，与一对患肺炎的双胞胎住在同一病房，结果发生交叉感染，当时也是被医院下了"病危通知书"，把人几乎吓死，最后还算幸运，把先锋霉素等什么好药都用上了，孩子有惊无险。自打那以后，我见了年轻的孩子妈妈，就不由得谆谆告诫：三分将就千万千万不要让孩子上医院!

◇ 大学"老导"与三甲医院：公费医疗最有保障者的故事

这里先特别科普一下三甲医院的含义。所谓"三甲医院"，即三级甲等医院的简称，是依照中国现行《医院分级管理办法》等规定划分的医疗机构级别，在内地对医院实行"三级六等"的划分等级中属最高级别。医院级别申报考核的主要项目包括医疗服务与管理、医疗质量与安全、技术水平与效率等；按照考核标准，三级医院（病床数在501张以上）是向几个地区提供高水平专科性医疗卫生服务和执行高等教育、科研任务的区域性以上的医院，即按千分制分等评分标准获得超过900分为甲等。

21世纪，不仅是我国经济高质量发展的关键时期，更是医疗民生状况面临何去何从的敏感时期，在此期间我感受到的医院在不知不觉中也慢慢发生了某些微妙的变化。家乡村里原先的私人诊所逐渐被收编并收归公有，市场化运营的民间医生也摇身一变成了吃财政饭的"公家人"，本来相对统一的责权利关系渐次相互脱离并遭遇变异性扭曲，包括自家老爹老妈在内的乡亲们上村诊所或乡镇医院看病，不管能不能收治，他们原则上都是"能推就推"，让你转到县市级大医院，渐渐地村民无论大病小病都自觉自愿地拥挤到那里；这种情形我们在医疗保障水平较高的城市也能够感同身受，在校医院看病医生动不动就给你开"转院单"，看起来内科外科五官科科科齐全，但哪一科也看不了专科的病，因此也是能推就推、多一事不如少一事，好心甚至苦口婆心地劝解你到"联系医院"去治疗，或轻松或费劲地把你指使到有公费医疗报销钦定关系的三甲医院，结果那里像集市贸易般熙熙攘攘人满为患，导致"最有公费医疗保障者最没有保障最怕住医院"的医疗悖论。这个悖论在我的人民大学博士生导师（通常我会亲切地称他"老导"）身上就表现得淋漓尽致，而且具有代表性、普遍性意义。

老人家是人民大学公共管理学领域的资深元老，应该属于公费医疗最有保障那群人的代表。晚年时因为腹腔出血，经常三天两头住进著名的燕园三甲附属医院，这些大咖医生们始终也没有搞清楚他老人家肚子究竟为什么总是出血，反正每次住院都把血给止住了，出院不长时间又犯了就再住进去，如此反复多次到最后，把老先生实在弄烦了、搞恼火了，也不知究竟是什么原因对医院就产生了强烈的拒斥、反感乃至敌对心理，一说医院他就气不打一处来。

当年，"老宝"校长让出版社给各学科的顶级元老们各出了一本自选集，先生的那本自然是我一手帮他"自选"编辑的，书出版后先生当然也很高兴，专门打电话让我周末回去跟他一起吃个饭。我听后就按约欣然前往，谁知到家后他说昨晚感冒了身上不舒服，自己外出不了啦，就让我陪同师母及儿子去，回来给他带点吃的就行。对此，我也没在意，吃完饭就回去了。谁知周三师母又打电话过来，说钟老师不吃不喝一直昏睡好几天了，让他上医院就是死活不去。我听后赶紧过来，一看情形不妙，病情很重，人家医生又没有上门服务这一说，就建议师母叫"120"把先生送到医院去。

在送先生去医院的路上，他狂躁不已，对人连踢打带大骂，送到医院住下，午后我就回单位办事去了，临到黄昏时师母又打来电话，说医院让钟老师转院，我说这就是三甲著名顶级大医院还往哪里转啊？回说主治医师怀疑他患精神病了，让他转到旁边的精神病医院把精神病治好了再转回来。我心想这不是混账话嘛?! 我不是专业医生都知道是怎么回事儿，你们三甲医院这些酒囊饭袋还是什么专业医师啊，而且年年在那里住院，病历档案样样齐全一目了然，怎么能够做出这么违反常识的医疗诊断呢?! 我就告诉师母说："你放心不要管了，我吃完晚饭后就到医院去看看。"

晚上到医院后，化验单已经出来，血色素只有4克，如果是年轻人早就没命了，因为老人代谢慢，如此贫血他难受才会狂躁得乱打乱闹，这才给老人家输血，结果一输上血立刻就安静多了。第二天上午我去医院探视，"精神病院长"还是在那里问东问西的，他指着我问"老导"："你认识这是谁吗？"他慢吞吞地说"我弟子"，再问叫什么名字，半天想不起来。小护士给他做皮试的时候，说"爷爷，这针很痛您忍受一下哦！"我知道他耳背，就趴到耳朵上告诉他"小姑娘喊您爷爷呢！"他不假思索地回说"嗨，那是我孙女！"可怜啊，他时时刻刻惦记的小孙女，从小就在二老跟前吃住、上学直到去外地上大学，临老了都未必到医院看过这位德高望重的爷爷一眼，而做奶奶的师母从八宝山回来立刻打电话给我，让我帮助她孙女通过某报社熟人找工作！

自然，这个著名的三甲燕园大医院按照传统套路，又把老爷子肚子出血的毛病给"治好"了。后来清醒了，我就开玩笑对"老导"说："钟老师，没想到您文质彬彬的，还那么会骂人啊？"老人家很奇怪地说："有这事儿？"在住院期间，老人家不能抽烟，要抽烟都得跑到病房外面，他指着墙上"禁止吸烟"的标牌很有意见，非常生气地骂骂咧咧；等我买了包烟回来时，师母打电话说医生不让他抽烟，我就把烟和打火机放在抽屉里，嘱咐说："您真想抽了就抽一口"，老人家还幽默地回说："抽一口怎么抽啊？！"

谁知这竟是我们师徒今生今世相见的最后一面。一个周一的早上，我夹着教案正准备上课时，小师弟打来电话，说先生凌晨四五点突发心脏病，很快就"走"了，临走时只有护工陪在身边。想起数日前让"120"将他捆绑拉到医院的时候，那么疯打疯闹心脏都没有问题，怎么好了好了要他多住几天回家过年，就突然这么平静地说走就走了呢？！真是让人唏嘘不已，我不由得感叹人生无常乃至怀疑人生啊！

◇ 久违了的大门：三甲医院门诊新常态体验

这次住院，纯属无病呻吟。常言道，"牙疼不是病，疼起来要人命"，其实，鼻子不通说来也不能算什么病，但一天到晚哼哼唧唧也是很难受的，如此也都数十年过去了没有太在意，去年暑期在家里居然有窒息的感觉，还擤出了血水。鉴于前几年到诊所治牙齿的"成功经验"，我就想着还是硬着头皮到医院把这个老毛病再给医生瞧瞧，看看有没有得治，如果也像耳聋耳痒一样属于"不治之症"就罢了。

自从送"老导"走后，我多少年没有进过这家三甲医院的大门了。第一次专门到医院门诊排队挂号，才知道根本就没有当天的号，都早已改为提前8天在网上预约了，于是就灰溜溜很沮丧地回来了。我又去校医院拿药，谁知道我们的社区医院也改革了，原先的两位医生我现在没有资格到他们那里看病了，必须是二级以上及退休老教授才行，这一改新规则我就"晕圈"了，东撞西撞摸不到看病拿药医生的大门朝哪里开，于是气冲冲上二楼要找院长讨说法，谁知对门出来了个和蔼可亲的女书记，也算是有一面之缘的陌生熟人，年轻书匠笑眯眯嘘寒问暖倒茶送水的；等弄明白是怎么回事儿，她亲自帮我去挂了个号，说去转院看鼻子的事情，才知道我们社区医院有与联系医院帮教师们预约挂号的服务，于是又帮助我预约了三甲医院的专家号，说是要注意手机短信，预约好之后会通知我的。

就这样，费了九牛二虎之力我终于拿到了60元钱的专家号，临到门诊医生三言两语就打发了，说去拍个CT等结果出来再说。随即排队交了三四百元钱的CT费，又排队等了好长时间终于做了CT检查，结果当时还出不来，说下周一才出来；但光结果出来没用，还要再重新预约挂号才能见到医生，我又不会在网上预约，于是只好又硬着头皮找到校医院有关服务人员，说明情况根据我的课余时间让人家再帮忙挂个号，这样等第二次拿着片子见到医生的时候，半个月过去了。

等再次看到文刀大医生，他用一分钟看了看片子，眼皮都不抬地说了一句："那就做手术吧！"我问什么时候手术、手术要多长时间并说明我还有课有工作，他"轻声细语"而硬邦邦地说："什么时候手术是我说了算，手术治疗大概一个礼拜吧，要住院的！"我说那现在还没有时间做手术，得等到年末学期结束了才行。文刀医生问："你要不要拿药？"我问是什么药，一般喷鼻子的消炎药我们校医院都有，他说洗鼻子的药你们没有，我说那就开些吧。于是，又是新一轮排队缴费拿药，用了300多元钱终于拿来洗鼻子的塑料瓶水，就灰溜溜地回来了。回家后，用他们的药水洗了几次鼻子，发现屁用没有。

估摸着本学期还剩下一个多月的时间，我又让校医院帮忙给挂了个见医生的专家号，告诉他们除了周五上午都可以，结果人家偏偏给挂了个周五上午的。我就打电话说号可能给我挂错了，看能不能换个号，否则我有课无法去看病，几经周折协商后，三甲医院那边负责社区预约挂号的大夫说，号就不用换了，还说文刀大夫人挺好的，让我周五下午直接去门诊找文刀大夫说明来意就行了，我害怕万一人家不认，还让校医院给开具了个证明，周五下午拿着去了。结果，文刀大夫还真不错，立刻当场给我开了预约手术单，我问这就完了？还需不需要再去挂个号，文刀大夫说不用了。听后，把我给高兴的，喜出望外不知东西南北，不仅如此轻松愉快，而且实实在在地省去了60元钱的专家号费，真是喜上加喜啊！

我是11月20日预约的，但等到年末了还没有任何消息，元旦过后我还有一摊工作要做，也急着回家看护患老年痴呆的父亲，这手术时间没有个准信哪儿成啊？于是憋到元旦放假前的最后几天，我又驱车几经周转专门跑到门诊去询问，屋内没见到文刀大夫，问服务台护士，说他到病房去了，于是心急如焚（因为车停在临时所在不是地方）左等右等，终于在楼道里看到文刀副教授匆匆忙忙走来的矫健身影，上去说我是某某某一个月前预约的手术不知道什么时候能够排到，文刀主治医师含糊其词答了句"我尽快（安排）吧"，我听了这句应付差事糊弄人的话还是不死心啊，于是又壮着胆子问服务台小姐，这文刀大夫有没有联系电话可以告诉患者的，小护士反问我说"没有告诉你电话吗？"我这才知道，原来专门有护士负责手术住院排队的（可能由于没问人家就没有告诉你，要问了才告诉你的），还不错，小护士很痛快地将负责排队者的联系电话写在了我的预约单子上，并告诉我要发短信，电话她一般不接的。

随即遵嘱，给服务小姐战战兢兢谦虚谨慎并绞尽脑汁遣词造句发短信道："大夫，您好！我是患者某某某，11月份预约文刀大夫的手术，刚才也面见了文刀大夫，说元月上旬可以排好，现在想确认具体时间，以便安排我的工作日程。麻烦您了！感谢。某某某上。"谁知从周五下午等到下个周二上午，也没有回音，于是又发了一遍，一直等到第二天上午——这是元旦放假前最后一天了，还是不见回音，只好斗胆打了数次电话，终于接通了，电话那边说"你等等哦"，她在一张张翻阅查找预约单，让我耐心等待，结果费了半天工夫也没有找到，说可能文刀大夫没有转给她，让我过半个小时再打过来……等了半个小时再打过去，她说还没有联系上文刀大夫，让我元旦过后2号上班再给她打电话。

就这样送走了磕磕绊绊的2018年，迎来了不知路在何方的2019年。想着一早上班白衣天使们肯定很忙，等到下午2点半我把电话打过去，服务小姐一听情况说，你3点半再打过来吧！汲取先前的经验，这次我特意留出点时间，等到三点四十，打开手机一看有条令我喜出望外的短信"我是三甲燕院，关于住院事宜，速回电话"，就赶紧电话联系，服务小姐用了不少时间做铺垫，最后告诉我说：文刀大夫很忙，手术根本排不过来，考虑到我年纪大了，又数次打电话询问，这才优先考虑我，现在正好空出了床位，让我们明天就来办住院手续。我赶快回说"千恩万谢真的太谢谢您了！真是太麻烦您让您太费心了！"

这就是我在21世纪新时期办理住院手续前对于我们等级三甲大医院门诊的最新体验，每次挂号去看医生都感觉像"几经周转翻山越岭费了九牛二虎之力去见大神医，结果到了那里他三言两语就把你打发了"，令人无比恼怒、沮丧！

◇ 走进耳鼻喉科住院部：三甲医院床位大有讲究

元月3日周四，夫人陪着我到三甲医院顺利办好手续，我交了15000元押金，终于住进了耳鼻喉科走廊北面不到10平方米、孤零零的"雅间"。这病房估计是由原先的工作间改造的，里面没有卫生间，顺长竖着的两张病床如果并排放几乎放不开，一个靠门口左边放的是39号我的床位，另一个靠右边窗户放的是40号，我住进去后不大一会儿，燕园博士生小鑫拉着行李也住进来了。

南边可能是常规病房，有二三十平方米，阳光明媚，靠门口有带淋浴的卫生间，我们上厕所时要到对面他人屋里去。我们这间"雅间"，由于暖气不热，与普通大众的常规病房之阳光明媚，真有"冰火两重天"的感觉，小鑫因此还在术前冻感冒了。

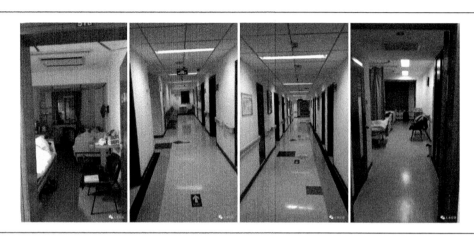

图 5－1 某三甲医院耳鼻喉科住院部病房设施

图 5－1 是我夜晚站在走廊用手机拍摄的病房照片，第一张是我所住病房，第二、三张分别是东西头走廊方向情景，第三张是南边对面常规病房。

但想起 30 多年前我经常住的拖厂医院，硬件设施可没有这么先进齐全高大上，看来我们的医疗卫生设施真是大不一样了。

住进去以后我才发现，这个时间段空出的病房床位有些不便言说的微妙，如果不让我这样因为年纪大或小鑫这样由于年纪小的病号及时填充进来，空在那里应该是极大的浪费；因为术前检查如果安排紧凑一点的话，一天就可以搞定，我第一天做了 B 超、CT、心电图等检查，第二天仅有 2 项小检查，接着两天双休日就无事可做"干等着"，而在这两天所有大病房，三个床位几乎都空出了一两个。看来，医院很会有效配置有限的床位资源啊！

◇ 患者的"病服私访"：医患群体构成新情况

这次住院做手术，与 30 多年前大不相同。这次要说纯属无病呻吟，因此有好心境轻轻松松、高高兴兴，像回家探亲一般有亲切感，能够超然自若地去体验生活，因而特别注意到新时期医患双方群体构成的新情况：医护人员方面，有编内、编外之分；而就医看病患者方面，有医保与非医保之分，还有像我们这样属于公费医疗的特殊医保患者。

编内有医生、护士两大群体，医生有住院医师（助教）、主治医师（讲师）、副主任医师（副教授）、主任医师（教授），其中主任医师一般不负责具体病人，只定期进行大查房，但也有不少与副主任医师一样，分头在门诊接收病人主刀手术的，接收我的文刀大夫就是副主任医师（副教授）。

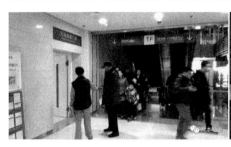
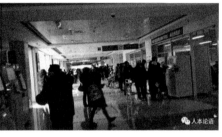

图 5-2 某三甲医院门诊二楼大厅情形

至于编外人员，除了个别白领，主要属于农民工身份，他/她们大多以劳务派遣形式，由第三方服务公司委派过来做勤杂护工医导服务，也就是通常所说的临时工。

这次住院我第一次知道一个"新蓝领"群体——"领医"，她（他）们的主要职责是，在住院部各科室分工负责帮助住院病人预约并引领其"成群结队"到与门诊看病者共用的医疗器械进行医疗检查。

由于医院病人众多身份杂乱，医疗器械设施又分布在如迷宫般的各楼层通道里，不熟悉、不摸门道的陌生外人进入其中根本搞不清楚哪儿是哪儿，从哪里进去到哪里出来、在哪里划卡在哪里等候又到哪里取结果，而且秩序乱得像游击队、尖刀班、敢死队或陆战队穿插其间的战场前沿阵地……由此衍生出一个很有意思、具有新常态特征的职业群体。

我在等候检查时，与旁边一个 40 岁左右的大姐聊天，她告诉我说，这样的领医工作一个月有 2100 元工资，吃住自理，但给上"五险"。她是河北人，与曾经领我的那个东北大姐，都是在这里干了十几年并已经嫁到北京来的，因此吃住不用额外花钱，只等再熬几年图个退休身份，就能够拿到比农民高一些的养老金。

◇ 作为"教学道具"的恼怒：亲历最新医患冲突

　　就这样，住院整整 4 天我也没有见到文刀主治大夫，按照 30 多年前的住院经验，估计周一早晨 8 点一上班大夫就会结队与护士们一起来查房，谁知道我却很傻很天真地犯了一个经验主义大错误，无意间还引爆了一场不大不小的医患冲突。

　　等到 9 点左右，住院女大夫径直走到小鑫床前给他讲解病情，不一会儿我终于看到一个渴望已久的熟悉身影闪了进来。一看是文刀大夫，我就主动打招呼，谁知人家根本不屑一顾，闪电般越过我床前，同样径直去与自己的助理一起给小鑫解说病情；我心想，可能小鑫的病情特殊，人家大夫太忙也没注意到咱，估计完了以后会扭头对我说句话，于是就静静留意听着并耐心等待，谁知人家说完了又径直视我而不见要走，都走到门口了，我就赶忙喊了一句："文刀大夫，我也是您的病人啊！"

　　文刀大夫扭头回说，"我知道你是我的病人，怎么会不知道呢？"于是我就来了劲："（你既然知道）那你为什么不……"他连忙敷衍了几句说忙就出门了，过了几分钟后又转回来，没头没脑地问了一句："你现在是常住北京吗？"我莫名其妙不知怎么回答……可能是自卑心在作祟（应该回答不长住北京，是外地来的，看他是什么反应），就说自己是"花园大学堂"的，文刀大夫立马讨好地说："我给你们大学堂好几位领导做过手术"，于是我就追问都是谁，但人家把话岔开没有理睬我，对我的病情敷衍了几句就走了。

　　这一下可把我弄"躁"了，恶劣情绪立刻上来了，对着小医生脱口而出一句混账话："（这一切）是不是因为我没有送红包啊？"年轻的女助理耐心地给我做思想工作，说了三句话更使我气上加气："咱是来医院治病的，不是来生气的（这句话很靠谱），你是病人我是医生，（你再不对，我）得让着你啊""像你这样的病人我们见多了（我啥样病人？是属于不可理喻无理取闹的吗？）""文刀大夫很忙，不能一天二十四小时围绕在你的病床前"，我听后气就不打一处来，说孩子你很会说话，快住嘴拉倒，该忙什么忙什么去吧！

　　我终于明白，这次住院是做手术，而且时过境迁，与当年我风湿病急性发作情况下收治住院的情形，早已不能同日而语了。但由于信息不对称，几乎所有病人对手术流程、注意事项及风险都处于茫然无知的状态，虽然术前护士也让你看相关视频，但心里还是七上八下、行为上坐立不安甚至"探头探脑"的。前一天晚上我在服务台多问了一句，小护士就"轻声细语"地给了一句："这些情况我们护士也不知道，有问题明天问大夫去！"脸色如同当年国营店里看到的售货员，十分难看、千分不耐烦、万分不乐意，可是第二天遇到大夫的情形，竟然也是如此不堪。

周一零点一直空腹等到下午三点多，小鑫从手术室出来后，终于轮到我了。我看着天花板被拐弯抹角推入手术室，眼见全副武装正在忙活的术前工作人员，内心很是忐忑，麻醉师问我有过什么病史，同时为了缓解病人情绪，就拉家常似地问（你是）什么职业搞啥的，我答说"与你们一样，搞人的，不同的是，你们是戴着医学眼镜看人、研究人、搞人……"麻醉师立马打断说："我们对病人可是一视同仁的！"我解释说："你没听懂我的话，我的意思是说，我戴着经济学或管理学眼镜看人，就如同你们戴着医学眼镜看人一样（都是看人，只是眼镜不同，没有本质区别）……"这时打吊瓶的左胳膊手腕处一阵剧痛，医生让我对着呼吸罩深呼吸了两下，就什么都不知道了，醒来时我发现自己躺在病床上，问时间已是晚上八九点钟，当时真有"天上一日地上一年"的感觉！

由于长期"忧国忧民，夜不能寐"，我的睡眠质量一直很差，因此住院术前的4天，每晚医生都给用了安眠药，效果很好，连着四个夜晚我睡得都很好；后来手术时，又被周身麻醉了三四个小时，也许大脑得到了充分休息，当天晚上不能再用安眠药，结果就异常清醒，一夜没合眼，睁眼到天亮。夜晚睡不着觉怕影响室友，就到楼道里转悠，碰到刚进来也做鼻子手术的病人，因"同病相怜"就和他多说了几句，于是就算认识了。

第二天，他心里忐忑不安，又跑到我的病房里问七问八，我就对他说，有关注意事项你问我算是问对了，问护士她不耐烦，问医生你根本见不到，做鼻子手术的就俩大夫，你们的大夫我不知道，但我们的文刀大夫对病人根本"不屑一顾"……正说着，文刀大夫从手术室出来正从楼道里通过，我立马高声喊住他，对这位病友说"这就是我们的文刀大夫"，文刀大夫驻足解释说"手术完后我们还要跟踪监控半年时间"，病人听后悄悄告诉我，"还是算了吧，我们的小命在人家手里捏着呢……"说完便匆匆离去。

周二上午，我从对面病房卫生间出来，住院女医生告诉我，刚刚文刀大夫来看你，你上卫生间了，他一会儿还回来。我听后受宠若惊，等了一会儿，文刀大夫及其助理一起过来，招手示意让我跟他们去。先是让坐到治疗室的椅子上，我以为是给我做检查的，谁知他与其助理（学生）在两尺多远的地方，拿着CT片子在做技术讲解。数分钟后，又让我和他们到隔壁屋里，女助理示意我坐下，而文刀大夫对我又视而不见，仅对着女学生说，这位病人对我们有意见，要注意做好沟通；我以为人家真要跟我做沟通，就插嘴说，我当时也对你的女助理说了混账话，文刀大夫文质彬彬地教导我说"那你不应该说这样的话，（再生气也）得忍着……"我说，当时你说"你知道我是您的病人"，他解释说"那是我说错了，我当时是不知道你是我病人的……"我又要说什么，人家赶紧制止，说大交接班时间到要赶紧去开会，话音未落就逃跑似地匆匆忙忙走了。

回到病室，我越想越郁闷，感觉这个文刀大夫"谎话连篇"太不诚实了：昨天我发脾气后，妻子从他那里回来告诉我的说法是，文刀大夫说他是怕病人敏感受刺激（才故意对我置之不理的），当场说的是——知道我是他的病人，怎么会不知道呢?！今天又说自己说错了，应该是不知道我是他的病人，这些话都出自一个主刀医生副教授的口，怎么能够如此文质彬彬却信口开河呢?！这样的医道人品，再高超的医术，对病人来说，也是一种大的医疗风险啊！如此这般敷衍了事、搪塞说辞，能不激化本来就矛盾重重的"医患关系"吗?！

不一会儿，她的助理住院女医生来病房，我就忍不住说了句，原来你们是让我过去做你们的"教学道具"呢……（我还以为是把我当"病人"给我做检查，进行有效沟通呢）。话音未落，女大夫的脸色刷一下就变了，感觉我这个病人很难缠，她说了句什么"轻声细语很难听"的话我也没听清，反正我表达了一个意思——你们医生骨子里就没有把病人当人看，从行为到理念！——也懒得与他/她们再打嘴官司，从此闭嘴再也不说话。

◇ 生离死别自叹息：在京城医院传来家乡噩耗

手术第二天，也就是新年元月 8 日，农历腊月初三，当我还在医院与轻声细语冷冰冰的医护人员斤斤计较维权的时候，从生于斯长于斯的中原故土新乡传来老父病危的电话，于是我立刻请求毫无"精诚"的大女医拆鼻子填塞物办理出院，匆匆让小鑫帮买了第二天（初四）的高铁车票急急忙忙要往家乡赶，谁承想老父在当天晚上子夜零点（初五凌晨）"说走就走"，就这样，无可名状回乡省亲路立马变成了呜呼哀哉奔丧道。

父亲晚年因脑血栓、癫痫、疝气等多种疾病缠身，在近两年就"痴呆"了，吃喝拉撒都不能自理，全靠母亲在身边守候照料，我只能在寒、暑两个假期回家里照顾 2 个多月。前几年，他老人家也因为疝气等疾病住过数次乡镇医院、县医院，虽然这样的基层医疗机构软硬件设施比过去都好了许多，但毕竟"医生治得了病但救不了命"，因此能够有三分将就不轻易送他老人家到医院。日前听母亲回忆说，两年前春节接几位老人在北京过年时，老父亲出去散步时发现我住所后面有个医院（我当时都不知道），就给母亲提及，意思是想去那里看看病，当时也听父亲说过这家医院，但他们都未向我明确表示过，我也没有在意。现在回想起来，有点遗憾。老人家算是在家里寿终正寝，看遗容"走"得很平静安详。

2017 年与 2018 年末，家里接连送走两位老人。与农民父亲 80 岁寿终正寝相比，平日里身体健健康康、看架势应该长命百岁的老岳父就没有这么幸运，2017 年暑期发现皮肤发黄，在洛阳人民医院诊断出胆管癌，后几经周转住进京城 301 医院，结果推进手术室后不久又被推了出来，医生说他这样手术就没有必要做了……后来出院在家里住了一段时间看看不行，我与内弟坐高铁将他送到洛阳住院，仅仅陪了他一个晚上，当晚他焦躁不安，折腾了一夜终于在凌晨睡着了。由于早上八九点钟我要回京，临走时也没有打扰他，本想着放寒假赶回去还能再见到他，谁知这竟是最后一别……与老父亲走时的情势酷似。

戏如人生，人生如戏。电视剧《人到中年》里有场戏，面对濒临死亡的暴发户家属财大气粗地恳求"大夫快救救他吧，我们有的是钱！"女大夫"轻声细语"冷静理性地回答说："钱能摆平的都是小事，这是人命关天的大事，钱再多也没有用！"

◇ 结语：医疗民生的体制善恶之源

"我与医院四十年"，这里的"我"应该具有三个代表性意义，不仅仅是指正在言说的"我"，也涵盖所有的你与他，泛指所有生活其间、与医院有着千丝万缕联系、时时刻刻因那里的医护人员一举一动而性命攸关的国人，上到体制内的城里人，下到体制外的草芥子民百姓，都和与时俱进的吾国公立大医院，四十年乃至七十年如一日，同呼吸共命运，休戚相关。

四十年的改革开放史，与前三十年的"闭关锁国"史，形成落差极大的正反两相对照，并印证了一个铁律般的事实：基于市场竞争机制的体制是万善之源。这个事实在医疗卫生领域表现得淋漓尽致：医疗卫生事业的大发展，基于人本理念的国民健康战略及国策，必须建立在市场充分竞争的基础性机制之上，否则必然会导致"供不应求"的畸形非均衡医疗资源供给性短缺或需求性膨胀，从而导致"看病难、看病贵""医患矛盾加剧、医患冲突频仍"的医疗民生新常态。

在医药医疗服务行政性计划垄断形势下，无论采取多少行政性监控监管举措，都不能从根本上解决医疗市场信息不对称、供给性短缺供求矛盾不断加剧的老大难问题，而且由于"搭便车""偷懒"等不相容激励策略间相互"拆台"或"顶牛"而发生千奇百怪的"内耗"，使得医疗卫生资源越来越向行政权力金字塔顶端倾斜和聚集，而基层和底层处于"饥寒交迫"状态的普通老百姓，则越来越陷入"投医无门、看病没钱、得病等死"的恶性循环。

现在城市顶级三甲巨型医院，就如同一个超大型集贸市场，每天人来人往，上到老干部下到老百姓，无论大病小情都拥挤到这里，公立医院所有人员上到医生护士下到领医护工，都围绕政绩和钱打转转，不要说没有背景、"熟人"关系及医疗保障的普通老百姓到那里看不了病、看不起病，就是有公费医疗保障的体制内人员，包括那些享有特殊待遇的老干部，也是处于小病大养、大病久治的状态，而应接不暇、疲惫不堪的医护人员，由于不自觉的一个冷漠眼神、不耐烦的敷衍话语，都可能导致正处于焦虑状态的患者的过激反应，进而导致全局性的医疗事故频发、医患冲突不断升级、医疗生态不断恶化。

四十年，在历史长河中只是弹指一挥间，但对于现在还活着的每个"我"来说，可是大半辈子实打实的黄金时光；即便对于只有七十年历史的中华人民共和国而言，也是超过半数、机不再来、时不我待的宝贵时段。

◇　附录：我的四十年

2018 年早已过去，2019 年也过了大半。2018—2019 年，这是一个五味杂陈、别有一番风味在心头、值得我们每个国人都好好品味的特别年度——就"50 后""60 后"我辈而言，青少年时代都看过黑白电影《列宁在 1918》，人命关天、世事轮回，在自己年过半百的时候，故国又莫名其妙地在不知不觉中轮回了一个世纪。如果将时间距离缩短些，眼下举国上下各行各业都在回顾、纪念并庆祝"改革开放四十周年"。这大好形势是无比喜人的，让每个国人特别是过来人都会激动不已，书匠我也与全国各族人民一样，怀着无比激动的心情，加入这个"山雨欲来风满楼，不知风头究竟在哪头"的洪流中，撰写一篇自己的回顾纪念文章"我的四十年"来凑个热闹，"普天同庆，与民同乐"——常言道，"独乐乐不如众乐乐"嘛！

四十年前，也就是 1978 年，那时候的我与后来的"书匠"还非常遥远，是一个刚从高中"农业班"毕业，被"胁迫"着参加完高考而心安理得、心服口服且富有成就感地名落孙山，夹着书包铺盖卷回家本打算在死心塌地务农之余，老老实实沿着"书画家"鸿鹄之志目标循序渐进"自学成才"的很傻很天真的 16 岁花季小少年；彼时彼刻，杨曦光、牟其中等先贤们早年提出的"中国向何处去"之宏大叙述命题又再次摆在了有脑子的国人面前，而对于我这个"傻乎乎的农村娃"来说，这个时刻其实也正处于"身陷地狱但有无比优越感，意外上天堂等于天上掉馅饼，命运女神频频招手暗送秋波而自己却毫无知觉"的微妙人生关头；于是乎前脚回到家后脚又被"辛勤的园丁"招呼回去继续"浇水施肥"，并在次年初春北国还封冻的情况下，就在"点着煤油灯头悬梁锥刺股"的教室里遥遥千万里闻到了南国"对越自卫反击战"的血色火热爝味硝烟，但子曰"两耳不闻窗外事，一心只读圣贤书"，在几位高中老师"开小灶""添加剂"的辛勤培育下，终于在"癞蛤蟆想吃天鹅肉，如果吃到纯粹是意外中彩票"的无比轻松心境下，迷迷瞪瞪地、意外地被"改变了命运"——经过 1979 年的高考，喜出望外地从类似地狱般的"田舍郎农村娃"，摇身一变成为酷似上到天堂了的"天之骄子公家人"。

对我来说，1979 年是一个比 1978 年更为重大、更具有历史纪念意义、更加凸显"新旧体制两重天"的伟大年岁！当时，在几位高中恩师循循善诱的劝导下，我不情愿地放弃了"开封师院"改填"晋财经院"为第一志愿，而临场有"信息灵通人士"立马负责任地提醒说，山西粮食供应是"倒三七"，我问这是啥意思，答说就是"70% 粗粮"，又问"粗粮"是啥？回说就是要吃"玉茭面馍"，听后我差点儿笑出声来，心说"那太好了，上大学真好，终于能吃上黄面馍了！"后来谁知道居然"梦想成真"——终于在太原老军营大学土操场上啃着甜甜软软的、黄澄澄的、热气腾腾的窝窝头，那"无比幸福、无限幸福"的感觉真好！想到当时没有机会上大学的同龄人正在乡下吃着胃发酸、嘴发臭、令人作呕的黑面馍——真正如旧词所说，吃的是"猪狗食"、在"水深火热"中过着"牛马不如的生活"——自己还洋洋得意、心里美滋滋的那个得意美劲儿啊，就甭提了！

17 岁离家远走太原，平生第一次因为"路途遥远、路费太贵"而在外过了个年——真正体会到了"年关难过"啊，差一点因为动不动就错过饭点而"饿死"在那对年轻老师夫妇的平房里（二位老师回老家过年让我给看家）……细节不说了，说起来都是泪；后来终于冬去春来，在光秃秃的太原迎泽大道不远处的防震平房里，每天啃着 6 个窝窝头与全国千万青年一起参与了那场轰轰烈烈、激情澎湃的"潘晓困惑"——"人生的路啊，为什么越走越窄？"——人生大讨论。与此同时，居然在大一的时候就有机会参与中国社科院数量经济与技术经济所张守一前辈在山西搞的"以煤炭为中心的综合平衡"科研项目，而且临到暑假还慨然给了我一个求也求不到的"天赐良机"——包吃包住坐飞机到伟大首都去真正体验"我爱北京天安门，天安门上太阳升……"的梦幻景象。都是自己不成器、没出息，居然从小灌输已经深入骨髓的"四忠于三热爱"精神，愣是抵不过"金窝银窝不如自己的穷窝"那般刻骨铭心的本能思乡情愫，于是忍痛割爱"毅然决然"地选择了回乡——回到那个千方百计要跳出去的"农窝"。

1980 年暑假，当我归心似箭、急不可耐、迈着骄傲的步子走到村口时，立马目瞪口呆嘴巴张在半空中合不拢了——我眼睁睁地看到大人小孩手里都拿着白花花、在太阳底下闪闪发光的"好馍"（馒头）……百思不得其解地好生奇怪：这又不过年，即便是过年也不会有这么多小麦，怎么能让大人小孩平日里都吃"好馍"啊?！要知道，我去年秋季洋洋得意去上大学的时候啃的还是红薯面的"黑馍"啊，之前即便是逢年过节连"黄面馍"都是奢侈品啊！在我的印象里，生产队一年社员人均小麦口粮仅仅 60 来斤啊！同样的地、同样的人，在生产队的时候累死累活都打不下粮食，怎么一分、一包产到户这麦子一下子就涌出来了呢?! ——这就是以"联产承包责任制"为核心的所谓农村经济体制改革及其"伟大成就"给我的印象,在我人生体验、思想精神上留下的"不可磨灭印记",给我在理论上深刻认识"改革开放四十年"历史巨变之伟大意义及价值指向带来的活灵活现、真真切切之"现实冲击"——现在你就是打死我,我也不会相信,如果用前十六年(我能够亲身体验到"前三十年"的多一半)来否定后三十年(外加临近新常态的十年)不是倒行逆施的逆天行为!

1983年,拖着病残的躯体、忍耐着死不死活不活的风湿疼并时时刻刻煎熬着"农转非"带来的巨大精神阵痛,我终于接受完了四年马克思主义哲学、马克思主义政治经济学、马克思主义再生产理论的"大学教育",又在别无选择的情况下"毅然决然"地做出了自己的人生选择——在毕业分配志愿中赫然填上"愿意从事党的教育事业"几个大字,并且在同学们不可理喻、大惑不解、惋惜摇头叹息的目光中,无比自豪地走上了中原九朝古都"东方红拖拉机厂"旁边的工学院。从学习"第一外语"(普通话)开始上讲台,做了五年"助教"级别的讲师;后来为了能够持续自己视作生命的"教育职业生涯",又在武汉长江大桥边上攻读了"国民经济计划与管理"专业的硕士研究生,并经历了三年的"治理整顿"——所谓"计划经济与市场调节相结合"的回潮期;当我重又走上齐鲁大地的讲坛时,已经是邓公"南巡"春风狂吹的"春暖花开好时节",这时在社会主义市场经济的号角鼓舞下,正是"海尔娃娃吃休克鱼""联想吹奏狂想曲""四通条条大路通罗马""云烟席卷大江南北"最欣欣向荣、形势一派大好的时候,这是中国企业改革和发展乃至整个改革开放最美好、最迷人、最值得流连忘返驻足纪念的黄金时期。

新世纪之交的十余年里,恰逢"三个代表"带领全国各族人民树立"科学发展观"、积极加入世界贸易组织、与国际接轨、融入国际社会的关键时期,也是以移动互联网数字化为核心的新技术革命浪潮及经济全球化蓬勃发展的大好时期,在此期间我国改革开放的基本取向和大致走势可以说是顺应时代潮流的;而就个人而言,这个时期也是我教育职业生涯发展的黄金时期和接近职业玻璃顶的鼎盛阶段,因此一二十年漫漫人生路在"春风得意"的感觉上,真的就是在弹指一挥间不知不觉地流失掉了。尤其是在国家宏观政治经济层面"不折腾"的明智宽松政策环境中,包括书匠在内的亿万人民群众,大致能够做到安居乐业、安安稳稳过好各自的小日子,各行各业也都能够大致各得其所地做自己该做的事情,不是象牙塔但也没有沦为赤裸裸养殖场的大学堂里还是能够听得见琅琅读书声的,老师做科研写论文也似乎或多或少还是有"灯火阑珊处"的……总的来说,形势"不错"、情景"不赖"。

自从走入新时代有了新常态,40年前在村里上中小学时候看到的"旌旗招展、凯歌高旋""到处莺歌燕舞,更有潺潺流水"的美好景象,又出现在眼前,教育战线前沿阵地激动人心的血色浪漫场景历历在目,这让以"不出意外,光荣退休"为最高职业追求的我心潮澎湃,激动得不知说什么好。

未来展望:"健康中国"建设大趋势

　　健康权是人民应该拥有的基本权利,关系人民群众最关心、最直接、最现实的利益。推进"健康中国"建设是全面提升中华民族健康素质、实现人民健康与经济社会协调发展的国家战略,具有重大而现实的人本发展意义,需要在方向上有定力,在医疗体制改革的执行力上有一系列切实、有效的落地举措。

基于人本发展理念的"健康中国"战略

　　健康是人类追求自由的永恒价值和基本目标，也是人类社会发展的生命基础、基本途径和必要手段，更是促进"人的全面发展"的必然要求和经济社会发展的基础条件。健康权是人民应该拥有的基本权利，是人民群众最关心、最直接、最现实的利益，人民能否普遍拥有健康、健康能力和机会，是衡量一个社会人本发展水平的重要标志；反过来说，人民不能拥有基本医疗保障条件，大多数民众没有健康的可行能力，是社会贫困和落后的一种典型表现形式，也是任何社会文明和健康发展的主要障碍。毫无疑问，实现国民健康长寿，是国家富强、民族振兴的重要标志，也是全国各族人民的共同愿望。

　　2016年10月25日，中共中央、国务院印发的《"健康中国2030"规划纲要》明确指出：推进健康中国建设，是全面建成小康社会、基本实现社会主义现代化的重要基础，是全面提升中华民族健康素质、实现人民健康与经济社会协调发展的国家战略，是积极参与全球健康治理、履行2030年可持续发展议程国际承诺的重大举措；而未来15年，是推进健康中国建设的重要战略机遇期——经济保持中高速增长将为维护人民健康奠定坚实基础，消费结构升级将为发展健康服务创造广阔空间，科技创新将为提高健康水平提供有力支撑，各方面制度更加成熟、更加定型将为健康领域可持续发展构建强大保障；为此，国家提出推进健康中国建设的宏伟蓝图和行动纲领，要求全社会增强责任感、使命感，全力推进健康中国建设，为实现中华民族伟大复兴和推动人类文明进步做出更大的贡献。

　　从人本发展经济学观点来看，健康的基本实现途径有二：一是医疗保健市场运作机制，二是政府公共卫生服务系统；前者解决健康资本投资和形成的效率基础问题，后者决定健康福利目标实现的公平规则问题。相对于人们的健康需要来说，医疗卫生资源同样是稀缺的，因此需要以市场机制为基础有效配置医疗卫生资源，以很好地满足人们的健康需要。与此同时，政府等公共机构需要着眼于整个社会或社区人群健康状况，建立相应的公共卫生系统，向国民提供清洁水源和公共卫生基础设施，对重大流行病性传播疾病进行预防、治疗和控制，定期开展群众性健康普查和诊治活动，有组织地改善儿童营养状况、提供母婴保健和计划生育服务，加强烟草、酒类和毒品的监管查禁工作，清除公共环境污染等，而所有这些服务项目，大都具有显著的公共性、外部性和长期投资性，需要政府发挥主导作用。

　　基于人本发展理念推行"健康中国"战略，就是要在市场机制的基础上，充分发挥政府微观规制和宏观调控的主导作用，积极推动医疗卫生体制改革和医院组织制度创新，加快公共卫生系统建设步伐和加大国民健康公共投资力度，向广大贫困人口和弱势群体提供医疗保健补贴，不断改善人民群众健康状况和提高社会公共卫生服务水平。但是，由于中国转型期的特殊复杂性，尤其是城乡分割的二元体制格局和区域发展的高度不平衡性致使城乡居民疾病模式、区域健康发展差异甚大，以及工业化、城镇化、人口老龄化、疾病普遍化、生态环境及生活方式变化等错综复杂的因素给医疗卫生系统带来一系列新的医疗健康矛盾和问题，可以说，未来相当长时期内中国人民健康发展面临着前所未有的严峻挑战。

为此，"健康中国"战略的总体思路应该是：坚持"以人民为中心"的人本发展思想，以提高国民健康水平为核心，以体制机制改革创新为动力，以普及健康生活、优化健康服务、完善健康保障、建设健康环境、发展健康产业为重点，把健康融入所有政策，加快转变健康领域发展方式，全方位、全周期维护和保障人民健康，大幅提高健康水平，显著改善健康公平，为实现"两个一百年"奋斗目标和中华民族伟大复兴的中国梦提供坚实的健康基础。

◇　关于当下中国医疗民生状况的几个基本判断

经过为期一年多的调查研究，基于线上问卷调查数据分析与志愿者入户典型调查报告文本分析，我们发现：当下我国民众对于生老病死持有较达观包容的态度，对于中西医现代化发展及其带来的民生困扰以及深层体制性根源大都也持有比较理性的认知态度；同时应该承认，由于医疗资源集中性配置造成供给性短缺等复杂原因，公立大医院及其医务人员的服务态度及质量存在着一系列"老大难"问题。总体而言，目前中国医疗民生矛盾聚焦表现在三个方面：①医疗民生状态的城乡差异远远大于东南西北中的区域差异；②因病致贫是医疗民生困境的重中之重；③由于环境污染、转型压力等复杂原因，心脑血管等慢性病、车祸工伤事故及各种癌症，成为近年来基层老百姓遭遇意外困境及常态病患症状。

第一，当下国人特别是高收入者、大城市居民及体制内群体关于医疗民生状况的心态，总体来说是平和达观包容的。随着收入水平的提高、经济条件及医保状况的改善及年龄阅历的增长，人们越来越倾向于追求"活得有意义，死得有尊严"，并认为面对无可挽回的病痛折磨时选择安乐死是"个人权利的自然延伸，应该积极倡导"。

第二，当下我国民众关于"看病难、看病贵"的医疗民生现状及其存在问题的性质及根源，在理性认知层面虽谈不上深刻，但至少是不肤浅的。也就是说，人们对于当下医疗卫生领域的现状及问题及其造成的深层次体制根源，特别是公费医疗、城镇职工及新农合"三位不一体"的现行基本医疗保险体制存在身份歧视性问题以及未来改革的基本方向及政策取向，大都是"心知肚明而心照不宣"或"英雄所见略同"的，尽管由于年龄阅历、收入水平、体制内外职业身份及所处社区环境的差异性，在具体认知倾向性分布上也存在着一些"容易理解"的差异性。

第三，无论是从"看病贵"还是从"看病难"层面来看，人们对公立医院及其医护人员的服务态度的感知都是多种多样的；而总的来看，无论出于什么原因，已经改革40年的医疗卫生领域，在当下公立医院特别是人满为患的大医院中，医务人员态度或多或少都存在似曾相识的"不热不冷"问题。人们关于"没有看病只要挂号就收费"现象合理性的认同度，随着年龄增长而明显下降，随着收入水平的提高而提高，一、二线大中城市社区居民明显高于小城镇特别是基层农村社区居民；关于日常到大医院就医感受到的医护人员服务态度好坏，除了认为医务人员服务态度随年龄增长而有递减的趋势、医务人员服务态度存在问题者随年龄增长而有增加的趋势外，在收入水平、职业身份及常住社区维度上不存在显著差异性。

第四，近百年来"西学东渐"是全球化浪潮对中国传统文化的一个必然冲击，在这样的大背景下，中国医疗卫生领域的现代化转型也是大势所趋。尽管以"治未病"的中医具有诸多优良文化传统需要继续发扬光大，尤其是对于弥补和纠正现代科技支撑及行业利益驱动下形成的"过度医疗"现象具有重大的现实意义，但人们日常在选择用药看病时，总的来说还是更加倾向于"相信西医"。这说明，即便有诸多群体心理及情感纠结，当下国人对于现代医学成果及其作用还是直面现实、实事求是的，是有自己的"理性认知"的。

第五，尽管不同年龄段、收入水平、职业身份及常住区域群体由于看问题的各自背景及角度存在差异性，但总的来说，当下民众关于"看病难、看病贵"的医疗民生问题及其体制性根源，以及如何走出医疗民生困局的基本途径和根本性出路，认知相当深刻，绝大多数人对于"健康中国"建设的"技术决定论"持质疑态度，并对解决中国当下医疗民生难题的传统计划化模式是持怀疑态度的。

第六，医疗资源城聚化供给与广大农民分散性需求矛盾突出。医疗民生状态的城乡差异远远大于东南西北中的区域差异，医疗资源高度集中于城市三甲大医院，农村偏远地区基层医疗机构形同虚设，造成广大农民群众"看病难、看病贵"，这是普遍存在的突出医疗民生矛盾和问题。

第七，全国城乡因病致贫问题相当普遍而严峻，迫切需要建立"大病医保"机制。中国作为一个具有数千年文明历史的发展中大国，"扶贫""反贫困"是一项长期的具有战略性挑战的重大发展任务。长期以来，由于城乡居民基本医保、大病保险、医疗救助筹资水平有限，城乡居民门诊、住院实际补偿水平还不高，而城乡居民特别是农民家庭收入水平较低，老百姓尤其是广大农村地区的普通群众一旦患上大病、重病，就很容易因病致贫、因病返贫，健康扶贫在减少存量和控制增量两个方面面临巨大挑战。因此，贫困户救济，是解决医疗民生问题及制定应对之策的重中之重。

第八，医患双方两无奈供求矛盾突出，过度医疗低效健康悖论不容忽视。从患者的角度看，日常到医院尤其是到人满为患的大医院"看病难、看病贵"是民众的普遍感受，而从医生的角度来看，尤其是对高先生这样的三甲医院门诊急诊科从业十多年的一线执业医师来说，每天面对病人各种各样的"不信任"甚至不可理喻的行为，往往也有说不出的酸甜苦辣滋味；两相对照，往往更能够凸显当下"医患双方两无奈"的供求矛盾和冲突。但是，人的健康状况，除了与临床医疗技术水平直接相关，还受遗传基因、自然地理环境、饮食质量或营养状况、生活方式或习惯等复杂因素的影响，前者（患病治疗）是果，后者是因；而在现代社会，特别是正处在工业化、城镇化、市场化"三化"转型期的中国社会，更为复杂多变的社会经济文化因素耦合作用，导致健康问题日益突出的情况下，仍然将相当多的资源分配或浪费到治标难治本的医疗技术性服务方面，结果必然导致在医疗费用快速攀升、人们不堪重负的同时，其边际贡献越来越小甚至为负值的"健康经济悖论"；这种"（唯）医疗技术悖论""过度医疗悖论"或"过度医疗低效健康悖论"，在当下中国医疗领域普遍存在且相当严重，大有愈演愈烈之势。

第九，2018—2019年度正好是中国改革开放四十周年，医改作为民生领域改革开放的一个缩影，其四十年"否定之否定"的艰辛探索轨迹，是整个体制在"市场化取向"与"计划化惯性"之间不断调和、相互博弈的结果。尤其是大规模财政投入在以"补供方"为主流的利益驱动下，在稀缺优质医疗资源聚集到公立医院的同时，诱致社会力量及民营医疗机构在权力寻租中野蛮生长，使得医疗民生依然陷于两难困局，未来何去何从仍是个难解的大问题。

◇ 方向感与执行力："健康中国"未来之展望

这是一个大时代，是已经改革开放四十年并在未来三十年将要实现民族伟大复兴、为人类构建命运共同体的大时代，是全面实现小康、全面建设"健康中国"的大时代。在这个大时代，战略大局已定，基本战略方向及目标也已锚定，顶层设计已经完成，而且落地实施的执行力也从不缺乏，因此，"健康中国"之未来可谓"前景广阔，一片光明"。虽然道路肯定是曲折的、挑战无疑是不可避免的，但我们凭借道路自信、理论自信、制度自信、文化自信可以克服它。

直面现实、展望未来，就推进"健康中国"战略而言，我们应该在坚持"四个自信"的基础上，有方向感地做到"四个坚持"。

——坚持"以人为本、投资健康、平等良治"的基本方针，在重新界定政府与市场在医疗卫生领域的职能角色、提高市场资源配置效率的基础上，大刀阔斧地进行反官僚、反垄断的体制改革，严格限制政府权力、积极强化政府责任，有效调动公共卫生资源，解除"健康贫困"问题，实现公平目标。

——坚持"基本公共卫生服务均等化"的公平原则，基于"健康扶贫优先"的发展理念，以农村和基层为重点推动健康领域基本公共服务均等化，保证政府投资首先向广大农民、西部落后地区、贫困人口和社会弱势群体倾斜，使这部分人能够获得最基本的初级医疗保健服务，逐步缩小城乡、地区、人群间基本健康服务和健康水平的差距，建立"低水平、广覆盖、高效率"的基本医疗保险体系，不断提高人们抵御健康风险的能力和国民整体健康素质水平。

——坚持"预防为主、防治结合、中西医并重"的健康发展规律，基于"大健康"理念构建整合型医疗卫生服务体系，推动健康服务从规模扩张的粗放型发展转变到质量效益提升的绿色集约式发展，推动中医药和西医药相互补充、协调发展，不断提升全面健康服务水平。

——坚持"改革开放、制度创新、循序渐进"的变革规则，将医疗卫生产业纳入国家产业发展规划，把国民健康发展纳入国民经济发展总体目标，尽快建立健全国家公共医疗卫生危机预警管理系统，在制度安排和运作机制上保证医疗卫生领域改革和发展顺利进行，全面实施"共建共享、全民健康"的"健康中国"战略。

在实施策略及执行力方面，正如中共中央、国务院制定发布的《"健康中国2030"规划纲要》所指出的那样，要以人民健康为中心，坚持"以基层为重点，以改革创新为动力，预防为主、中西医并重，把健康融入所有政策让人民共建共享"的卫生与健康工作方针，从供给侧和需求侧两端发力，统筹社会、行业和个人三个层面，形成维护和促进国民健康的强大合力；立足全人群和全生命周期两个着力点，提供公平可及、系统连续、覆盖全生命周期的健康服务，使全体人民享有所需要的、有质量的、可负担的预防治疗康复保健服务。具体来说，就改善医疗民生而言，要着重在以下几个方面加大举措：

——加大公立医院改革力度，完善药品零差率后续补偿措施，深化医疗服务价格形成及运作机制改革，加快建立符合行业特点的人力资源管理薪酬制度，落实好党委领导下的院长负责制，建立健全一整套基于市场竞争机制并得到有效制衡监管的现代医院运营管理制度体系。

——围绕重点领域、关键环节加大放权力度，建立完善以"四分开"为核心的中国特色分级诊疗制度体系，以学科建设为抓手推动区域分开，以县医院建设为抓手推动城乡分开，以病种为抓手推动上下分开，以三级医院日间服务为抓手推动急慢分开，加强科学规划、布局医疗联合体建设，促进医疗资源合理配置，全面建立预约诊疗、远程医疗、检查检验结果互认等制度。

——坚持中西医并重，加强中西医协作攻关，落实"分类救治"策略，做好九种大病集中救治工作，提高重大疾病临床疗效，完善农村贫困人口兜底医疗保障政策，有效解决因病致贫、返贫，协调推进基本医疗保障制度建设，完善大病统筹保险制度，不断改进医保支付方式以调动医疗机构疾病预防、控制成本的积极性。

——加快"医药分开"改革步伐，完善药品供应保障制度、国家基本药物制度，推进专利药国际法谈判、多措并举解决药品短缺问题，建立健全国家药品价格谈判机制、药品出厂价格信息可追溯机制、短缺药品供应保障预警机制及药品储备应急供应机制，推进药品、医疗器械流通企业向供应链上下游延伸开展服务，规范医药电子商务、推广应用现代物流管理与技术，落实医疗机构药品、耗材采购主体地位并鼓励联合采购。

——完善医疗质量管理和临床诊疗相关规范体系，建设综合监管制度，加强行业全要素全流程监管，进一步创新治理模式和问责机制，强化事中事后监管，推动基层服务模式由间断性服务逐步转变为连续性、责任式健康管理，以实践检验、基层评判、群众认可为标准规范临床诊疗行为，努力为人民群众提供安全、有效、方便、价廉的基本医疗卫生服务。

附录 1

相关重要文件

中共中央、国务院关于卫生改革与发展的决定

(中发〔1997〕3 号，1997 年 1 月 15 日发布)

人人享有卫生保健，全民族健康素质的不断提高，是社会主义现代化建设的重要目标，是人民生活质量改善的重要标志，是社会主义精神文明建设的重要内容，是经济和社会可持续发展的重要保障。全党、全社会都要高度重视卫生事业，保护和增进人民健康。

建国以来，特别是改革开放以来，我国卫生事业有了很大发展，取得了举世瞩目的成就。卫生队伍已具规模，卫生服务体系基本形成，卫生科技水平迅速提高。医药生产供给能力显著改善，中医药事业得到继承发扬。卫生改革取得成效并逐步深化，法制建设不断加强。爱国卫生运动深入开展，部分严重危害人民健康的疾病已得到控制或基本消灭。人民健康水平显著提高，平均期望寿命由建国前的 35 岁提高到 70 岁，婴儿死亡率由 200‰ 下降为 31.4‰。四十多年来，卫生工作对于促进我国社会主义现代化建设事业的发展发挥了重要作用，广大卫生人员为保护和增进人民健康做出了重大的贡献。同时应该看到，当前卫生事业的发展与经济建设和社会进步的要求还不相适应，地区间卫生发展不平衡，农村卫生、预防保健工作薄弱，医疗保障制度不健全，卫生投入不足，资源配置不够合理，存在医药费用过快上涨的现象，卫生服务质量和服务态度同人民群众的要求还有差距，卫生工作尚未得到全社会人民群众对改善卫生服务和提高生活质量将有更多更高的要求。工业化、城市化、人口老龄化进程加快，与生态环境、生活方式相关的卫生问题日益加重，慢性非传染性疾病患病率上升。一些传染病、地方病仍危害着人民健康，有些新的传染病对人民健康构成重大威胁。这一切要求我国卫生事业有一个大的发展与提高。

从现在到 2010 年是建设有中国特色社会主义事业承前启后、继往开来的重要时期。为了贯彻党的十四届五中全会、六中全会精神，落实《中华人民共和国国民经济和社会发展"九五"计划和 2010 年远景目标纲要》提出的卫生工作任务，保证跨世纪宏伟目标的顺利实现，中共中央、国务院特作如下决定。

一、卫生工作的奋斗目标和指导思想

（1）卫生工作的奋斗目标是：以马克思列宁主义、毛泽东思想和邓小平建设有中国特色社会主义理论为指导，坚持党的基本路线和基本方针，不断深化卫生改革，到 2000 年，初步建立起具有中国特色的包括卫生服务、医疗保障、卫生执法监督的卫生体系，基本实现人人享有初级卫生保健，国民健康水平进一步提高。到 2010 年，在全国建立起适应社会主义市场经济体制和人民健康需求的、比较完善的卫生体系，国民健康的主要指标在经济较发达地区达到或接近世界中等发达国家的平均水平，在欠发达地区达到发展中国家的先进水平。

（2）新时期卫生工作的方针是：以农村为重点，预防为主，中西医并重，依靠科技与教育，动员全社会参与，为人民健康服务，为社会主义现代化建设服务。

（3）我国卫生事业是政府实行一定福利政策的社会公益事业。卫生事业发展必须与国民经济和社会发展相协调，人民健康保障的福利水平必须与经济发展水平相适应。政府对发展卫生事业负有重要责任。各级政府要努力增加卫生投入，广泛动员社会各方面筹集发展卫生事业的资金，公民个人也要逐步增加对自身医疗保健的投入。到本世纪末，争取全社会卫生总费用占国内生产总值的 5% 左右。

（4）卫生改革与发展应遵循以下基本原则：

坚持为人民服务的宗旨，正确处理社会效益和经济收益的关系，把社会效益放在首位。防止片面追求经济收益而忽视社会效益的倾向。

以提高人民健康水平为中心，优先发展和保证基本卫生服务，体现社会公平，逐步满足人民群众多样化的需求。

发展卫生事业要从国情出发，合理配置资源，注重提高质量和效率。重点加强农村卫生、预防保健和中医药工作。因地制宜，分类指导，逐步缩小地区间差距。

举办医疗机构要以国家、集体为主，其他社会力量和个人为补充。

扩大对外开放，加强国际卫生领域的交流与合作，积极利用和借鉴国外先进科学技术和管理经验。

坚持社会主义物质文明和精神文明两手抓、两手都要硬。加强卫生行业职业道德建设，不断提高卫生队伍的思想道德素质和业务技术水平。

二、积极推进卫生改革

（5）卫生改革的目的在于增强卫生事业的活力，充分调动卫生机构和卫生人员的积极性，不断提高卫生服务的质量和效率，更好地为人民健康服务，为社会主义现代化建设服务。要适应社会主义市场经济的发展，遵循卫生事业发展的内在规律，逐步建立起宏观调控有力、微观运行富有生机的新机制。

（6）改革城镇职工医疗保障制度。建立社会统筹与个人账户相结合的医疗保险制度，逐步扩大覆盖面，为城镇全体劳动者提供基本医疗保障。保障水平要与社会生产力发展水平以及各方面的承受能力相适应。保险费用由国家、用人单位和职工个人三方合理负担。职工社会医疗保险实行属地管理。要切实加强对医疗保险基金的管理和监督。建立对医患双方的制约机制，积极探索科学合理的支付方式，有效地控制医药费用不合理增长。

医疗机构和医务人员对于搞好职工医疗保障制度改革起着重要的作用，要积极参与改革，因病施治，合理检查，合理用药，遏制浪费。同时，政府要切实解决好医疗机构的补偿问题。

"九五"期间，要在搞好试点、总结经验的基础上，基本建立起城镇职工社会医疗保险制度，积极发展多种形式的补充医疗保险。

（7）改革卫生管理体制。各级卫生行政部门要转变职能，运用法律法规、方针政策、规划指导、信息服务和经济手段等，加强卫生行业管理。

要合理配置并充分利用现有的卫生资源，提高卫生资源利用效率。区域卫生规划是政府对卫生事业发展实行宏观调控的重要手段，它以满足区域内全体居民的基本卫生服务需求为目标，对机构、床位、人员、设备和经费等卫生资源实行统筹规划、合理配置。

市（地）级政府根据中央和省级人民政府制定的区域卫生规划指导原则和卫生资源配置标准制定当地区域卫生规划，并组织实施。卫生行政部门依据区域卫生规划，对区域内卫生发展实行政策指导、组织协调、监督检查；对现有卫生资源要逐步调整，新增卫生资源要严格审批管理。

企业卫生机构是卫生资源的重要组成部分，在深化企业改革过程中，要根据实际情况积极探索，逐步实现企业卫生机构社会化。

（8）改革城市卫生服务体系，积极发展社区卫生服务，逐步形成功能合理、方便群众的卫生服务网络。基层卫生机构要以社区、家庭为服务对象，开展疾病预防、常见病与多发病的诊治、医疗与伤残康复、健康教育、计划生育技术服务和妇女儿童与老年人、残疾人保健等工作。要把社区医疗服务纳入职工医疗保险，建立双向转诊制度。有计划地分流医务人员和组织社会上的医务人员，在居民区开设卫生服务网点，并纳入社区卫生服务体系。

城市大医院主要从事急危重症和疑难病症的诊疗，结合临床实践开展医学教育和科研工作，不断提高医学科技水平，还要开发适宜技术，指导和培训基层卫生人员。

社会力量和个人办医实行自主经营，自负盈亏。政府对其积极引导，依法审批，严格监督管理。当前，要切实纠正"乱办医"的现象。

（9）改革卫生机构运行机制。卫生机构要通过改革和严格管理，建立起有责任、有激励、有约束、有竞争、有活力的运行机制。

卫生机构实行并完善院（所、站）长负责制。要进一步扩大卫生机构的经营管理自主权。继续深化人事制度与分配制度改革，运用正确的政策导向、思想教育和经济手段，打破平均主义，调动广大卫生人员的积极性。

加快制定卫生机构设置、人员编制的标准，规范财政对卫生机构的投入，改革和完善卫生服务价格体系。调整医疗机构收入结构，降低药品收入在医疗机构收入中的比重，合理控制医药费用的增长幅度，医疗收支和药品收支实行分开核算、分别管理。

在保证完成基本卫生服务任务的前提下，医疗机构可开展与业务相关的服务，预防保健机构可以适当开展有偿服务，以适应不同层次的社会需求，同时要加强监督管理。

三、加强农村卫生工作，实现初级卫生保健规划目标

（10）农村卫生关系到保护农民健康和振兴农村经济的大局，各级党委和政府要高度重视，采取有力措施，切实予以加强。

初级卫生保健规划提出了到 2000 年不同地区农村卫生工作的主要任务和目标，落实初级卫生保健规划是做好农村卫生工作的关键。各级政府要把这项工作纳入国民经济和社会发展规划，实行目标管理，为小康县、乡、村建设创造必要的条件。

（11）积极稳妥地发展和完善合作医疗制度。合作医疗对于保证农民获得基本医疗服务、落实预防保健任务、防止因病致贫具有重要作用。举办合作医疗，要在政府的组织和领导下，坚持民办公助和自愿参加的原则。筹资以个人投入为主，集体扶持，政府适当支持。要通过宣传教育，提高农民自我保健和互助共济意识，动员农民积极参加。要因地制宜地确定合作方式、筹资标准、报销比例，逐步提高保障水平。预防保健保偿制度作为一种合作形式应继续实行。要加强合作医疗的科学管理和民主监督，使农民真正受益。力争到 2000 年在农村多数地区建立起各种形式的合作医疗制度，并逐步提高社会化程度；有条件的地方可以逐步向社会医疗保险过渡。

（12）加强农村卫生组织建设，完善县、乡、村三级卫生服务网。合理确定卫生机构的规模和布局，调整结构和功能。切实办好县级医院，提高其综合服务能力。继续加强县级防疫、妇幼保健机构和乡镇卫生院三项建设工作，力争"九五"期间基本实现"一无三配套"（无危房，房屋、人员、设备配套）的目标。乡镇卫生院要做好预防保健工作，努力提高医疗质量，重点加强急救和产科建设。村级卫生组织以集体办为主。乡、村卫生组织的经营管理形式可根据各地实际情况确定。健全农村的药品供应渠道，保证用药安全有效。

（13）巩固与提高农村基层卫生队伍。合理解决农村卫生人员待遇，村集体卫生组织的乡村医生收入不低于当地村干部的收入水平。通过多种形式培训，到 2000 年

使全国80%的乡村医生达到中专水平。严禁非卫生技术人员进入卫生技术岗位。

医药卫生院校要做好定向招生和在职培训工作，为农村培养留得住、用得上的卫生技术人员。制定优惠政策，鼓励大专以上毕业生到县、乡卫生机构工作。

（14）建立城市卫生机构对口支援农村的制度，采取人员培训、技术指导、巡回医疗、设备支持等方式，帮助农村卫生机构提高服务能力。城市卫生技术人员在晋升主治医师和副主任医师之前，必须分别到县或乡卫生机构工作半年至1年。

（15）要高度重视并做好贫困地区和少数民族地区的卫生工作。各级政府要把卫生扶贫纳入当地扶贫计划，安排必要的扶贫资金，帮助这些地区重点解决基础卫生设施、改善饮水条件和防治地方病、传染病。要把扶持这些地区卫生事业发展作为财政转移支付的重要内容。鼓励发达地区对口支援贫困地区和少数民族地区的卫生工作。

四、切实做好预防保健工作，深入开展爱国卫生运动

（16）各级政府对公共卫生和预防保健工作要全面负责，加强预防保健机构的建设，给予必要的投入，对重大疾病的预防和控制工作要保证必需的资金。预防保健机构要做好社会群体的预防保健工作。医疗机构也要密切结合自身业务积极开展预防保健工作。要宣传动员群众，采取综合措施，集中力量消灭或控制一些严重威胁人民健康的传染病和地方病；加强对经血液途径传播的疾病的预防和控制；积极开展对心脑血管疾病、肿瘤等慢性非传染性疾病的防治工作。增强对突发性事件引发的伤病及疾病暴发流行的应急能力。重视对境内外传染病发生和传播动向的监测。

（17）认真做好食品卫生、环境卫生、职业卫生、放射卫生和学校卫生工作。改善生活、生产、工作、学习、娱乐等场所卫生条件，加强环境卫生监测和职业病防治工作，保护人们的健康权益，不允许以污染环境、危害健康为代价片面追求经济增长。

（18）健康教育是公民素质教育的重要内容，要十分重视健康教育，提高广大人民群众的健康意识和自我保健能力，积极推进"九亿农民健康教育行动"。要普及医药科学知识，教育和引导人民群众破除迷信，摒弃陋习，积极参加全民健身活动，促进合理营养，养成良好的卫生习惯和文明的生活方式，培养健康的心理素质。大力宣传和推广无偿献血。

（19）依法保护重点人群健康。加强妇幼保健工作，提高出生人口素质，降低婴幼儿死亡率、孕产妇死亡率，实现《九十年代中国儿童发展规划纲要》和《中国妇女发展纲要》的目标。积极开展老年人保健、老年病防治和伤残预防、残疾人康复工作。

（20）爱国卫生运动是我国发动群众参与卫生工作的一种好形式。在城市继续开展创建卫生城市活动，提高城市的现代化管理水平，增强市民的卫生文明意识，促进

文明城市建设。在农村继续以改水改厕为重点，带动环境卫生的整治，预防和减少疾病发生，促进文明村镇建设。城乡都要坚持开展除"四害"（蚊子、苍蝇、老鼠、蟑螂）活动。

五、中西医并重，发展中医药

（21）中医药是中华民族优秀的传统文化，是我国卫生事业的重要组成部分，独具特色和优势。我国传统医药与现代医药互相补充，共同承担保护和增进人民健康的任务。各级党委和政府要认真贯彻中西医并重的方针，加强对中医药工作的领导，逐步增加投入，为中医药发展创造良好的物质条件。中西医要加强团结，互相学习，取长补短，共同提高，促进中西医结合。

各民族医药是中华民族传统医药的组成部分，要努力发掘、整理、总结、提高，充分发挥其保护各族人民健康的作用。

（22）正确处理继承与创新的关系，既要认真继承中医药的特色和优势，又要勇于创新，积极利用现代科学技术，促进中医药理论和实践的发展，实现中医药现代化。坚持"双百"方针，繁荣中医药学术。

中医医疗机构要加强特色专科建设，改善技术装备条件，拓宽服务领域，不断满足人民群众对中医药的需求。注重发挥中医药在农村卫生工作中的优势和作用。

根据中医药发展需要，积极培养中医药各类专业人才，努力造就新一代名中医。认真总结高等中医药院校的办学经验，不断深化改革，办好现有高等中医药院校。继续做好名老中医药专家学术思想和经验的继承工作。加强对重大疾病防治、中药生产关键技术、中医复方以及基础理论的研究，力争有新的突破，整体学术水平有新的提高。积极创造条件，使中医药更广泛地走向世界。

（23）积极发展中药产业，推进中药生产现代化。改革、完善中药材生产组织管理形式，实行优惠政策，保护和开发中药资源。积极进行中药生产企业改革，逐步实现集约化、规模化。中药经营要按照少环节、多形式、渠道清晰、行为规范的原则，逐步形成统一、开放、竞争、有序的流通体制。加快制定中药的质量标准，促进中药生产和质量的科学管理。

六、推动科技进步，加强队伍建设

（24）贯彻科学技术是第一生产力的思想。针对严重危害我国人民健康的疾病，在关键性应用研究、高科技研究、医学基础性研究等方面，突出重点，集中力量攻关，力求有新的突破，使我国卫生领域的主要学科和关键技术逐步接近或达到国际先进水平。

深化卫生科技体制改革，优化结构，分流人员，增强卫生科研机构的活力。保证重点卫生研究机构和重点学科、实验室的投入和建设。促进卫生科技与防病治病相结合，加快科技成果的转化和应用，大力推广适宜技术。高度重视科技信息的开发、利用和传播，加强信息管理。

扩大卫生领域的国际交流与合作。通过双边、多边、官方、民间等多种形式，积极引进先进技术、智力和管理经验。做好卫生援外工作。

（25）办好医学教育，培养一支适应社会需求、结构合理、德才兼备的专业卫生队伍。深化高等医学教育改革，提高教育质量和办学效益。完善研究生培养和学位制度以及继续教育制度。临床医生的培养既要注重基础理论，更要注重临床综合技能。加快发展全科医学，培养全科医生。高度重视卫生管理人才的培养，造就一批适应卫生事业发展的职业化管理队伍。重视学术带头人与技术带头人的培养，努力创造条件，使优秀人才尤其是中青年人才能脱颖而出。鼓励留居海外的卫生科技人员回国工作或以各种形式为祖国服务。

中等医学专业教育要根据社会需求调整专业，重点做好农村卫生队伍的正规化培养工作。对社会举办的医药专业学校，教育和卫生部门要严格审批，加强管理。

各级各类卫生专业教育，都要突出职业道德教育，为全面提高卫生队伍素质打好基础。

要建立医师、药师等专业技术人员执业资格制度。不断完善城乡卫生技术职称评定和职务聘任工作。

（26）加强职业道德教育，开展创建文明行业活动。教育广大卫生人员弘扬白求恩精神，树立救死扶伤、忠于职守、爱岗敬业、满腔热忱，开拓进取、精益求精，乐于奉献、文明行医的行业风尚，自觉抵制拜金主义、个人主义及一切有损于群众利益的行为。开展创建文明行业活动，要同解决人民群众普遍关心的实际问题和促进卫生改革与发展相结合，持之以恒，务求实效。对模范卫生工作者和先进集体要大力宣传、表彰奖励。要完善内部监察和社会监督制度，坚决纠正行业不正之风。

七、加强药品管理，促进医、药协调发展

（27）药品是防病治病、保护人民健康的特殊商品。必须依法加强对药品研制、生产、流通、价格、广告及使用等各个环节的管理，严格质量监督，切实保证人民用药安全有效。国家建立并完善基本药物制度、处方药与非处方药分类管理制度和中央与省两级医药储备制度。

积极探索药品管理体制改革，逐步形成统一、权威、高效的管理体制。

（28）制定医药发展规划，使医药产业与卫生事业协调发展。加强宏观管理，调整医药企业结构和产品结构。国有大中型医药生产企业要建立现代企业制度，并形成规模经济。严格按照药品生产经营质量管理规范，加快医药生产经营企业的技术改

造，加强科学管理。鼓励和支持新药研究与开发，增强我国医药产品在国内外市场的竞争能力。

（29）改进和加强药品价格管理。国家制定药品价格政策，实行分类管理。要限定最高价格，控制利润率。对纳入国家基本药物目录和质优价廉的药品，制定鼓励生产流通的政策。加强对进口药品的审批与价格管理。

（30）整顿与规范药品流通秩序。加强对药品经营、销售的管理，严厉打击制售假劣药品的违法犯罪行为，坚决取缔非法药品市场和商业营销点，坚决制止药品购销活动中给予和收受回扣等违法行为。药品经销机构要自觉抵制各种不正当竞争行为，提供让人民放心满意的服务。

（31）重视并积极支持医疗仪器、医疗设备、医用材料、医用装置的研制、开发，提高质量，加强生产与使用的监督、管理。

八、完善卫生经济政策，增加卫生投入

（32）中央和地方政府对卫生事业的投入，要随着经济的发展逐年增加，增加幅度不低于财政支出的增长幅度。积极拓宽卫生筹资渠道，广泛动员和筹集社会各方面的资金，发展卫生事业。

公立卫生机构是非营利性公益事业单位，继续享受税、费优惠政策，地方政府要切实解决其社会负担过重的问题。

政府举办的各类卫生机构的基本建设及大型设备的购置、维修，由政府按区域卫生规划的要求给予安排；离退休人员费用和卫生人员的医疗保险费按国家规定予以保证。预防保健机构的人员经费和基本预防保健业务经费由财政预算安排，其有偿服务收入纳入预算管理，不冲抵财政拨款。卫生执法监督工作的费用由财政予以保证，实行"收支两条线"。医疗机构的经常性支出通过提供服务取得部分补偿，政府根据医疗机构的不同情况及其承担的任务，对人员经费给予一定比例的补助，对重点学科发展给予必要的补助。乡镇卫生院及贫困地区卫生机构的补助水平要适当提高。

对农村卫生、预防保健、中医药等重点领域，中央政府继续保留并逐步增加专项资金；地方政府也要相应增加投入。

（33）采取多种形式，多渠道筹集卫生资金。国家制定优惠政策，鼓励企事业单位、社会团体和个人自愿捐资，支持卫生事业。建立基金会，对无支付能力的危急患者实行医疗救助。

农村乡统筹要有一定数额用于农村卫生工作，村提留要有一定数额用于合作医疗，乡镇企业和其他乡村集体经济的收入也要支持农村卫生工作与合作医疗，具体筹资办法和比例由地方政府或集体经济组织确定。农民自愿缴纳的合作医疗费，属于农民个人消费性支出，不计入乡统筹、村提留。

各地还可因地制宜开拓其他筹资渠道。欢迎境外友好团体和人士支持我国卫生事业。

（34）完善政府对卫生服务价格的管理。要区别卫生服务性质，实行不同的作价原则。基本医疗服务按照扣除财政经常性补助的成本定价，非基本医疗服务按照略高于成本定价，供自愿选择的特需服务价格放宽。不同级别的医疗机构收费标准要适当拉开，引导患者合理分流。当前，要增设并提高技术劳务收费项目和收费标准，降低大型设备检查治疗项目过高的收费标准。建立能适应物价变动的卫生服务价格调整机制及有效的管理和监督制度。适当下放卫生服务价格管理权限。各级政府要把卫生服务价格改革纳入计划，分步实施，争取在二三年内解决当前存在的卫生服务价格不合理问题。

（35）卫生机构要加强经济管理，勤俭办卫生事业。要健全财务管理规章制度，改进核算办法，完善劳动收入分配制度，规范财务行为，提高财会队伍素质，不断提高卫生经费使用效益。加强审计和财政监督。

九、切实加强党和政府对卫生工作的领导

（36）党和政府的领导是发展卫生事业的根本保证。卫生健康、生老病死涉及每个家庭和个人的切身利益，各级党委和政府要把卫生工作摆上重要议事日程，作为关心群众疾苦、密切党群关系、促进经济和社会发展的大事来抓，每年至少讨论一两次。要把卫生改革与发展列入国民经济和社会发展总体规划，同步实施，并切实解决卫生工作中的实际困难和问题，努力为卫生改革与发展创造必要条件。各有关部门要认真履行职责，密切配合，共同做好卫生工作。

加强党的建设。充分发挥基层党组织的政治核心作用和共产党员的先锋模范作用，有针对性地做好卫生队伍的思想政治工作。党员领导干部要密切联系群众，以身作则，廉洁奉公。

（37）卫生工作实行分级负责、分级管理，合理划分中央和地方的事权。中央政府领导全国卫生工作，主要负责制定卫生法规、政策和国家卫生事业规划，指导和协调解决全国性的或跨省区的重大卫生问题，并运用各种方式帮助地方发展卫生事业。各级地方政府对本地区卫生工作全面负责，将其作为领导干部任期目标责任制和政绩考核的重要内容。各级政府要定期向同级人民代表大会报告卫生改革与发展情况，并接受监督与指导。

（38）推进卫生法制建设。要加快卫生立法步伐，完善以公共卫生、与健康相关产品、卫生机构和专业人员的监督管理为主要内容的卫生法律、法规，建立健全相配套的各类卫生标准。加强卫生法制的宣传教育，增强公民卫生法制意识。

各级政府要强化卫生行政执法职能，改革和完善卫生执法监督体制，调整并充实

执法监督力量，不断提高卫生执法监督队伍素质，保证公正执法。努力改善执法监督条件和技术手段，提高技术仲裁能力。坚决打击和惩处各种违法行为。

（39）各级党委和政府要关心和爱护广大卫生人员，提高他们的社会地位，改善他们的工作、学习和生活条件，解决好他们的工资待遇、住房等实际问题，充分调动他们的积极性。

要从政治上关心中青年卫生人员的成长，把德才兼备、具有管理和领导才能的中青年卫生人员，选拔到各级领导岗位上来。同时，要注意发挥老卫生人员的作用。

要在全社会形成尊重医学科学、尊重卫生人员的社会风气，建立起良好的医患关系，依法保护医患双方的合法权益。

（40）中国人民解放军和中国人民武装警察部队的卫生工作，担负着保护和增进全体官兵身体健康、保障国防建设和军事任务顺利完成的特殊使命，并具有为人民群众服务、支援地方卫生工作的光荣传统。要加强领导，保证各项卫生工作任务的落实和国家卫生法律的实施。

各地区、各部门要根据本决定的精神，结合各自的实际情况，制定深化卫生改革、加快卫生发展的计划和措施，并狠抓落实，不断提高我国各族人民的健康水平。

中共中央、国务院关于进一步加强农村卫生工作的决定

（中发〔2002〕13 号，2002 年 10 月 19 日发布）

农村卫生工作是我国卫生工作的重点，关系到保护农村生产力、振兴农村经济、维护农村社会发展和稳定的大局，对提高全民族素质具有重大意义。改革开放以来，党和政府为加强农村卫生工作采取了一系列措施，农村缺医少药的状况得到较大改善，农民健康水平和平均期望寿命有了很大提高。但是，从总体上看，农村卫生工作仍比较薄弱，体制改革滞后，资金投入不足，卫生人才匮乏，基础设施落后，农村合作医疗面临很多困难，一些地区传染病、地方病危害严重，农民因病致贫、返贫问题突出，必须引起各级党委和政府的高度重视。为进一步加强农村卫生工作，现作出如下决定。

一、农村卫生工作的指导思想和目标

1. 农村卫生工作的指导思想。贯彻落实江泽民同志"三个代表"重要思想，坚持以农村为重点的卫生工作方针，从农村经济社会发展实际出发，深化农村卫生体制改革，加大农村卫生投入，发挥市场机制作用，加强宏观调控，优化卫生资源配置，

逐步缩小城乡卫生差距，坚持因地制宜，分类指导，全面落实初级卫生保健发展纲要，满足农民不同层次的医疗卫生需求，从整体上提高农民的健康水平和生活质量。

2. 农村卫生工作的目标。根据全面建设小康社会和社会主义现代化建设第三步战略目标的总体要求，到2010年，在全国农村基本建立起适应社会主义市场经济体制要求和农村经济社会发展水平的农村卫生服务体系和农村合作医疗制度。主要包括：建立基本设施齐全的农村卫生服务网络，建立具有较高专业素质的农村卫生服务队伍，建立精干高效的农村卫生管理体制，建立以大病统筹为主的新型合作医疗制度和医疗救助制度，使农民人人享有初级卫生保健，主要健康指标达到发展中国家的先进水平。沿海经济发达地区要率先实现上述目标。

二、加强农村公共卫生工作

3. 明确农村公共卫生责任。各级政府按照分级管理，以县（市）为主的农村卫生管理体制，对农村公共卫生工作承担全面责任。国家针对现阶段影响农民健康的主要公共卫生问题，制定农村公共卫生基本项目和规划，各省、自治区、直辖市制定实施方案，市（地）、县（市）具体组织实施，全面落实农村公共卫生各项任务。

4. 加强农村疾病预防控制。坚持预防为主的方针，提高处理农村重大疫情和公共卫生突发事件的能力，重点控制严重危害农民身体健康的传染病、地方病、职业病和寄生虫病等重大疾病。到2010年，农村地区儿童计划免疫接种率达到90%以上；95%以上的县（市、区）实施现代结核病控制策略；75%的乡（镇）能够为艾滋病病毒感染者和艾滋病患者提供预防保健咨询服务；95%以上的县（市、区）实现消除碘缺乏病目标；地方病重病区根据本地区情况，采取改水、改灶、换粮、移民、退耕还林还草等综合性措施，有效预防和控制地方病。积极开展慢性非传染性疾病的防治工作。

5. 做好农村妇幼保健工作。制定有效措施，加强农村孕产妇和儿童保健工作，提高住院分娩率，改善儿童营养状况。要保证乡（镇）卫生院具备处理孕产妇顺产的能力；县级医疗机构及中心乡（镇）卫生院具备处理孕产妇难产的能力。到2010年，全国孕产妇死亡率、婴儿死亡率要比2000年分别下降25%和20%。采取重点干预措施，有效降低出生缺陷发生率，提高出生人口素质。

6. 大力开展爱国卫生运动。以改水改厕为重点，加强农村卫生环境整治，促进文明村镇建设。根据各地不同情况，制定农村自来水普及率和卫生厕所普及率目标，并逐年提高。推进"亿万农民健康促进行动"，采取多种形式普及疾病预防和卫生保健知识，引导和帮助农民建立良好的卫生习惯，破除迷信，倡导科学、文明、健康的生活方式。

三、推进农村卫生服务体系建设

7. 建设社会化农村卫生服务网络。农村卫生服务网络由政府、集体、社会、个人举办的医疗卫生机构组成。打破部门和所有制界限，统筹规划、合理配置、综合利用农村卫生资源，建立起以公有制为主导、多种所有制形式共同发展的农村卫生服务网络。发挥市场机制的作用，多渠道吸引社会资金，发展民办医疗机构，支持城市医疗机构和人员到农村办医或向下延伸服务，对符合条件的民办医疗机构，应一视同仁，并按机构性质给予税收减免等鼓励政策。农村预防保健等公共卫生服务可由政府举办的卫生机构提供，也可由政府向符合条件的其他医疗机构购买。省级人民政府要根据县、乡、村卫生机构功能，制定基本设施配置标准。到 2010 年，基本完成县级医院、预防保健机构和乡（镇）卫生院房屋设备的改造和建设任务，已有的卫生院以改造为主，保证开展公共卫生和基本医疗服务所需的基础设施和条件。

8. 发挥农村卫生网络的整体功能。政府举办的县级卫生机构是农村预防保健和医疗服务的业务指导中心，承担农村预防保健、基本医疗、基层转诊、急救以及基层卫生人员的培训及业务指导职责。乡（镇）卫生院以公共卫生服务为主，综合提供预防、保健和基本医疗等服务，受县级卫生行政部门委托承担公共卫生管理职能。乡（镇）卫生院要改进服务模式，深入农村社区、家庭、学校，提供预防保健和基本医疗服务，一般不得向医院模式发展。村卫生室承担卫生行政部门赋予的预防保健任务，提供常见伤、病的初级诊治。要注重发挥社会、个人举办的医疗机构的作用。进一步完善乡村卫生服务管理一体化，鼓励县、乡、村卫生机构开展纵向业务合作，提高农村卫生服务网络整体功能。计划生育技术服务机构是农村卫生资源的组成部分。医疗卫生机构和计划生育技术服务机构要按照有关法律法规的规定，明确职能，发挥各自在农村卫生工作中的应有作用，实现优势互补、资源共享。

9. 推进乡（镇）卫生院改革。调整现有乡（镇）卫生院布局，在乡（镇）行政区划调整后，原则上每个乡（镇）应有一所卫生院。调整后的乡（镇）卫生院由政府举办，要严格控制规模，按服务人口、工作项目等因素核定人员，卫生院的人员、业务、经费等划归县级卫生行政部门按职责管理。对其余的乡（镇）卫生院可以进行资源重组或改制。要在全县（市）或更大范围内公开招聘乡（镇）卫生院院长，竞争上岗，实行院长任期目标责任制，保证其相应待遇，并将其工资和医疗保险单位缴费部分列入财政预算。要积极推进乡（镇）卫生院运行机制改革，探索搞活卫生院的多种运营形式，实行全员聘用制，形成有生机活力的用人机制和分配激励机制，提高乡（镇）卫生院效率。在改制过程中要规范资产评估、转让等操作程序，妥善安置人员，变现资金应继续用于农村卫生投入。

10. 提高农村卫生人员素质。高等医学院校要针对我国农村卫生实际需要，通过改革培养模式，调整专业设置和教学内容，强化面向农村需要的全科医学教育，可采取初中毕业后学习 5 年或高中毕业后学习 3 年的高等专科教育等方式，定向为农村培养适用的卫生人才。鼓励医学院校毕业生和城市卫生机构的在职或离退休卫生技术人员到农村服务。建立健全继续教育制度，加强农村卫生技术人员业务知识和技能培训，鼓励有条件的乡村医生接受医学学历教育。对卫生技术岗位上的非卫生技术人员要有计划清退，对达不到执业标准的人员要逐步分流。到 2005 年，全国乡（镇）卫生院临床医疗服务人员要具备执业助理医师及以上执业资格，其他卫生技术人员要具备初级及以上专业技术资格；到 2010 年，全国大多数乡村医生要具备执业助理医师及以上执业资格。

11. 发挥中医药在农村卫生服务中的优势与作用。合理配置卫生资源，加强县级中医医院和乡（镇）卫生院中医科建设，为农村中医药发展提供必要的物质条件，逐步形成中医特色和优势。加强乡村医生的中医药知识和技能培训，培养一批具有中医执业助理医师以上资格的农村中医骨干。鼓励农村临床医疗服务人员兼学中医并应用中医药诊疗技术为农民服务。要筛选推广农村中医药适宜技术，扩大中医药服务领域，在规范农村中医药管理和服务的基础上，允许乡村中医药技术人员自种、自采、自用中草药。要认真发掘、整理和推广民族医药技术。

12. 促进农村药品供应网络建设。支持鼓励大型药品经营企业通过兼并和改造县（市、区）药品批发企业，建立基层药品配送中心，鼓励药品零售连锁经营向农村延伸，方便农民就近购药。逐步推行农村卫生机构药品集中采购，也可由乡（镇）卫生院为村级卫生机构统一代购药品，但代购方不得以谋利为目的。有条件的地区可试行药品集中招标采购。制定乡村医生基本用药目录，规范用药行为。

四、加大农村卫生投入力度

13. 政府卫生投入要重点向农村倾斜。各级人民政府要逐年增加卫生投入，增长幅度不低于同期财政经常性支出的增长幅度。从 2003 年起到 2010 年，中央及省、市（地）、县级人民政府每年增加的卫生事业经费主要用于发展农村卫生事业，包括卫生监督、疾病控制、妇幼保健和健康教育等公共卫生经费、农村卫生服务网络建设资金等。要研究制定具体补助办法，规范政府对农村卫生事业补助的范围和方式。

14. 合理安排农村公共卫生经费。县级财政要根据国家确定的农村公共卫生基本项目，安排人员经费和业务经费。省、市（地）级财政要对县、乡开展公共卫生工作给予必要的业务经费补助。此外，省级财政还要承担购买全省计划免疫疫苗和相关的运输费用。中央财政通过专项转移支付对困难地区的重大传染病、地方病和职业病的预防控制等公共卫生项目给予补助。

15. 合理安排农村卫生机构经费和建设资金。县级人民政府负责安排政府举办的农村卫生机构开展公共卫生和必要的医疗服务经费、离退休人员费用和发展建设资金。中央和省级财政对贫困地区农村卫生机构基础设施建设和设备购置给予补助。

16. 加强农村卫生经费管理。按照规定的项目、标准和服务量将农村卫生经费纳入各级财政预算。地方各级人民政府要认真做好农村卫生专项资金使用的管理和监督，严禁各种挪用和浪费行为，充分发挥资金使用效益。

17. 加大卫生支农和扶贫力度。建立对口支援和巡回医疗制度。组织城市和军队的大中型医疗机构开展"一帮一"活动，采取援赠医疗设备、人员培训、技术指导、巡回医疗、双向转诊、学科建设、合作管理等方式，对口重点支援县级医疗卫生机构和乡（镇）卫生院建设。县级医疗机构要建立下乡巡回医疗服务制度，各地要为每个县配备一辆巡回医疗车，中央对贫困、民族地区购置巡回医疗车及其附属医疗设备给予资金补助，巡回医疗车的日常运行费用由地方财政负责。大力支持开展视觉"光明行动"等巡回医疗活动。严格执行城市医生在晋升主治医师或副主任医师职称前到农村累计服务一年的制度。政府组织的卫生支农所需经费由派出机构的同级财政给予补助。中央和省级人民政府要把卫生扶贫纳入扶贫计划，作为政府扶贫工作的一项重要内容，并在国家扶贫资金总量中逐步加大对卫生扶贫的投入，帮助贫困地区重点解决基础卫生设施建设，改善饮水条件，加强妇幼卫生和防治传染病、地方病等方面的困难。

五、建立和完善农村合作医疗制度和医疗救助制度

18. 逐步建立新型农村合作医疗制度。各级政府要积极组织引导农民建立以大病统筹为主的新型农村合作医疗制度，重点解决农民因患传染病、地方病等大病而出现的因病致贫、返贫问题。农村合作医疗制度应与当地经济社会发展水平、农民经济承受能力和医疗费用需要相适应，坚持自愿原则，反对强迫命令，实行农民个人缴费、集体扶持和政府资助相结合的筹资机制。农民为参加合作医疗、抵御疾病风险而履行缴费义务不能视为增加农民负担。有条件的地方要为参加合作医疗的农民每年进行一次常规性体检。要建立有效的农民合作医疗管理体制和社会监督机制。各地要先行试点，取得经验，逐步推广。到2010年，新型农村合作医疗制度要基本覆盖农村居民。经济发达的农村可以鼓励农民参加商业医疗保险。

19. 对农村贫困家庭实行医疗救助。医疗救助对象主要是农村五保户和贫困农民家庭。医疗救助形式可以是对救助对象患大病给予一定的医疗费用补助，也可以是资助其参加当地合作医疗。医疗救助资金通过政府投入和社会各界自愿捐助等多渠道筹集。要建立独立的医疗救助基金，实行个人申请、村民代表会议评议，民政部门审核批准，医疗机构提供服务的管理体制。

20. 政府对农村合作医疗和医疗救助给予支持。省级人民政府负责制定农村合作

医疗和医疗救助补助资金统筹管理办法。省、市（地）、县级财政都要根据实际需要和财力情况安排资金，对农村贫困家庭给予医疗救助资金支持，对实施合作医疗按实际参加人数和补助定额给予资助。中央财政通过专项转移支付对贫困地区农民贫困家庭医疗救助给予适当支持。从 2003 年起，中央财政对中西部地区除市区以外的参加新型合作医疗的农民每年按人均 10 元安排合作医疗补助资金，地方财政对参加新型合作医疗的农民补助每年不低于人均 10 元，具体补助标准由省级人民政府确定。

六、依法加强农村医药卫生监管

21. 强化农村卫生监督管理。卫生行政部门要加强行业管理，强化农村卫生机构、从业人员、卫生技术应用等方面的准入管理。加强农村卫生服务质量的评估、管理与监督，重点对乡、村卫生机构医疗操作规程、合理用药和一次性医疗用品、医疗器械消毒进行监督检查，规范农村卫生服务行为，保证农民就医安全。政府价格主管部门要加强对农村医疗服务价格及收费行为的监督管理。县级人民政府要充实力量，加大对乡、村巡回卫生监督的力度，加强对职业病防治、食品安全和生产销售健康相关产品的卫生监督工作，严禁危害农民身体健康的生产经营活动。严厉打击非法行医和其他危害公共卫生的违法行为。

22. 加强农村药品监管。药品监管部门要定期组织对县及县以下药品批发企业、零售企业、农村卫生机构的药品采购渠道和药品质量的检查，开展对制售假劣药品、过期失效药品、兽药人用等违法行为的专项治理，严肃查处无证无照经营药品行为，取缔各种非法药品集贸市场，大力整顿和规范中药材专业市场。要充实县级药品监管力量，积极为基层培养药品监管人员，改善药品监管装备条件，扩大农村用药监督检查和抽验的覆盖面，保证农民用上合格药品。政府价格主管部门要加强对农村医疗机构、药店销售药品的价格监督，严厉查处价格违法违规行为。

23. 加强高毒农药及剧毒杀鼠剂管理。政府主管部门要加强对农药特别是高毒农药的管理，严格实行农药生产经营许可制度。要认真做好杀鼠剂的登记审批工作，对申请登记的杀鼠剂进行严格审查，今后不再批准杀鼠剂的分装登记。要大力开展对制售高毒农药和杀鼠剂的专项整治活动，依法严厉打击非法生产、销售国家明令禁止的剧毒药品行为，对其制售窝点要坚决予以查封和取缔。要加强宣传教育工作，增强农民拒绝使用剧毒鼠药的意识。针对可能发生的农药生产和使用中毒，要制定应急预案。

七、加强对农村卫生工作的领导

24. 高度重视农村卫生工作。做好农村卫生工作，保护和增进农民健康，是各级党委和政府义不容辞的责任。我们要从实践"三个代表"重要思想的高度，充分认识加强农村卫生工作的重大意义，以对人民高度负责的精神，加强对农村卫生工作的领导。各级人民政府要定期研究农村卫生改革与发展工作。省、自治区、直辖市人民政府要全面贯彻中央的农村卫生工作方针政策，把初级卫生保健纳入国民经济和社会发展规划，制定本地区农村初级卫生保健发展规划，落实人力、物力、财力等各项保障措施，保证各项规划目标的实现。市（地）、县人民政府要全面落实农村初级卫生保健发展规划，把改善农村基本卫生条件、组织建立新型农村合作医疗制度、提高农民健康水平、减少本地区因病致贫和因病返贫人数、保证农村卫生支出经费等目标作为领导干部政绩考核的重要内容。经济发达地区，在完成中央提出的各项发展目标和任务的基础上，要根据本地经济发展水平和农民需要，加快农村卫生事业发展，提高农民医疗和健康水平。

25. 落实有关部门责任。中央和国家机关有关部门要对农村卫生的全局性问题制定切实可行的方针政策，并运用转移支付、西部开发、卫生扶贫等方式帮助经济欠发达地区发展农村卫生事业。各级党委和政府要组织协调有关部门，动员全社会力量共同做好农村卫生工作。卫生行政部门要充分发挥主管部门职能作用，宣传、计划、经贸、教育、科技、民政、财政、人事、农业、计划生育、环保、药监、体改、中医药、扶贫等有关部门要明确在农村卫生工作中的职责和任务，群众团体要在农村卫生工作中发挥积极作用。国务院和省、自治区、直辖市人民政府每年要对农村卫生工作情况进行专项督查，确保农村卫生各项工作的完成。

卫生部　财政部　农业部
关于建立新型农村合作医疗制度的意见

（国办发〔2003〕3 号，2003 年 1 月 16 日国务院办公厅转发）

建立新型农村合作医疗制度是新时期农村卫生工作的重要内容，是实践"三个代表"重要思想的具体体现，对提高农民健康水平，促进农村经济发展，维护社会稳定具有重大意义。根据《中共中央、国务院关于进一步加强农村卫生工作的决定》（中发〔2002〕13 号），提出以下意见。

一、目标和原则

新型农村合作医疗制度是由政府组织、引导、支持，农民自愿参加，个人、集体和政府多方筹资，以大病统筹为主的农民医疗互助共济制度。从 2003 年起，各省、自治区、直辖市至少要选择 2～3 个县（市）先行试点，取得经验后逐步推开。到

2010年，实现在全国建立基本覆盖农村居民的新型农村合作医疗制度的目标，减轻农民因疾病带来的经济负担，提高农民健康水平。

建立新型农村合作医疗制度要遵循以下原则：

（一）自愿参加，多方筹资。农民以家庭为单位自愿参加新型农村合作医疗，遵守有关规章制度，按时足额缴纳合作医疗经费；乡（镇）、村集体要给予资金扶持；中央和地方各级财政每年要安排一定专项资金予以支持。

（二）以收定支，保障适度。新型农村合作医疗制度要坚持以收定支，收支平衡的原则，既保证这项制度持续有效运行，又使农民能够享有最基本的医疗服务。

（三）先行试点，逐步推广。建立新型农村合作医疗制度必须从实际出发，通过试点总结经验，不断完善，稳步发展。要随着农村社会经济的发展和农民收入的增加，逐步提高新型农村合作医疗制度的社会化程度和抗风险能力。

二、组织管理

（一）新型农村合作医疗制度一般采取以县（市）为单位进行统筹。条件不具备的地方，在起步阶段也可采取以乡（镇）为单位进行统筹，逐步向县（市）统筹过渡。

（二）要按照精简、效能的原则，建立新型农村合作医疗制度管理体制。省、地级人民政府成立由卫生、财政、农业、民政、审计、扶贫等部门组成的农村合作医疗协调小组。各级卫生行政部门内部应设立专门的农村合作医疗管理机构，原则上不增加编制。

县级人民政府成立由有关部门和参加合作医疗的农民代表组成的农村合作医疗管理委员会，负责有关组织、协调、管理和指导工作。委员会下设经办机构，负责具体业务工作，人员由县级人民政府调剂解决。根据需要在乡（镇）可设立派出机构（人员）或委托有关机构管理。经办机构的人员和工作经费列入同级财政预算，不得从农村合作医疗基金中提取。

三、筹资标准

新型农村合作医疗制度实行个人缴费、集体扶持和政府资助相结合的筹资机制。

（一）农民个人每年的缴费标准不应低于10元，经济条件好的地区可相应提高缴费标准。乡镇企业职工（不含以农民家庭为单位参加新型农村合作医疗的人员）是否参加新型农村合作医疗由县级人民政府确定。

（二）有条件的乡村集体经济组织应对本地新型农村合作医疗制度给予适当扶持。扶持新型农村合作医疗的乡村集体经济组织类型、出资标准由县级人民政府确定，但集体出资部分不得向农民摊派。鼓励社会团体和个人资助新型农村合作医疗制度。

（三）地方财政每年对参加新型农村合作医疗农民的资助不低于人均10元，具体补助标准和分级负担比例由省级人民政府确定。经济较发达的东部地区，地方各级财政可适当增加投入。从 2003 年起，中央财政每年通过专项转移支付对中西部地区除市区以外的参加新型农村合作医疗的农民按人均 10 元安排补助资金。

四、资金管理

农村合作医疗基金是由农民自愿缴纳、集体扶持、政府资助的民办公助社会性资金，要按照以收定支、收支平衡和公开、公平、公正的原则进行管理，必须专款专用，专户储存，不得挤占挪用。

（一）农村合作医疗基金由农村合作医疗管理委员会及其经办机构进行管理。农村合作医疗经办机构应在管理委员会认定的国有商业银行设立农村合作医疗基金专用账户，确保基金的安全和完整，并建立健全农村合作医疗基金管理的规章制度，按照规定合理筹集、及时审核支付农村合作医疗基金。

（二）农村合作医疗基金中农民个人缴费及乡村集体经济组织的扶持资金，原则上按年由农村合作医疗经办机构在乡（镇）设立的派出机构（人员）或委托有关机构收缴，存入农村合作医疗基金专用账户；地方财政支持资金，由地方各级财政部门根据参加新型农村合作医疗的实际人数，划拨到农村合作医疗基金专用账户；中央财政补助中西部地区新型农村合作医疗的专项资金，由财政部根据各地区参加新型农村合作医疗的实际人数和资金到位等情况核定，向省级财政划拨。中央和地方各级财政要确保补助资金及时、全额拨付到农村合作医疗基金专用账户，并通过新型农村合作医疗试点逐步完善补助资金的划拨办法，尽可能简化程序，易于操作。要结合财政国库管理制度改革和完善情况，逐步实现财政直接支付。关于新型农村合作医疗资金具体补助办法，由财政部商有关部门研究制定。

（三）农村合作医疗基金主要补助参加新型农村合作医疗农民的大额医疗费用或住院医疗费用。有条件的地方，可实行大额医疗费用补助与小额医疗费用补助结合的办法，既提高抗风险能力又兼顾农民受益面。对参加新型农村合作医疗的农民，年内没有动用农村合作医疗基金的，要安排进行一次常规性体检。各省、自治区、直辖市要制订农村合作医疗报销基本药物目录。各县（市）要根据筹资总额，结合当地实际，科学合理地确定农村合作医疗基金的支付范围、支付标准和额度，确定常规性体检的具体检查项目和方式，防止农村合作医疗基金超支或过多结余。

（四）加强对农村合作医疗基金的监管。农村合作医疗经办机构要定期向农村合作医疗管理委员会汇报农村合作医疗基金的收支、使用情况；要采取张榜公布等措施，定期向社会公布农村合作医疗基金的具体收支、使用情况，保证参加合作医疗农民的参与、知情和监督的权利。县级人民政府可根据本地实际，成立由相关政府部门和参加合作医疗的农民代表共同组成的农村合作医疗监督委员会，定期检查、监督农村合作医疗基金使用和管理情况。农村合作医疗管理委员会要定期向监督委员会和同级人民代表大会汇报工作，主动接受监督。审计部门要定期对农村合作医疗基金收支和管理情况进行审计。

五、医疗服务管理

加强农村卫生服务网络建设，强化对农村医疗卫生机构的行业管理，积极推进农村医疗卫生体制改革，不断提高医疗卫生服务能力和水平，使农民得到较好的医疗服务。各地区要根据情况，在农村卫生机构中择优选择农村合作医疗的服务机构，并加强监管力度，实行动态管理。要完善并落实各种诊疗规范和管理制度，保证服务质量，提高服务效率，控制医疗费用。

六、组织实施

（一）省级人民政府要制订新型农村合作医疗制度的管理办法，本着农民参保积极性较高，财政承受能力较强，管理基础较好的原则选择试点县（市），积极、稳妥地开展新型农村合作医疗试点工作。试点工作的重点是探索新型农村合作医疗管理体制、筹资机制和运行机制。县级人民政府要制定具体方案，各级相关部门在同级人民政府统一领导下组织实施。

（二）要切实加强对新型农村合作医疗的宣传教育，采取多种形式向农民宣传新型农村合作医疗的重要意义和当地的具体做法，引导农民不断增强自我保健和互助共济意识，动员广大农民自愿、积极参加新型农村合作医疗。农民参加合作医疗所履行的缴费义务，不能视为增加农民负担。

建立新型农村合作医疗制度是帮助农民抵御重大疾病风险的有效途径，是推进农村卫生改革与发展的重要举措，政策性强，任务艰巨。各地区、各有关部门要高度重视，加强领导，落实政策措施，抓好试点，总结经验，积极稳妥地做好这项工作。

中共中央、国务院
关于深化医药卫生体制改革的意见
(2009 年 3 月 17 日)

按照党的十七大精神，为建立中国特色医药卫生体制，逐步实现人人享有基本医疗卫生服务的目标，提高全民健康水平，现就深化医药卫生体制改革提出如下意见。

一、充分认识深化医药卫生体制改革的重要性、紧迫性和艰巨性

医药卫生事业关系亿万人民的健康，关系千家万户的幸福，是重大民生问题。深化医药卫生体制改革，加快医药卫生事业发展，适应人民群众日益增长的医药卫生需求，不断提高人民群众健康素质，是贯彻落实科学发展观、促进经济社会全面协调可持续发展的必然要求，是维护社会公平正义、提高人民生活质量的重要举措，是全面建设小康社会和构建社会主义和谐社会的一项重大任务。

新中国成立以来，特别是改革开放以来，我国医药卫生事业取得了显著成就，覆盖城乡的医药卫生服务体系基本形成，疾病防治能力不断增强，医疗保障覆盖人口逐步扩大，卫生科技水平迅速提高，人民群众健康水平明显改善，居民主要健康指标处于发展中国家前列。尤其是抗击非典取得重大胜利以来，各级政府投入加大，公共卫生、农村医疗卫生和城市社区卫生发展加快，新型农村合作医疗和城镇居民基本医疗保险取得突破性进展，为深化医药卫生体制改革打下了良好基础。同时，也应该看到，当前我国医药卫生事业发展水平与人民群众健康需求及经济社会协调发展要求不适应的矛盾还比较突出。城乡和区域医疗卫生事业发展不平衡，资源配置不合理，公共卫生和农村、社区医疗卫生工作比较薄弱，医疗保障制度不健全，药品生产流通秩序不规范，医院管理体制和运行机制不完善，政府卫生投入不足，医药费用上涨过快，个人负担过重，对此，人民群众反映强烈。

从现在到 2020 年，是我国全面建设小康社会的关键时期，医药卫生工作任务繁重。随着经济的发展和人民生活水平的提高，群众对改善医药卫生服务将会有更高的要求。工业化、城镇化、人口老龄化、疾病谱变化和生态环境变化等，都给医药卫生工作带来一系列新的严峻挑战。深化医药卫生体制改革，是加快医药卫生事业发展的战略选择，是实现人民共享改革发展成果的重要途径，是广大人民群众的迫切愿望。

深化医药卫生体制改革是一项涉及面广、难度大的社会系统工程。我国人口多，人均收入水平低，城乡、区域差距大，长期处于社会主义初级阶段的基本国情，决定了深化医药卫生体制改革是一项十分复杂艰巨的任务，是一个渐进的过程，需要在明确方向和框架的基础上，经过长期艰苦努力和坚持不懈的探索，才能逐步建立符合我国国情的医药卫生体制。因此，对深化医药卫生体制改革，既要坚定决心、抓紧推进，又要精心组织、稳步实施，确保改革顺利进行，达到预期目标。

二、深化医药卫生体制改革的指导思想、基本原则和总体目标

（一）深化医药卫生体制改革的指导思想。以邓小平理论和"三个代表"重要思想为指导，深入贯彻落实科学发展观，从我国国情出发，借鉴国际有益经验，着眼于实现人人享有基本医疗卫生服务的目标，着力解决人民群众最关心、最直接、最现实

的利益问题。坚持公共医疗卫生的公益性质，坚持预防为主、以农村为重点、中西医并重的方针，实行政事分开、管办分开、医药分开、营利性和非营利性分开，强化政府责任和投入，完善国民健康政策，健全制度体系，加强监督管理，创新体制机制，鼓励社会参与，建设覆盖城乡居民的基本医疗卫生制度，不断提高全民健康水平，促进社会和谐。

（二）深化医药卫生体制改革的基本原则。医药卫生体制改革必须立足国情，一切从实际出发，坚持正确的改革原则。

——坚持以人为本，把维护人民健康权益放在第一位。坚持医药卫生事业为人民健康服务的宗旨，以保障人民健康为中心，以人人享有基本医疗卫生服务为根本出发点和落脚点，从改革方案设计、卫生制度建立到服务体系建设都要遵循公益性的原则，把基本医疗卫生制度作为公共产品向全民提供，着力解决群众反映强烈的突出问题，努力实现全体人民病有所医。

——坚持立足国情，建立中国特色医药卫生体制。坚持从基本国情出发，实事求是地总结医药卫生事业改革发展的实践经验，准确把握医药卫生发展规律和主要矛盾；坚持基本医疗卫生服务水平与经济社会发展相协调、与人民群众的承受能力相适应；充分发挥中医药（民族医药）作用；坚持因地制宜、分类指导，发挥地方积极性，探索建立符合国情的基本医疗卫生制度。

——坚持公平与效率统一，政府主导与发挥市场机制作用相结合。强化政府在基本医疗卫生制度中的责任，加强政府在制度、规划、筹资、服务、监管等方面的职责，维护公共医疗卫生的公益性，促进公平公正。同时，注重发挥市场机制作用，动员社会力量参与，促进有序竞争机制的形成，提高医疗卫生运行效率、服务水平和质量，满足人民群众多层次、多样化的医疗卫生需求。

——坚持统筹兼顾，把解决当前突出问题与完善制度体系结合起来。从全局出发，统筹城乡、区域发展，兼顾供给方和需求方等各方利益，注重预防、治疗、康复三者的结合，正确处理政府、卫生机构、医药企业、医务人员和人民群众之间的关系。既着眼长远，创新体制机制，又立足当前，着力解决医药卫生事业中存在的突出问题。既注重整体设计，明确总体改革方向目标和基本框架，又突出重点，分步实施，积极稳妥地推进改革。

（三）深化医药卫生体制改革的总体目标。建立健全覆盖城乡居民的基本医疗卫生制度，为群众提供安全、有效、方便、价廉的医疗卫生服务。

到2011年，基本医疗保障制度全面覆盖城乡居民，基本药物制度初步建立，城乡基层医疗卫生服务体系进一步健全，基本公共卫生服务得到普及，公立医院改革试点取得突破，明显提高基本医疗卫生服务可及性，有效减轻居民就医费用负担，切实缓解"看病难、看病贵"问题。

到2020年，覆盖城乡居民的基本医疗卫生制度基本建立。普遍建立比较完善的公共卫生服务体系和医疗服务体系，比较健全的医疗保障体系，比较规范的药品供应保障体系，比较科学的医疗卫生机构管理体制和运行机制，形成多元办医格局，人人享有基本医疗卫生服务，基本适应人民群众多层次的医疗卫生需求，人民群众健康水平进一步提高。

三、完善医药卫生四大体系，建立覆盖城乡居民的基本医疗卫生制度

建设覆盖城乡居民的公共卫生服务体系、医疗服务体系、医疗保障体系、药品供应保障体系，形成四位一体的基本医疗卫生制度。四大体系相辅相成，配套建设，协调发展。

（四）全面加强公共卫生服务体系建设。建立健全疾病预防控制、健康教育、妇幼保健、精神卫生、应急救治、采供血、卫生监督和计划生育等专业公共卫生服务网络，完善以基层医疗卫生服务网络为基础的医疗服务体系的公共卫生服务功能，建立分工明确、信息互通、资源共享、协调互动的公共卫生服务体系，提高公共卫生服务和突发公共卫生事件应急处置能力，促进城乡居民逐步享有均等化的基本公共卫生服务。

确定公共卫生服务范围。明确国家基本公共卫生服务项目，逐步增加服务内容。鼓励地方政府根据当地经济发展水平和突出的公共卫生问题，在中央规定服务项目的基础上增加公共卫生服务内容。

完善公共卫生服务体系。进一步明确公共卫生服务体系的职能、目标和任务，优化人员和设备配置，探索整合公共卫生服务资源的有效形式。完善重大疾病防控体系和突发公共卫生事件应急机制，加强对严重威胁人民健康的传染病、慢性病、地方病、职业病和出生缺陷等疾病的监测与预防控制。加强城乡急救体系建设。

加强健康促进与教育。医疗卫生机构及机关、学校、社区、企业等要大力开展健康教育，充分利用各种媒体，加强健康、医药卫生知识的传播，倡导健康文明的生活方式，促进公众合理营养，提高群众的健康意识和自我保健能力。

深入开展爱国卫生运动。将农村环境卫生与环境污染治理纳入社会主义新农村建设规划，推动卫生城市和文明村镇建设，不断改善城乡居民生活、工作等方面的卫生环境。

加强卫生监督服务。大力促进环境卫生、食品卫生、职业卫生、学校卫生，以及农民工等流动人口卫生工作。

（五）进一步完善医疗服务体系。坚持非营利性医疗机构为主体、营利性医疗机构为补充，公立医疗机构为主导、非公立医疗机构共同发展的办医原则，建设结构合理、覆盖城乡的医疗服务体系。

大力发展农村医疗卫生服务体系。进一步健全以县级医院为龙头、乡镇卫生院和

村卫生室为基础的农村医疗卫生服务网络。县级医院作为县域内的医疗卫生中心，主要负责基本医疗服务及危重急症病人的抢救，并承担对乡镇卫生院、村卫生室的业务技术指导和卫生人员的进修培训；乡镇卫生院负责提供公共卫生服务和常见病、多发病的诊疗等综合服务，并承担对村卫生室的业务管理和技术指导；村卫生室承担行政村的公共卫生服务及一般疾病的诊治等工作。有条件的农村实行乡村一体化管理。积极推进农村医疗卫生基础设施和能力建设，政府重点办好县级医院，并在每个乡镇办好一所卫生院，采取多种形式支持村卫生室建设，使每个行政村都有一所村卫生室，大力改善农村医疗卫生条件，提高服务质量。

完善以社区卫生服务为基础的新型城市医疗卫生服务体系。加快建设以社区卫生服务中心为主体的城市社区卫生服务网络，完善服务功能，以维护社区居民健康为中心，提供疾病预防控制等公共卫生服务、一般常见病及多发病的初级诊疗服务、慢性病管理和康复服务。转变社区卫生服务模式，不断提高服务水平，坚持主动服务、上门服务，逐步承担起居民健康"守门人"的职责。

健全各类医院的功能和职责。优化布局和结构，充分发挥城市医院在危重急症和疑难病症的诊疗、医学教育和科研、指导和培训基层卫生人员等方面的骨干作用。有条件的大医院按照区域卫生规划要求，可以通过托管、重组等方式促进医疗资源合理流动。

建立城市医院与社区卫生服务机构的分工协作机制。城市医院通过技术支持、人员培训等方式，带动社区卫生服务持续发展。同时，采取增强服务能力、降低收费标准、提高报销比例等综合措施，引导一般诊疗下沉到基层，逐步实现社区首诊、分级医疗和双向转诊。整合城市卫生资源，充分利用城市现有一、二级医院及国有企事业单位所属医疗机构和社会力量举办的医疗机构等资源，发展和完善社区卫生服务网络。

充分发挥中医药（民族医药）在疾病预防控制、应对突发公共卫生事件、医疗服务中的作用。加强中医临床研究基地和中医院建设，组织开展中医药防治疑难疾病的联合攻关。在基层医疗卫生服务中，大力推广中医药适宜技术。采取扶持中医药发展政策，促进中医药继承和创新。

建立城市医院对口支援农村医疗卫生工作的制度。发达地区要加强对口支援贫困地区和少数民族地区发展医疗卫生事业。城市大医院要与县级医院建立长期稳定的对口支援和合作制度，采取临床服务、人员培训、技术指导、设备支援等方式，帮助其提高医疗水平和服务能力。

（六）加快建设医疗保障体系。加快建立和完善以基本医疗保障为主体，其他多种形式补充医疗保险和商业健康保险为补充，覆盖城乡居民的多层次医疗保障体系。

建立覆盖城乡居民的基本医疗保障体系。城镇职工基本医疗保险、城镇居民基本医疗保险、新型农村合作医疗和城乡医疗救助共同组成基本医疗保障体系，分别覆盖城镇就业人口、城镇非就业人口、农村人口和城乡困难人群。坚持广覆盖、保基本、可持续的原则，从重点保障大病起步，逐步向门诊小病延伸，不断提高保障水平。建立国家、单位、家庭和个人责任明确、分担合理的多渠道筹资机制，实现社会互助共济。随着经济社会发展，逐步提高筹资水平和统筹层次，缩小保障水平差距，最终实现制度框架的基本统一。进一步完善城镇职工基本医疗保险制度，加快覆盖就业人口，重点解决国有关闭破产企业、困难企业等职工和退休人员，以及非公有制经济组织从业人员和灵活就业人员的基本医疗保险问题；2009年全面推开城镇居民基本医疗保险，重视解决老人、残疾人和儿童的基本医疗保险问题；全面实施新型农村合作医疗制度，逐步提高政府补助水平，适当增加农民缴费，提高保障能力；完善城乡医疗救助制度，对困难人群参保及其难以负担的医疗费用提供补助，筑牢医疗保障底线。探索建立城乡一体化的基本医疗保障管理制度。

鼓励工会等社会团体开展多种形式的医疗互助活动。鼓励和引导各类组织和个人发展社会慈善医疗救助。

做好城镇职工基本医疗保险制度、城镇居民基本医疗保险制度、新型农村合作医疗制度和城乡医疗救助制度之间的衔接。以城乡流动的农民工为重点积极做好基本医疗保险关系转移接续，以异地安置的退休人员为重点改进异地就医结算服务。妥善解决农民工基本医疗保险问题。签订劳动合同并与企业建立稳定劳动关系的农民工，要按照国家规定明确用人单位缴费责任，将其纳入城镇职工基本医疗保险制度；其他农民工根据实际情况，参加户籍所在地新型农村合作医疗或务工所在地城镇居民基本医疗保险。

积极发展商业健康保险。鼓励商业保险机构开发适应不同需要的健康保险产品，简化理赔手续，方便群众，满足多样化的健康需求。鼓励企业和个人通过参加商业保险及多种形式的补充保险解决基本医疗保障之外的需求。在确保基金安全和有效监管的前提下，积极提倡以政府购买医疗保障服务的方式，探索委托具有资质的商业保险机构经办各类医疗保障管理服务。

（七）建立健全药品供应保障体系。加快建立以国家基本药物制度为基础的药品供应保障体系，保障人民群众安全用药。

建立国家基本药物制度。中央政府统一制定和发布国家基本药物目录，按照防治必需、安全有效、价格合理、使用方便、中西药并重的原则，结合我国用药特点，参照国际经验，合理确定品种和数量。建立基本药物的生产供应保障体系，在政府宏观调控下充分发挥市场机制的作用，基本药物实行公开招标采购，统一配送，减少中间环节，保障群众基本用药。国家制定基本药物零售指导价格，在指导价格内，由省级人民政府根据招标情况确定本地区的统一采购价格。规范基本药物使用，制定基本药物临床应用指南和基本药物处方集。城乡基层医疗卫生机构应全部配备、使用基本药物，其他各类医疗机构也要将基本药物作为首选药物并确定使用比例。基本药物全部纳入基本医疗保障药物报销目录，报销比例明显高于非基本药物。

规范药品生产流通。完善医药产业发展政策和行业发展规划，严格市场准入和药品注册审批，大力规范和整顿生产流通秩序，推动医药企业提高自主创新能力和医药产业结构优化升级，发展药品现代物流和连锁经营，促进药品生产、流通企业的整合。建立便民惠农的农村药品供应网。完善药品储备制度。支持用量小的特殊用药、急救用药生产。规范药品采购，坚决治理医药购销中的商业贿赂。加强药品不良反应监测，建立药品安全预警和应急处置机制。

四、完善体制机制，保障医药卫生体系有效规范运转

完善医药卫生的管理、运行、投入、价格、监管体制机制，加强科技与人才、信息、法制建设，保障医药卫生体系有效规范运转。

（八）建立协调统一的医药卫生管理体制。实施属地化和全行业管理。所有医疗卫生机构，不论所有制、投资主体、隶属关系和经营性质，均由所在地卫生行政部门实行统一规划、统一准入、统一监管。中央、省级可以设置少量承担医学科研、教学功能的医学中心或区域医疗中心，以及承担全国或区域性疑难病症诊治的专科医院等医疗机构；县（市）主要负责举办县级医院、乡村卫生和社区卫生服务机构；其余公立医院由市负责举办。

强化区域卫生规划。省级人民政府制定卫生资源配置标准，组织编制区域卫生规划和医疗机构设置规划，明确医疗机构的数量、规模、布局和功能。科学制定乡镇卫生院（村卫生室）、社区卫生服务中心（站）等基层医疗卫生机构和各级医院建设与设备配置标准。充分利用和优化配置现有医疗卫生资源，对不符合规划要求的医疗机构要逐步进行整合，严格控制大型医疗设备配置，鼓励共建共享，提高医疗卫生资源利用效率。新增卫生资源必须符合区域卫生规划，重点投向农村和社区卫生等薄弱环节。加强区域卫生规划与城乡规划、土地利用总体规划等的衔接。建立区域卫生规划和资源配置监督评价机制。

推进公立医院管理体制改革。从有利于强化公立医院公益性和政府有效监管出发，积极探索政事分开、管办分开的多种实现形式。进一步转变政府职能，卫生行政部门主要承担卫生发展规划、资格准入、规范标准、服务监管等行业管理职能，其他有关部门按照各自职能进行管理和提供服务。落实公立医院独立法人地位。

进一步完善基本医疗保险管理体制。中央统一制定基本医疗保险制度框架和政策，地方政府负责组织实施管理，创造条件逐步提高统筹层次。有效整合基本医疗保险经办资源，逐步实现城乡基本医疗保险行政管理的统一。

（九）建立高效规范的医药卫生机构运行机制。公共卫生机构收支全部纳入预算管理。按照承担的职责任务，由政府合理确定人员编制、工资水平和经费标准，明确

各类人员岗位职责，严格人员准入，加强绩效考核，建立能进能出的用人制度，提高工作效率和服务质量。

转变基层医疗卫生机构运行机制。政府举办的城市社区卫生服务中心（站）和乡镇卫生院等基层医疗卫生机构，要严格界定服务功能，明确规定使用适宜技术、适宜设备和基本药物，为广大群众提供低成本服务，维护公益性质。要严格核定人员编制，实行人员聘用制，建立能进能出和激励有效的人力资源管理制度。要明确收支范围和标准，实行核定任务、核定收支、绩效考核补助的财务管理办法，并探索实行收支两条线、公共卫生和医疗保障经费的总额预付等多种行之有效的管理办法，严格收支预算管理，提高资金使用效益。要改革药品加成政策，实行药品零差率销售。加强和完善内部管理，建立以服务质量为核心、以岗位责任与绩效为基础的考核和激励制度，形成保障公平效率的长效机制。

建立规范的公立医院运行机制。公立医院要遵循公益性质和社会效益原则，坚持以病人为中心，优化服务流程，规范用药、检查和医疗行为。深化运行机制改革，建立和完善医院法人治理结构，明确所有者和管理者的责权，形成决策、执行、监督相互制衡，有责任、有激励、有约束、有竞争、有活力的机制。推进医药分开，积极探索多种有效方式逐步改革以药补医机制。通过实行药品购销差别加价、设立药事服务费等多种方式逐步改革或取消药品加成政策，同时采取适当调整医疗服务价格、增加政府投入、改革支付方式等措施完善公立医院补偿机制。进一步完善财务、会计管理制度，严格预算管理，加强财务监管和运行监督。地方可结合本地实际，对有条件的医院开展"核定收支、以收抵支、超收上缴、差额补助、奖惩分明"等多种管理办法的试点。改革人事制度，完善分配激励机制，推行聘用制度和岗位管理制度，严格工资总额管理，实行以服务质量及岗位工作量为主的综合绩效考核和岗位绩效工资制度，有效调动医务人员的积极性。

健全医疗保险经办机构运行机制。完善内部治理结构，建立合理的用人机制和分配制度，完善激励约束机制，提高医疗保险经办管理能力和管理效率。

（十）建立政府主导的多元卫生投入机制。明确政府、社会与个人的卫生投入责任。确立政府在提供公共卫生和基本医疗服务中的主导地位。公共卫生服务主要通过政府筹资，向城乡居民均等化提供。基本医疗服务由政府、社会和个人三方合理分担费用。特需医疗服务由个人直接付费或通过商业健康保险支付。

建立和完善政府卫生投入机制。中央政府和地方政府都要增加对卫生的投入，并兼顾供给方和需求方。逐步提高政府卫生投入占卫生总费用的比重，使居民个人基本医疗卫生费用负担有效减轻；政府卫生投入增长幅度要高于经常性财政支出的增长幅度，使政府卫生投入占经常性财政支出的比重逐步提高。新增政府卫生投入重点用于支持公共卫生、农村卫生、城市社区卫生和基本医疗保障。

按照分级负担的原则合理划分中央和地方各级政府卫生投入责任。地方政府承担主要责任，中央政府主要对国家免疫规划、跨地区的重大传染疾病预防控制等公共卫生、城乡居民的基本医疗保障以及有关公立医疗卫生机构建设等给予补助。加大中央、省级财政对困难地区的专项转移支付力度。

完善政府对公共卫生的投入机制。专业公共卫生服务机构的人员经费、发展建设和业务经费由政府全额安排，按照规定取得的服务收入上缴财政专户或纳入预算管理。逐步提高人均公共卫生经费，健全公共卫生服务经费保障机制。

完善政府对城乡基层医疗卫生机构的投入机制。政府负责其举办的乡镇卫生院、城市社区卫生服务中心（站）按国家规定核定的基本建设经费、设备购置经费、人员经费和其承担公共卫生服务的业务经费，使其正常运行。对包括社会力量举办的所有乡镇卫生院和城市社区卫生服务机构，各地都可采取购买服务等方式核定政府补助。支持村卫生室建设，对乡村医生承担的公共卫生服务等任务给予合理补助。

落实公立医院政府补助政策。逐步加大政府投入，主要用于基本建设和设备购置、扶持重点学科发展、符合国家规定的离退休人员费用和补贴政策性亏损等，对承担的公共卫生服务等任务给予专项补助，形成规范合理的公立医院政府投入机制。对中医院（民族医院）、传染病院、精神病院、职业病防治院、妇产医院和儿童医院等在投入政策上予以倾斜。严格控制公立医院建设规模、标准和贷款行为。

完善政府对基本医疗保障的投入机制。政府提供必要的资金支持新型农村合作医疗、城镇居民基本医疗保险、城镇职工基本医疗保险和城乡医疗救助制度的建立和完善。保证相关经办机构正常经费。

鼓励和引导社会资本发展医疗卫生事业。积极促进非公立医疗卫生机构发展，形成投资主体多元化、投资方式多样化的办医体制。抓紧制定和完善有关政策法规，规范社会资本包括境外资本办医疗机构的准入条件，完善公平公正的行业管理政策。鼓励社会资本依法兴办非营利性医疗机构。国家制定公立医院改制的指导性意见，积极引导社会资本以多种方式参与包括国有企业所办医院在内的部分公立医院改制重组。稳步推进公立医院改制的试点，适度降低公立医疗机构比重，形成公立医院与非公立医院相互促进、共同发展的格局。支持有资质人员依法开业，方便群众就医。完善医疗机构分类管理政策和税收优惠政策。依法加强对社会力量办医的监管。

大力发展医疗慈善事业。制定相关优惠政策，鼓励社会力量兴办慈善医疗机构，或向医疗救助、医疗机构等慈善捐赠。

（十一）建立科学合理的医药价格形成机制。规范医疗服务价格管理。对非营利性医疗机构提供的基本医疗服务，实行政府指导价，其余由医疗机构自主定价。中央政府负责制定医疗服务价格政策及项目、定价原则及方法；省或市级价格主管部门会同卫生、人力资源社会保障部门核定基本医疗服务指导价格。基本医疗服务价格按照扣除财政补助的服务成本制定，体现医疗服务合理成本和技术劳务价值。不同级别的医疗机构和医生提供的服务，实行分级定价。规范公立医疗机构收费项目和标准，研究探索按病种收费等收费方式改革。建立医用设备仪器价格监测、检查治疗服务成本监审及其价格定期调整制度。

改革药品价格形成机制。合理调整政府定价范围，改进定价方法，提高透明度，利用价格杠杆鼓励企业自主创新，促进国家基本药物的生产和使用。对新药和专利药品逐步实行定价前药物经济性评价制度。对仿制药品实行后上市价格从低定价制度，抑制低水平重复建设。严格控制药品流通环节差价率。对医院销售药品开展差别加价、收取药事服务费等试点，引导医院合理用药。加强医用耗材及植（介）入类医疗器械流通和使用环节价格的控制和管理。健全医药价格监测体系，规范企业自主定价行为。

积极探索建立医疗保险经办机构与医疗机构、药品供应商的谈判机制，发挥医疗保障对医疗服务和药品费用的制约作用。

（十二）建立严格有效的医药卫生监管体制。强化医疗卫生监管。健全卫生监督执法体系，加强城乡卫生监督机构能力建设。强化医疗卫生服务行为和质量监管，完善医疗卫生服务标准和质量评价体系，规范管理制度和工作流程，加快制定统一的疾病诊疗规范，健全医疗卫生服务质量监测网络。加强医疗卫生机构的准入和运行监管。加强对生活饮用水安全、职业危害防治、食品安全、医疗废弃物处置等社会公共卫生的监管。依法严厉打击各种危害人民群众身体健康和生命安全的违法行为。

完善医疗保障监管。加强对医疗保险经办、基金管理和使用等环节的监管，建立医疗保险基金有效使用和风险防范机制。强化医疗保障对医疗服务的监控作用，完善支付制度，积极探索实行按人头付费、按病种付费、总额预付等方式，建立激励与惩戒并重的有效约束机制。加强商业健康保险监管，促进规范发展。

加强药品监管。强化政府监管责任，完善监管体系建设，严格药品研究、生产、流通、使用、价格和广告的监管。落实药品生产质量管理规范，加强对高风险品种生产的监管。严格实施药品经营管理规范，探索建立药品经营许可分类、分级的管理模式，加大重点品种的监督抽验力度。建立农村药品监督网。加强政府对药品价格的监管，有效抑制虚高定价。规范药品临床使用，发挥执业药师指导合理用药与药品质量管理方面的作用。

建立信息公开、社会多方参与的监管制度。鼓励行业协会等社会组织和个人对政府部门、医药机构和相关体系的运行绩效进行独立评价和监督。加强行业自律。

（十三）建立可持续发展的医药卫生科技创新机制和人才保障机制。推进医药卫生科技进步。把医药卫生科技创新作为国家科技发展的重点，努力攻克医药科技难关，为人民群众健康提供技术保障。加大医学科研投入，深化医药卫生科技体制和机构改革，整合优势医学科研资源，加快实施医药科技重大专项，鼓励自主创新，加强对重大疾病防治技术和新药研制关键技术等的研究，在医学基础和应用研究、高技术研究、中医和中西医结合研究等方面力求新的突破。开发生产适合我国国情的医疗器械。广泛开展国际卫生科技合作交流。

加强医药卫生人才队伍建设。制定和实施人才队伍建设规划，重点加强公共卫生、农村卫生、城市社区卫生专业技术人员和护理人员的培养培训。制定优惠政策，鼓励优秀卫生人才到农村、城市社区和中西部地区服务。对长期在城乡基层工作的卫生技术人员在职称晋升、业务培训、待遇政策等方面给予适当倾斜。完善全科医师任职资格制度，健全农村和城市社区卫生人员在岗培训制度，鼓励参加学历教育，促进乡村医生执业规范化，尽快实现基层医疗卫生机构都有合格的全科医生。加强高层次科研、医疗、卫生管理等人才队伍建设。建立住院医师规范化培训制度，强化继续医学教育。加强护理队伍建设，逐步解决护理人员比例过低的问题。培育壮大中医药人才队伍。稳步推动医务人员的合理流动，促进不同医疗机构之间人才的纵向和横向交流，研究探索注册医师多点执业。规范医院管理者的任职条件，逐步形成一支职业化、专业化的医疗机构管理队伍。

调整高等医学教育结构和规模。加强全科医学教育，完善标准化、规范化的临床医学教育，提高医学教育质量。加大医学教育投入，大力发展面向农村、社区的高等医学本专科教育，采取定向免费培养等多种方式，为贫困地区农村培养实用的医疗卫生人才，造就大批扎根农村、服务农民的合格医生。

构建健康和谐的医患关系。加强医德医风建设，重视医务人员人文素养培养和职业素质教育，大力弘扬救死扶伤精神。优化医务人员执业环境和条件，保护医务人员的合法权益，调动医务人员改善服务和提高效率的积极性。完善医疗执业保险，开展医务社会工作，完善医疗纠纷处理机制，增进医患沟通。在全社会形成尊重医学科学、尊重医疗卫生工作者、尊重患者的良好风气。

（十四）建立实用共享的医药卫生信息系统。大力推进医药卫生信息化建设。以推进公共卫生、医疗、医保、药品、财务监管信息化建设为着力点，整合资源，加强信息标准化和公共服务信息平台建设，逐步实现统一高效、互联互通。

加快医疗卫生信息系统建设。完善以疾病控制网络为主体的公共卫生信息系统，提高预测预警和分析报告能力；以建立居民健康档案为重点，构建乡村和社区卫生信息网络平台；以医院管理和电子病历为重点，推进医院信息化建设；利用网络信息技术，促进城市医院与社区卫生服务机构的合作。积极发展面向农村及边远地区的远程医疗。

建立和完善医疗保障信息系统。加快基金管理、费用结算与控制、医疗行为管理与监督、参保单位和个人管理服务等具有复合功能的医疗保障信息系统建设。加强城镇职工基本医疗保险、城镇居民基本医疗保险、新型农村合作医疗和医疗救助信息系统建设，实现与医疗机构信息系统的对接，积极推广"一卡通"等办法，方便参保（合）人员就医，增加医疗服务的透明度。

建立和完善国家、省、市三级药品监管、药品检验检测、药品不良反应监测信息网络。建立基本药物供求信息系统。

（十五）建立健全医药卫生法律制度。完善卫生法律法规。加快推进基本医疗卫生立法，明确政府、社会和居民在促进健康方面的权利和义务，保障人人享有基本医疗卫生服务。建立健全卫生标准体系，做好相关法律法规的衔接与协调。加快中医药立法工作。完善药品监管法律法规。逐步建立健全与基本医疗卫生制度相适应、比较完整的卫生法律制度。

推进依法行政。严格、规范执法，切实提高各级政府运用法律手段发展和管理医药卫生事业的能力。加强医药卫生普法工作，努力创造有利于人民群众健康的法治环境。

五、着力抓好五项重点改革，力争近期取得明显成效

为使改革尽快取得成效，落实医疗卫生服务的公益性质，着力保障广大群众看病就医的基本需求，按照让群众得到实惠、让医务人员受到鼓舞、让监管人员易于掌握的要求，2009—2011 年着力抓好五项重点改革。

（十六）加快推进基本医疗保障制度建设。基本医疗保障制度全面覆盖城乡居民，3 年内城镇职工基本医疗保险、城镇居民基本医疗保险和新型农村合作医疗参保（合）率均达到 90% 以上；城乡医疗救助制度覆盖到全国所有困难家庭。以提高住院和门诊大病保障为重点，逐步提高筹资和保障水平，2010 年各级财政对城镇居民基本医疗保险和新型农村合作医疗的补助标准提高到每人每年 120 元。做好医疗保险关系转移接续和异地就医结算服务。完善医疗保障管理体制机制。有效减轻城乡居民个人医药费用负担。

（十七）初步建立国家基本药物制度。建立比较完整的基本药物遴选、生产供应、使用和医疗保险报销的体系。2009 年，公布国家基本药物目录；规范基本药物采购和配送；合理确定基本药物的价格。从 2009 年起，政府举办的基层医疗卫生机构全部配备和使用基本药物，其他各类医疗机构也都必须按规定使用基本药物，所有零售药店均应配备和销售基本药物；完善基本药物的医保报销政策。保证群众基本用药的可及性、安全性和有效性，减轻群众基本用药费用负担。

（十八）健全基层医疗卫生服务体系。加快农村三级医疗卫生服务网络和城市社区卫生服务机构建设，发挥县级医院的龙头作用，用 3 年时间建成比较完善的基层医疗卫生服务体系。加强基层医疗卫生人才队伍建设，特别是全科医生的培养培训，着力提高基层医疗卫生机构服务水平和质量。转变基层医疗卫生机构运行机制和服务模式，完善补偿机制。逐步建立分级诊疗和双向转诊制度，为群众提供便捷、低成本的基本医疗卫生服务。

（十九）促进基本公共卫生服务逐步均等化。国家制定基本公共卫生服务项目，

从 2009 年起，逐步向城乡居民统一提供疾病预防控制、妇幼保健、健康教育等基本公共卫生服务。实施国家重大公共卫生服务项目，有效预防控制重大疾病及其危险因素，进一步提高突发重大公共卫生事件处置能力。健全城乡公共卫生服务体系，完善公共卫生服务经费保障机制，2009 年人均基本公共卫生服务经费标准不低于 15 元，到 2011 年不低于 20 元。加强绩效考核，提高服务效率和质量。逐步缩小城乡居民基本公共卫生服务差距，力争让群众少生病。

（二十）推进公立医院改革试点。改革公立医院管理体制、运行机制和监管机制，积极探索政事分开、管办分开的有效形式。完善医院法人治理结构。推进公立医院补偿机制改革，加大政府投入，完善公立医院经济补偿政策，逐步解决"以药补医"问题。加快形成多元化办医格局，鼓励民营资本举办非营利性医院。大力改进公立医院内部管理，优化服务流程，规范诊疗行为，调动医务人员的积极性，提高服务质量和效率，明显缩短病人等候时间，实现同级医疗机构检查结果互认，努力让群众看好病。

六、积极稳妥推进医药卫生体制改革

（二十一）提高认识，加强领导。各级党委和政府要充分认识深化医药卫生体制改革的重要性、紧迫性和艰巨性，提高认识、坚定信心，切实加强组织领导，把解决群众看病就医问题作为改善民生、扩大内需的重点摆上重要议事日程，明确任务分工，落实政府的公共医疗卫生责任。成立国务院深化医药卫生体制改革领导小组，统筹组织实施深化医药卫生体制改革。国务院有关部门要认真履行职责，密切配合，形成合力，加强监督考核。地方政府要按照本意见和实施方案的要求，因地制宜制定具体实施方案和有效措施，精心组织，有序推进改革进程，确保改革成果惠及全体人民群众。

（二十二）突出重点，分步实施。建立覆盖城乡居民的基本医疗卫生制度是一项长期任务，要坚持远近结合，从基础和基层起步，近期重点抓好基本医疗保障制度、国家基本药物制度、基层医疗卫生服务体系、基本公共卫生服务均等化和公立医院改革试点五项改革。要抓紧制定操作性文件和具体方案，进一步深化、细化政策措施，明确实施步骤，做好配套衔接，协调推进各项改革。

（二十三）先行试点，逐步推开。医药卫生体制改革涉及面广、情况复杂、政策性强，一些重大改革要先行试点。国务院深化医药卫生体制改革领导小组负责制定试点原则和政策框架，统筹协调、指导各地试点工作。各省区市制定具体试点方案并组织实施。鼓励地方结合当地实际，开展多种形式的试点，积极探索有效的实现途径，并及时总结经验，逐步推开。

（二十四）加强宣传，正确引导。深化医药卫生体制改革需要社会各界和广大群众的理解、支持和参与。要坚持正确的舆论导向，广泛宣传改革的重大意义和主要政策措施，积极引导社会预期，增强群众信心，使这项惠及广大人民群众的重大改革深入人心，为深化改革营造良好的舆论环境。

发改委 卫生部 财政部 商务部 人社部
关于进一步鼓励和引导社会资本举办医疗机构的意见
(国办发〔2010〕58 号，2010 年 11 月 26 日发布)

坚持公立医疗机构为主导、非公立医疗机构共同发展，加快形成多元化办医格局，是医药卫生体制改革的基本原则和方向。为贯彻落实《中共中央国务院关于深化医药卫生体制改革的意见》(中发〔2009〕6 号)、《国务院关于印发医药卫生体制改革近期重点实施方案（2009—2011 年）的通知》(国发〔2009〕12 号) 精神，完善和落实优惠政策，消除阻碍非公立医疗机构发展的政策障碍，确保非公立医疗机构在准入、执业等方面与公立医疗机构享受同等待遇，现就鼓励和引导社会资本举办医疗机构提出以下意见：

一、放宽社会资本举办医疗机构的准入范围

（一）鼓励和支持社会资本举办各类医疗机构。社会资本可按照经营目的，自主申办营利性或非营利性医疗机构。卫生、民政、工商、税务等相关部门要依法登记，分类管理。鼓励社会资本举办非营利性医疗机构，支持举办营利性医疗机构。鼓励有资质人员依法开办个体诊所。

（二）调整和新增医疗卫生资源优先考虑社会资本。非公立医疗机构的设置应符合本地区区域卫生规划和区域医疗机构设置规划。各地在制定和调整本地区区域卫生规划、医疗机构设置规划和其他医疗卫生资源配置规划时，要给非公立医疗机构留有合理空间。需要调整和新增医疗卫生资源时，在符合准入标准的条件下，优先考虑由社会资本举办医疗机构。

（三）合理确定非公立医疗机构执业范围。卫生部门负责对非公立医疗机构的类别、诊疗科目、床位等执业范围进行审核，确保非公立医疗机构执业范围与其具备的服务能力相适应。对符合申办条件、具备相应资质的，应予以批准并及时发放相应许可，不得无故限制非公立医疗机构执业范围。

（四）鼓励社会资本参与公立医院改制。要根据区域卫生规划，合理确定公立医院改制范围。引导社会资本以多种方式参与包括国有企业所办医院在内的公立医院改

制，积极稳妥地把部分公立医院转制为非公立医疗机构，适度降低公立医院的比重，促进公立医院合理布局，形成多元化办医格局。要优先选择具有办医经验、社会信誉好的非公立医疗机构参与公立医院改制。公立医院改制可在公立医院改革试点地区以及部分国有企业所办医院先行试点，卫生部门要会同有关部门及时总结经验，制定出台相关办法。在改制过程中，要按照严格透明的程序和估价标准对公立医院资产进行评估，加强国有资产处置收益管理，防止国有资产流失；按照国家政策规定制定改制单位职工安置办法，保障职工合法权益。

（五）允许境外资本举办医疗机构。进一步扩大医疗机构对外开放，将境外资本举办医疗机构调整为允许类外商投资项目。允许境外医疗机构、企业和其他经济组织在我国境内与我国的医疗机构、企业和其他经济组织以合资或合作形式设立医疗机构，逐步取消对境外资本的股权比例限制。对具备条件的境外资本在我国境内设立独资医疗机构进行试点，逐步放开。境外资本既可举办营利性医疗机构，也可以举办非营利性医疗机构。鼓励境外资本在我国中西部地区举办医疗机构。

香港、澳门特别行政区和台湾地区的资本在内地举办医疗机构，按有关规定享受优先支持政策。

（六）简化并规范外资办医的审批程序。中外合资、合作医疗机构的设立由省级卫生部门和商务部门审批，其中设立中医、中西医结合、民族医医院的应征求省级中医药管理部门意见。外商独资医疗机构的设立由卫生部和商务部审批，其中设立中医、中西医结合、民族医医院的应征求国家中医药局意见。具体办法由相关部门另行制定。

二、进一步改善社会资本举办医疗机构的执业环境

（七）落实非公立医疗机构税收和价格政策。社会资本举办的非营利性医疗机构按国家规定享受税收优惠政策，用电、用水、用气、用热与公立医疗机构同价，提供的医疗服务和药品要执行政府规定的相关价格政策。营利性医疗机构按国家规定缴纳企业所得税，提供的医疗服务实行自主定价，免征营业税。

（八）将符合条件的非公立医疗机构纳入医保定点范围。非公立医疗机构凡执行政府规定的医疗服务和药品价格政策，符合医保定点相关规定，人力资源社会保障、卫生和民政部门应按程序将其纳入城镇基本医疗保险、新型农村合作医疗、医疗救助、工伤保险、生育保险等社会保障的定点服务范围，签订服务协议进行管理，并执行与公立医疗机构相同的报销政策。各地不得将投资主体性质作为医疗机构申请成为医保定点机构的审核条件。

（九）优化非公立医疗机构用人环境。非公立医疗机构与医务人员依法签订劳动合同，按照国家规定参加社会保险。鼓励医务人员在公立和非公立医疗机构间合理流

动，有关单位和部门应按有关规定办理执业变更、人事劳动关系衔接、社会保险关系转移、档案转接等手续。医务人员在学术地位、职称评定、职业技能鉴定、专业技术和职业技能培训等方面不受工作单位变化的影响。

（十）改善非公立医疗机构外部学术环境。非公立医疗机构在技术职称考评、科研课题招标及成果鉴定、临床重点学科建设、医学院校临床教学基地及住院医师规范化培训基地资格认定等方面享有与公立医疗机构同等待遇。

各医学类行业协会、学术组织和医疗机构评审委员会要平等吸纳非公立医疗机构参与，保证非公立医疗机构占有与其在医疗服务体系中的地位相适应的比例，保障非公立医疗机构医务人员享有承担与其学术水平和专业能力相适应的领导职务的机会。

（十一）支持非公立医疗机构配置大型设备。支持非公立医疗机构按照批准的执业范围、医院等级、服务人口数量等，合理配备大型医用设备。

非公立医疗机构配备大型医用设备，由相应卫生部门实行统一规划、统一准入、统一监管。各地制定和调整大型医用设备配置规划应当充分考虑当地非公立医疗机构的发展需要，合理预留空间。卫生部门在审批非公立医疗机构及其开设的诊疗科目时，对其执业范围内需配备的大型医用设备一并审批，凡符合配置标准和使用资质的不得限制配备。

（十二）鼓励政府购买非公立医疗机构提供的服务。鼓励采取招标采购等办法，选择符合条件的非公立医疗机构承担公共卫生服务以及政府下达的医疗卫生支农、支边、对口支援等任务。支持社会资本举办的社区卫生服务机构、个体诊所等非公立医疗机构在基层医疗卫生服务体系中发挥积极作用。

非公立医疗机构在遇有重大传染病、群体性不明原因疾病、重大食物和职业中毒以及因自然灾害、事故灾难或社会安全等事件引起的突发公共卫生事件时，应执行政府下达的指令性任务，并按规定获得政府补偿。

鼓励各地在房屋建设、设备购置及人员培养等方面，对非公立医疗机构给予积极扶持。

（十三）鼓励对社会资本举办的非营利性医疗机构进行捐赠。鼓励企业、事业单位、社会团体以及个人等对社会资本举办的非营利性医疗机构进行捐赠，并落实相关税收优惠政策。鼓励红十字会、各类慈善机构、基金会等出资举办非营利性医疗机构，或与社会资本举办的非营利性医疗机构建立长期对口捐赠关系。

（十四）完善非公立医疗机构土地政策。有关部门要将非公立医疗机构用地纳入城镇土地利用总体规划和年度用地计划，合理安排用地需求。社会资本举办的非营利性医疗机构享受与公立医疗机构相同的土地使用政策。非营利性医疗机构不得擅自改变土地用途，如需改变，应依法办理用地手续。

（十五）畅通非公立医疗机构相关信息获取渠道。要保障非公立医疗机构在政策知情和信息、数据等公共资源共享方面与公立医疗机构享受同等权益。要提高信息透明度，按照信息公开的有关规定及时公布各类卫生资源配置规划、行业政策、市场需求等方面的信息。

（十六）完善非公立医疗机构变更经营性质的相关政策。社会资本举办的非营利性医疗机构原则上不得转变为营利性医疗机构，确需转变的，需经原审批部门批准并依法办理相关手续；社会资本举办的营利性医疗机构转换为非营利性医疗机构，可提出申请并依法办理变更手续。变更后，按规定分别执行国家有关价格和税收政策。

（十七）完善非公立医疗机构退出的相关政策。非公立医疗机构如发生产权变更，可按有关规定处置相关投资。非公立医疗机构如发生停业或破产，按照有关规定执行。

三、促进非公立医疗机构持续健康发展

（十八）引导非公立医疗机构规范执业。非公立医疗机构作为独立法人实体，自负盈亏，独立核算，独立承担民事责任。非公立医疗机构要执行医疗机构管理条例及其实施细则等法规和相关规定，提供医疗服务要获得相应许可。严禁非公立医疗机构超范围服务，依法严厉打击非法行医活动和医疗欺诈行为。规范非公立医疗机构医疗广告发布行为，严禁发布虚假、违法医疗广告。卫生部门要把非公立医疗机构纳入医疗质量控制评价体系，通过日常监督管理、医疗机构校验和医师定期考核等手段，对非公立医疗机构及其医务人员执业情况进行检查、评估和审核。

建立社会监督机制，将医疗质量和患者满意度纳入对非公立医疗机构日常监管范围。发挥医疗保险对医保定点机构的激励约束作用，促进非公立医疗机构提高服务质量，降低服务成本。

（十九）促进非公立医疗机构守法经营。非公立医疗机构要严格按照登记的经营性质开展经营活动，使用税务部门监制的符合医疗卫生行业特点的票据，执行国家规定的财务会计制度，依法进行会计核算和财务管理，并接受相关部门的监督检查。非营利性医疗机构所得收入除规定的合理支出外，只能用于医疗机构的继续发展。对违反经营目的、收支结余用于分红或变相分红的，卫生部门要责令限期改正；情节严重的，按规定责令停止执业，并依法追究法律责任。营利性医疗机构所得收益可用于投资者经济回报。非公立医疗机构要按照临床必需的原则为患者提供适当的服务，严禁诱导医疗和过度医疗。对不当谋利、损害患者合法权益的，卫生部门要依法惩处并追究法律责任。财政、卫生等相关部门要进一步完善和落实营利性和非营利性医疗机构财务、会计制度及登记管理办法。充分发挥会计师事务所对非公立医疗机构的审计监督作用。

（二十）加强对非公立医疗机构的技术指导。人力资源社会保障和卫生等部门要按照非公立医疗机构等级，将其纳入行业培训等日常指导范围。各地开展医疗卫生专

业技术人才继续教育、技能人才职业技能培训、全科医生培养培训和住院医师规范化培训等专业人员教育培训，要考虑非公立医疗机构的人才需求，统筹安排。

（二十一）提高非公立医疗机构的管理水平。鼓励非公立医疗机构推行现代化医院管理制度，建立规范的法人治理结构，加强成本控制和质量管理，聘用职业院长负责医院管理。支持社会资本举办医院管理公司提供专业化的服务。鼓励非公立医疗机构采用各种方式聘请或委托国内外具备医疗机构管理经验的专业机构，在明确权责关系的前提下参与医院管理，提高管理效率。指导非公立医疗机构依法实施劳动合同制度，建立和完善劳动规章制度。

（二十二）鼓励有条件的非公立医疗机构做大做强。鼓励社会资本举办和发展具有一定规模、有特色的医疗机构，引导有条件的医疗机构向高水平、高技术含量的大型医疗集团发展，实施品牌发展战略，树立良好的社会信誉和口碑。鼓励非公立医疗机构加强临床科研和人才队伍建设。

（二十三）培育和增强非公立医疗机构的社会责任感。非公立医疗机构要增强社会责任意识，坚持以病人为中心，加强医德医风建设，大力弘扬救死扶伤精神，加强医务人员执业道德建设和人文精神教育，做到诚信执业。鼓励非公立医疗机构采用按规定设立救助基金、开展义诊等多种方式回报社会。进一步培育和完善非公立医疗机构行业协会，充分发挥其在行业自律和维护非公立医疗机构合法权益等方面的积极作用。

（二十四）建立和完善非公立医疗机构投诉渠道。非公立医疗机构可以采取行政诉讼及行政复议等形式，维护自身在准入、执业、监管等方面的权益。可以向上级有关部门投诉，接到投诉的部门应依法及时处理，并将处理结果书面正式通知投诉机构。

（二十五）此前有关规定与本意见不一致的，以本意见为准。

国务院关于促进健康服务业发展的若干意见

（国发〔2013〕40 号，2013 年 9 月 28 日印发）

各省、自治区、直辖市人民政府，国务院各部委、各直属机构：

新一轮医药卫生体制改革实施以来，取得重大阶段性成效，全民医保基本实现，基本医疗卫生制度初步建立，人民群众得到明显实惠，也为加快发展健康服务业创造了良好条件。为实现人人享有基本医疗卫生服务的目标，满足人民群众不断增长的健康服务需求，要继续贯彻落实《中共中央　国务院关于深化医药卫生体制改革的意见》（中发〔2009〕6 号），坚定不移地深化医药卫生体制改革，坚持把基本医疗卫生制度作为公共产品向全民提供的核心理念，按照保基本、强基层、建机制的基本原则，加快健全全民医保体系，巩固完善基本药物制度和基层运行新机制，积极推进公立医院改革，统筹推进基本公共卫生服务均等化等相关领域改革。同时，要广泛动员社会力量，多措并举发展健康服务业。

健康服务业以维护和促进人民群众身心健康为目标，主要包括医疗服务、健康管理与促进、健康保险以及相关服务，涉及药品、医疗器械、保健用品、保健食品、健身产品等支撑产业，覆盖面广，产业链长。加快发展健康服务业，是深化医改、改善民生、提升全民健康素质的必然要求，是进一步扩大内需、促进就业、转变经济发展方式的重要举措，对稳增长、调结构、促改革、惠民生，全面建成小康社会具有重要意义。为促进健康服务业发展，现提出以下意见：

一、总体要求

（一）指导思想

以邓小平理论、"三个代表"重要思想、科学发展观为指导，在切实保障人民群众基本医疗卫生服务需求的基础上，转变政府职能，加强政策引导，充分调动社会力量的积极性和创造性，大力引入社会资本，着力扩大供给、创新服务模式、提高消费能力，不断满足人民群众多层次、多样化的健康服务需求，为经济社会转型发展注入新的动力，为促进人的全面发展创造必要条件。

（二）基本原则

坚持以人为本、统筹推进。把提升全民健康素质和水平作为健康服务业发展的根本出发点、落脚点，切实维护人民群众健康权益。区分基本和非基本健康服务，实现两者协调发展。统筹城乡、区域健康服务资源配置，促进均衡发展。

坚持政府引导、市场驱动。强化政府在制度建设、规划和政策制定及监管等方面的职责。发挥市场在资源配置中的基础性作用，激发社会活力，不断增加健康服务供给，提高服务质量和效率。

坚持深化改革、创新发展。强化科技支撑，拓展服务范围，鼓励发展新型业态，提升健康服务规范化、专业化水平，建立符合国情、可持续发展的健康服务业体制机制。

（三）发展目标

到 2020 年，基本建立覆盖全生命周期、内涵丰富、结构合理的健康服务业体系，打造一批知名品牌和良性循环的健康服务产业集群，并形成一定的国际竞争力，基本满足广大人民群众的健康服务需求。健康服务业总规模达到 8 万亿元以上，成为推动经济社会持续发展的重要力量。

——医疗服务能力大幅提升。医疗卫生服务体系更加完善，形成以非营利性医疗机构为主体、营利性医疗机构为补充，公立医疗机构为主导、非公立医疗机构共同发展的多元办医格局。康复、护理等服务业快速增长。各类医疗卫生机构服务质量进一步提升。

——健康管理与促进服务水平明显提高。中医医疗保健、健康养老以及健康体检、咨询管理、体质测定、体育健身、医疗保健旅游等多样化健康服务得到较大发展。

——健康保险服务进一步完善。商业健康保险产品更加丰富，参保人数大幅增加，商业健康保险支出占卫生总费用的比重大幅提高，形成较为完善的健康保险机制。

——健康服务相关支撑产业规模显著扩大。药品、医疗器械、康复辅助器具、保健用品、健身产品等研发制造技术水平有较大提升，具有自主知识产权产品的市场占有率大幅提升，相关流通行业有序发展。

——健康服务业发展环境不断优化。健康服务业政策和法规体系建立健全，行业规范、标准更加科学完善，行业管理和监督更加有效，人民群众健康意识和素养明显提高，形成全社会参与、支持健康服务业发展的良好环境。

二、主要任务

（一）大力发展医疗服务

加快形成多元办医格局。切实落实政府办医责任，合理制定区域卫生规划和医疗机构设置规划，明确公立医疗机构的数量、规模和布局，坚持公立医疗机构面向城乡居民提供基本医疗服务的主导地位。同时，鼓励企业、慈善机构、基金会、商业保险机构等以出资新建、参与改制、托管、公办民营等多种形式投资医疗服务业。大力支持社会资本举办非营利性医疗机构、提供基本医疗卫生服务。进一步放宽中外合资、合作办医条件，逐步扩大具备条件的境外资本设立独资医疗机构试点。各地要清理取消不合理的规定，加快落实对非公立医疗机构和公立医疗机构在市场准入、社会保险定点、重点专科建设、职称评定、学术地位、等级评审、技术准入等方面同等对待的政策。对出资举办非营利性医疗机构的非公经济主体的上下游产业链项目，优先按相关产业政策给予扶持。鼓励地方加大改革创新力度，在社会办医方面先行先试，国家选择有条件的地区和重点项目作为推进社会办医联系点。

优化医疗服务资源配置。公立医院资源丰富的城市要加快推进国有企业所办医疗机构改制试点；国家确定部分地区进行公立医院改制试点。引导非公立医疗机构向高水平、规模化方向发展，鼓励发展专业性医院管理集团。二级以上医疗机构检验对所有医疗机构开放，推动医疗机构间检查结果互认。各级政府要继续采取完善体制机制、购买社会服务、加强设施建设、强化人才和信息化建设等措施，促进优质资源向贫困地区和农村延伸。各地要鼓励以城市二级医院转型、新建等多种方式，合理布局、积极发展康复医院、老年病医院、护理院、临终关怀医院等医疗机构。

推动发展专业、规范的护理服务。推进临床护理服务价格调整，更好地体现服务成本和护理人员技术劳动价值。强化临床护理岗位责任管理，完善质量评价机制，加强培训考核，提高护理质量，建立稳定护理人员队伍的长效机制。科学开展护理职称评定，评价标准侧重临床护理服务数量、质量、患者满意度及医德医风等。加大政策支持力度，鼓励发展康复护理、老年护理、家庭护理等适应不同人群需要的护理服务，提高规范化服务水平。

（二）加快发展健康养老服务

推进医疗机构与养老机构等加强合作。在养老服务中充分融入健康理念，加强医疗卫生服务支撑。建立健全医疗机构与养老机构之间的业务协作机制，鼓励开通养老机构与医疗机构的预约就诊绿色通道，协同做好老年人慢性病管理和康复护理。增强医疗机构为老年人提供便捷、优先优惠医疗服务的能力。推动二级以上医院与老年病医院、老年护理院、康复疗养机构等之间的转诊与合作。各地要统筹医疗服务与养老服务资源，合理布局养老机构与老年病医院、老年护理院、康复疗养机构等，形成规模适宜、功能互补、安全便捷的健康养老服务网络。

发展社区健康养老服务。提高社区为老年人提供日常护理、慢性病管理、康复、健康教育和咨询、中医保健等服务的能力，鼓励医疗机构将护理服务延伸至居民家庭。鼓励发展日间照料、全托、半托等多种形式的老年人照料服务，逐步丰富和完善服务内容，做好上门巡诊等健康延伸服务。

（三）积极发展健康保险

丰富商业健康保险产品。在完善基本医疗保障制度、稳步提高基本医疗保障水平的基础上，鼓励商业保险公司提供多样化、多层次、规范化的产品和服务。鼓励发展与基本医疗保险相衔接的商业健康保险，推进商业保险公司承办城乡居民大病保险，扩大人群覆盖面。积极开发长期护理商业险以及与健康管理、养老等服务相关的商业健康保险产品。推行医疗责任保险、医疗意外保险等多种形式医疗执业保险。

发展多样化健康保险服务。建立商业保险公司与医疗、体检、护理等机构合作的机制，加强对医疗行为的监督和对医疗费用的控制，促进医疗服务行为规范化，为参保人提供健康风险评估、健康风险干预等服务，并在此基础上探索健康管理组织等新型组织形式。鼓励以政府购买服务的方式委托具有资质的商业保险机构开展各类医疗保险经办服务。

（四）全面发展中医药医疗保健服务

提升中医健康服务能力。充分发挥中医医疗预防保健特色优势，提升基层中医药服务能力，力争使所有社区卫生服务机构、乡镇卫生院和70%的村卫生室具备中医药服务能力。推动医疗机构开展中医医疗预防保健服务，鼓励零售药店提供中医坐堂诊疗服务。开发中医诊疗、中医药养生保健仪器设备。

推广科学规范的中医保健知识及产品。加强药食同用中药材的种植及产品研发与应用，开发适合当地环境和生活习惯的保健养生产品。宣传普及中医药养生保健知识，推广科学有效的中医药养生、保健服务，鼓励有资质的中医师在养生保健机构提供保健咨询和调理等服务。鼓励和扶持优秀的中医药机构到境外开办中医医院、连锁诊所等，培育国际知名的中医药品牌和服务机构。

（五）支持发展多样化健康服务

发展健康体检、咨询等健康服务。引导体检机构提高服务水平，开展连锁经营。加快发展心理健康服务，培育专业化、规范化的心理咨询、辅导机构。规范发展母婴照料服务。推进全科医生服务模式和激励机制改革试点，探索面向居民家庭的签约服务。大力开展健康咨询和疾病预防，促进以治疗为主转向预防为主。

发展全民体育健身。进一步开展全民健身运动，宣传、普及科学健身知识，提高人民群众体育健身意识，引导体育健身消费。加强基层多功能群众健身设施建设，到2020年，80%以上的市（地）、县（市、区）建有"全民健身活动中心"，70%以上的街道（乡镇）、社区（行政村）建有便捷、实用的体育健身设施。采取措施推动体育场馆、学校体育设施等向社会开放。支持和引导社会力量参与体育场馆的建设和运营管理。鼓励发展多种形式的体育健身俱乐部和体育健身组织，以及运动健身培训、健身指导咨询等服务。大力支持青少年、儿童体育健身，鼓励发展适合其成长特点的体育健身服务。

发展健康文化和旅游。支持健康知识传播机构发展，培育健康文化产业。鼓励有条件的地区面向国际国内市场，整合当地优势医疗资源、中医药等特色养生保健资源、绿色生态旅游资源，发展养生、体育和医疗健康旅游。

（六）培育健康服务业相关支撑产业

支持自主知识产权药品、医疗器械和其他相关健康产品的研发制造和应用。继续通过相关科技、建设专项资金和产业基金，支持创新药物、医疗器械、新型生物医药材料研发和产业化，支持到期专利药品仿制，支持老年人、残疾人专用保健用品、康复辅助器具研发生产。支持数字化医疗产品和适用于个人及家庭的健康检测、监测与健康物联网等产品的研发。加大政策支持力度，提高具有自主知识产权的医学设备、材料、保健用品的国内市场占有率和国际竞争力。

大力发展第三方服务。引导发展专业的医学检验中心和影像中心。支持发展第三方的医疗服务评价、健康管理服务评价，以及健康市场调查和咨询服务。公平对待社会力量提供食品药品检测服务。鼓励药学研究、临床试验等生物医药研发服务外包。

完善科技中介体系，大力发展专业化、市场化的医药科技成果转化服务。

支持发展健康服务产业集群。鼓励各地结合本地实际和特色优势，合理定位、科学规划，在土地规划、市政配套、机构准入、人才引进、执业环境等方面给予政策扶持和倾斜，打造健康服务产业集群，探索体制创新。要通过加大科技支撑、深化行政审批制度改革、产业政策引导等综合措施，培育一批医疗、药品、医疗器械、中医药等重点产业，打造一批具有国际影响力的知名品牌。

（七）健全人力资源保障机制

加大人才培养和职业培训力度。支持高等院校和中等职业学校开设健康服务业相关学科专业，引导有关高校合理确定相关专业人才培养规模。鼓励社会资本举办职业院校，规范并加快培养护士、养老护理员、药剂师、营养师、育婴师、按摩师、康复治疗师、健康管理师、健身教练、社会体育指导员等从业人员。对参加相关职业培训和职业技能鉴定的人员，符合条件的按规定给予补贴。建立健全健康服务业从业人员继续教育制度。各地要把发展健康服务业与落实各项就业创业扶持政策紧密结合起来，充分发挥健康服务业吸纳就业的作用。

促进人才流动。加快推进规范的医师多点执业。鼓励地方探索建立区域性医疗卫生人才充分有序流动的机制。不断深化公立医院人事制度改革，推动医务人员保障社会化管理，逐步变身份管理为岗位管理。探索公立医疗机构与非公立医疗机构在技术和人才等方面的合作机制，对非公立医疗机构的人才培养、培训和进修等给予支持。在养老机构服务的具有执业资格的医护人员，在职称评定、专业技术培训和继续医学教育等方面，享有与医疗机构医护人员同等待遇。深入实施医药卫生领域人才项目，吸引高层次医疗卫生人才回国服务。

（八）夯实健康服务业发展基础

推进健康服务信息化。制定相关信息数据标准，加强医院、医疗保障等信息管理系统建设，充分利用现有信息和网络设施，尽快实现医疗保障、医疗服务、健康管理等信息的共享。积极发展网上预约挂号、在线咨询、交流互动等健康服务。以面向基层、偏远和欠发达地区的远程影像诊断、远程会诊、远程监护指导、远程手术指导、远程教育等为主要内容，发展远程医疗。探索发展公开透明、规范运作、平等竞争的药品和医疗器械电子商务平台。支持研制、推广适应广大乡镇和农村地区需求的低成本数字化健康设备与信息系统。逐步扩大数字化医疗设备配备，探索发展便携式健康数据采集设备，与物联网、移动互联网融合，不断提升自动化、智能化健康信息服务水平。

加强诚信体系建设。引导企业、相关从业人员增强诚信意识，自觉开展诚信服务，加强行业自律和社会监督，加快建设诚信服务制度。充分发挥行业协会、学会在业内协调、行业发展、监测研究，以及标准制订、从业人员执业行为规范、行业信誉维护等方面的作用。建立健全不良执业记录制度、失信惩戒以及强制退出机制，将健康服务机构及其从业人员诚信经营和执业情况纳入统一信用信息平台。加强统计监测工作，加快完善健康服务业统计调查方法和指标体系，健全相关信息发布制度。

三、政策措施

（一）放宽市场准入。建立公开、透明、平等、规范的健康服务业准入制度，凡是法律法规没有明令禁入的领域，都要向社会资本开放，并不断扩大开放领域；凡是对本地资本开放的领域，都要向外地资本开放。民办非营利性机构享受与同行业公办机构同等待遇。对连锁经营的服务企业实行企业总部统一办理工商注册登记手续。各地要进一步规范、公开医疗机构设立的基本标准、审批程序，严控审批时限，下放审批权限，及时发布机构设置和规划布局调整等信息，鼓励有条件的地方采取招标等方式确定举办或运行主体。简化对康复医院、老年病医院、儿童医院、护理院等紧缺型医疗机构的立项、开办、执业资格、医保定点等审批手续。研究取消不合理的前置审批事项。放宽对营利性医院的数量、规模、布局以及大型医用设备配置的限制。

（二）加强规划布局和用地保障。各级政府要在土地利用总体规划和城乡规划中统筹考虑健康服务业发展需要，扩大健康服务业用地供给，优先保障非营利性机构用地。新建居住区和社区要按相关规定在公共服务设施中保障医疗卫生、文化体育、社区服务等健康服务业相关设施的配套。支持利用以划拨方式取得的存量房产和原有土地兴办健康服务业，土地用途和使用权人可暂不变更。连续经营1年以上、符合划拨用地目录的健康服务项目可按划拨土地办理用地手续；不符合划拨用地目录的，可采取协议出让方式办理用地手续。

（三）优化投融资引导政策。鼓励金融机构按照风险可控、商业可持续原则加大对健康服务业的支持力度，创新适合健康服务业特点的金融产品和服务方式，扩大业务规模。积极支持符合条件的健康服务企业上市融资和发行债券。鼓励各类创业投资机构和融资担保机构对健康服务领域创新型新业态、小微企业开展业务。政府引导、推动设立由金融和产业资本共同筹资的健康产业投资基金。创新健康服务业利用外资方式，有效利用境外直接投资、国际组织和外国政府优惠贷款、国际商业贷款。大力引进境外专业人才、管理技术和经营模式，提高健康服务业国际合作的知识和技术水平。

（四）完善财税价格政策。建立健全政府购买社会服务机制，由政府负责保障的健康服务类公共产品可通过购买服务的方式提供，逐步增加政府采购的类别和数量。创新财政资金使用方式，引导和鼓励融资性担保机构等支持健康服务业发展。将健康服务业纳入服务业发展引导资金支持范围并加大支持力度。符合条件、提供基本医疗卫生服务的非公立医疗机构，其专科建设、设备购置、人才队伍建设纳入财政专项资金支持范围。完善政府投资补助政策，通过公办民营、民办公助等方式，支持社会资本举办非营利性健康服务机构。经认定为高新技术企业的医药企业，依法享受高新技术企业税收优惠政策。企业、个人通过公益性社会团体或者县级以上人民政府及其部门向非营利性医疗机构的捐赠，按照税法及相关税收政策的规定在税前扣除。发挥价格在促进健康服务业发展中的作用。非公立医疗机构用水、用电、用气、用热实行与公立医疗机构同价政策。各地对非营利性医疗机构建设免予征收有关行政事业性收费，对营利性医疗机构建设减半征收有关行政事业性收费。清理和取消对健康服务机构不合法、不合理的行政事业性收费项目。纠正各地自行出台的歧视性价格政策。探索建立医药价格形成新机制。非公立医疗机构医疗服务价格实行市场调节价。

（五）引导和保障健康消费可持续增长。政府进一步加大对健康服务领域的投入，并向低收入群体倾斜。完善引导参保人员利用基层医疗服务、康复医疗服务的措施。着力建立健全工伤预防、补偿、康复相结合的工伤保险制度体系。鼓励地方结合实际探索对经济困难的高龄、独居、失能老年人补贴等直接补助群众健康消费的具体形式。企业根据国家有关政策规定为其员工支付的补充医疗保险费，按税收政策规定在企业所得税税前扣除。借鉴国外经验并结合我国国情，健全完善健康保险有关税收政策。

（六）完善健康服务法规标准和监管。推动制定、修订促进健康服务业发展的相关法律、行政法规。以规范服务行为、提高服务质量和提升服务水平为核心，健全服务标准体系，强化标准的实施，提高健康服务业标准化水平。在新兴的健康服务领域，鼓励龙头企业、地方和行业协会参与制订服务标准。在暂不能实行标准化的健康服务行业，广泛推行服务承诺、服务公约、服务规范等制度。完善监督机制，创新监管方式，推行属地化管理，依法规范健康服务机构从业行为，强化服务质量监管和市场日常监管，严肃查处违法经营行为。

（七）营造良好社会氛围。充分利用广播电视、平面媒体及互联网等新兴媒体深入宣传健康知识，鼓励开办专门的健康频道或节目栏目，倡导健康的生活方式，在全社会形成重视和促进健康的社会风气。通过广泛宣传和典型报道，不断提升健康服务业从业人员的社会地位。规范药品、保健食品、医疗机构等方面广告和相关信息发布行为，严厉打击虚假宣传和不实报道，积极营造良好的健康消费氛围。

各地区、各部门要高度重视，把发展健康服务业放在重要位置，加强沟通协调，密切协作配合，形成工作合力。各有关部门要根据本意见要求，各负其责，并按职责分工抓紧制定相关配套文件，确保各项任务措施落实到位。省级人民政府要结合实际制定具体方案、规划或专项行动计划，促进本地区健康服务业有序快速发展。发展改革委要会同有关部门对落实本意见的情况进行监督检查和跟踪分析，重大情况和问题及时向国务院报告。国务院将适时组织专项督查。

"健康中国2030" 规划纲要

(2016年10月25日中共中央、国务院印发)

序言

健康是促进人的全面发展的必然要求，是经济社会发展的基础条件。实现国民健康长寿，是国家富强、民族振兴的重要标志，也是全国各族人民的共同愿望。

党和国家历来高度重视人民健康。新中国成立以来特别是改革开放以来，我国健康领域改革发展取得显著成就，城乡环境面貌明显改善，全民健身运动蓬勃发展，医疗卫生服务体系日益健全，人民健康水平和身体素质持续提高。2015年我国人均预期寿命已达76.34岁，婴儿死亡率、5岁以下儿童死亡率、孕产妇死亡率分别下降到8.1‰、10.7‰和20.1/10万，总体上优于中高收入国家平均水平，为全面建成小康社会奠定了重要基础。同时，工业化、城镇化、人口老龄化、疾病谱变化、生态环境及生活方式变化等，也给维护和促进健康带来一系列新的挑战，健康服务供给总体不足与需求不断增长之间的矛盾依然突出，健康领域发展与经济社会发展的协调性有待增强，需要从国家战略层面统筹解决关系健康的重大和长远问题。

推进健康中国建设，是全面建成小康社会、基本实现社会主义现代化的重要基础，是全面提升中华民族健康素质、实现人民健康与经济社会协调发展的国家战略，是积极参与全球健康治理、履行2030年可持续发展议程国际承诺的重大举措。未来15年，是推进健康中国建设的重要战略机遇期。经济保持中高速增长将为维护人民健康奠定坚实基础，消费结构升级将为发展健康服务创造广阔空间，科技创新将为提高健康水平提供有力支撑，各方面制度更加成熟更加定型将为健康领域可持续发展构建强大保障。

为推进健康中国建设，提高人民健康水平，根据党的十八届五中全会战略部署，制定本规划纲要。本规划纲要是推进健康中国建设的宏伟蓝图和行动纲领。全社会要增强责任感、使命感，全力推进健康中国建设，为实现中华民族伟大复兴和推动人类文明进步作出更大贡献。

第一篇　总体战略

第一章　指导思想

推进健康中国建设，必须高举中国特色社会主义伟大旗帜，全面贯彻党的十八大和十八届三中、四中、五中全会精神，以马克思列宁主义、毛泽东思想、邓小平理论、"三个代表"重要思想、科学发展观为指导，深入学习贯彻习近平总书记系列重要讲话精神，紧紧围绕统筹推进"五位一体"总体布局和协调推进"四个全面"战略布局，认真落实党中央、国务院决策部署，坚持以人民为中心的发展思想，牢固树立和贯彻落实新发展理念，坚持正确的卫生与健康工作方针，以提高人民健康水平为核心，以体制机制改革创新为动力，以普及健康生活、优化健康服务、完善健康保障、建设健康环境、发展健康产业为重点，把健康融入所有政策，加快转变健康领域发展方式，全方位、全周期维护和保障人民健康，大幅提高健康水平，显著改善健康公平，为实现"两个一百年"奋斗目标和中华民族伟大复兴的中国梦提供坚实健康基础。

主要遵循以下原则：

——健康优先。把健康摆在优先发展的战略地位，立足国情，将促进健康的理念融入公共政策制定实施的全过程，加快形成有利于健康的生活方式、生态环境和经济社会发展模式，实现健康与经济社会良性协调发展。

——改革创新。坚持政府主导，发挥市场机制作用，加快关键环节改革步伐，冲破思想观念束缚，破除利益固化藩篱，清除体制机制障碍，发挥科技创新和信息化的引领支撑作用，形成具有中国特色、促进全民健康的制度体系。

——科学发展。把握健康领域发展规律，坚持预防为主、防治结合、中西医并重，转变服务模式，构建整合型医疗卫生服务体系，推动健康服务从规模扩张的粗放型发展转变到质量效益提升的绿色集约式发展，推动中医药和西医药相互补充、协调发展，提升健康服务水平。

——公平公正。以农村和基层为重点，推动健康领域基本公共服务均等化，维护基本医疗卫生服务的公益性，逐步缩小城乡、地区、人群间基本健康服务和健康水平的差异，实现全民健康覆盖，促进社会公平。

第二章 战略主题

"共建共享、全民健康"，是建设健康中国的战略主题。核心是以人民健康为中心，坚持以基层为重点，以改革创新为动力，预防为主，中西医并重，把健康融入所有政策，人民共建共享的卫生与健康工作方针，针对生活行为方式、生产生活环境以及医疗卫生服务等健康影响因素，坚持政府主导与调动社会、个人的积极性相结合，推动人人参与、人人尽力、人人享有，落实预防为主，推行健康生活方式，减少疾病发生，强化早诊断、早治疗、早康复，实现全民健康。

共建共享是建设健康中国的基本路径。从供给侧和需求侧两端发力，统筹社会、行业和个人三个层面，形成维护和促进健康的强大合力。要促进全社会广泛参与，强化跨部门协作，深化军民融合发展，调动社会力量的积极性和创造性，加强环境治理，保障食品药品安全，预防和减少伤害，有效控制影响健康的生态和社会环境危险因素，形成多层次、多元化的社会共治格局。要推动健康服务供给侧结构性改革，卫生计生、体育等行业要主动适应人民健康需求，深化体制机制改革，优化要素配置和服务供给，补齐发展短板，推动健康产业转型升级，满足人民群众不断增长的健康需求。要强化个人健康责任，提高全民健康素养，引导形成自主自律、符合自身特点的健康生活方式，有效控制影响健康的生活行为因素，形成热爱健康、追求健康、促进健康的社会氛围。

全民健康是建设健康中国的根本目的。立足全人群和全生命周期两个着力点，提供公平可及、系统连续的健康服务，实现更高水平的全民健康。要惠及全人群，不断完善制度、扩展服务、提高质量，使全体人民享有所需要的、有质量的、可负担的预防、治疗、康复、健康促进等健康服务，突出解决好妇女儿童、老年人、残疾人、低收入人群等重点人群的健康问题。要覆盖全生命周期，针对生命不同阶段的主要健康问题及主要影响因素，确定若干优先领域，强化干预，实现从胎儿到生命终点的全程健康服务和健康保障，全面维护人民健康。

第三章　战略目标

到 2020 年，建立覆盖城乡居民的中国特色基本医疗卫生制度，健康素养水平持续提高，健康服务体系完善高效，人人享有基本医疗卫生服务和基本体育健身服务，基本形成内涵丰富、结构合理的健康产业体系，主要健康指标居于中高收入国家前列。

到 2030 年，促进全民健康的制度体系更加完善，健康领域发展更加协调，健康生活方式得到普及，健康服务质量和健康保障水平不断提高，健康产业繁荣发展，基本实现健康公平，主要健康指标进入高收入国家行列。到 2050 年，建成与社会主义现代化国家相适应的健康国家。

到 2030 年具体实现以下目标：

——人民健康水平持续提升。人民身体素质明显增强，2030 年人均预期寿命达到 79.0 岁，人均健康预期寿命显著提高。

——主要健康危险因素得到有效控制。全民健康素养大幅提高，健康生活方式得到全面普及，有利于健康的生产生活环境基本形成，食品药品安全得到有效保障，消除一批重大疾病危害。

——健康服务能力大幅提升。优质高效的整合型医疗卫生服务体系和完善的全民健身公共服务体系全面建立，健康保障体系进一步完善，健康科技创新整体实力位居世界前列，健康服务质量和水平明显提高。

——健康产业规模显著扩大。建立起体系完整、结构优化的健康产业体系，形成一批具有较强创新能力和国际竞争力的大型企业，成为国民经济支柱性产业。

——促进健康的制度体系更加完善。有利于健康的政策法律法规体系进一步健全，健康领域治理体系和治理能力基本实现现代化。

健康中国建设主要指标

领域	指标	2015 年	2020 年	2030 年
健康水平	人均预期寿命（岁）	76. 34	77. 3	79. 0
	婴儿死亡率（‰）	8. 1	7. 5	5. 0
	5 岁以下儿童死亡率（‰）	10. 7	9. 5	6. 0
	孕产妇死亡率（1/10 万）	20. 1	18. 0	12. 0
	城乡居民达到《国民体质测定标准》合格以上的人数比例（%）	89. 6（2014 年）	90. 6	92. 2
健康生活	居民健康素养水平（%）	10	20	30
	经常参加体育锻炼人数（亿人）	3. 6（2014 年）	4. 35	5. 3
健康服务与保障	重大慢性病过早死亡率（%）	19. 1（2013 年）	比 2015 年降低 10%	比 2015 年降低 30%
	每千常住人口执业（助理）医师数（人）	2. 2	2. 5	3. 0
	个人卫生支出占卫生总费用的比重（%）	29. 3	28 左右	25 左右
健康产业	地级及以上城市空气质量优良天数比率（%）	76. 7	>80	持续改善
	地表水质量达到或好于Ⅲ类水体比例（%）	66	>70	持续改善
	健康服务业总规模（万亿元）	—	>8	16

第二篇 普及健康生活

第四章 加强健康教育

第一节 提高全民健康素养

推进全民健康生活方式行动，强化家庭和高危个体健康生活方式指导及干预，开展健康体重、健康口腔、健康骨骼等专项行动，到 2030 年基本实现以县（市、区）为单位全覆盖。开发推广促进健康生活的适宜技术和用品。建立健康知识和技能核心信息发布制度，健全覆盖全国的健康素养和生活方式监测体系。建立健全健康促进与教育体系，提高健康教育服务能力，从小抓起，普及健康科学知识。加强精神文明建设，发展健康文化，移风易俗，培育良好的生活习惯。各级各类媒体加大健康科学知识宣传力度，积极建设和规范各类广播电视等健康栏目，利用新媒体拓展健康教育。

第二节 加大学校健康教育力度

将健康教育纳入国民教育体系，把健康教育作为所有教育阶段素质教育的重要内容。以中小学为重点，建立学校健康教育推进机制。构建相关学科教学与教育活动相结合、课堂教育与课外实践相结合、经常性宣传教育与集中式宣传教育相结合的健康教育模式。培养健康教育师资，将健康教育纳入体育教师职前教育和职后培训内容。

第五章 塑造自主自律的健康行为

第一节 引导合理膳食

制定实施国民营养计划，深入开展食物（农产品、食品）营养功能评价研究，全面普及膳食营养知识，发布适合不同人群特点的膳食指南，引导居民形成科学的膳食习惯，推进健康饮食文化建设。建立健全居民营养监测制度，对重点区域、重点人群实施营养干预，重点解决微量营养素缺乏、部分人群油脂等高热能食物摄入过多等问题，逐步解决居民营养不足与过剩并存问题。实施临床营养干预。加强对学校、幼儿园、养老机构等营养健康工作的指导。开展示范健康食堂和健康餐厅建设。到2030年，居民营养知识素养明显提高，营养缺乏疾病发生率显著下降，全国人均每日食盐摄入量降低20%，超重、肥胖人口增长速度明显放缓。

第二节 开展控烟限酒

全面推进控烟履约，加大控烟力度，运用价格、税收、法律等手段提高控烟成效。深入开展控烟宣传教育。积极推进无烟环境建设，强化公共场所控烟监督执法。推进公共场所禁烟工作，逐步实现室内公共场所全面禁烟。领导干部要带头在公共场所禁烟，把党政机关建成无烟机关。强化戒烟服务。到2030年，15岁以上人群吸烟率降低到20%。加强限酒健康教育，控制酒精过度使用，减少酗酒。加强有害使用酒精监测。

第三节 促进心理健康

加强心理健康服务体系建设和规范化管理。加大全民心理健康科普宣传力度，提升心理健康素养。加强对抑郁症、焦虑症等常见精神障碍和心理行为问题的干预，加大对重点人群心理问题早期发现和及时干预力度。加强严重精神障碍患者报告登记和救治救助管理。全面推进精神障碍社区康复服务。提高突发事件心理危机的干预能力和水平。到2030年，常见精神障碍防治和心理行为问题识别干预水平显著提高。

第四节 减少不安全性行为和毒品危害

强化社会综合治理，以青少年、育龄妇女及流动人群为重点，开展性道德、性健康和性安全宣传教育和干预，加强对性传播高危行为人群的综合干预，减少意外妊娠和性相关疾病传播。大力普及有关毒品危害、应对措施和治疗途径等知识。加强全国戒毒医疗服务体系建设，早发现、早治疗成瘾者。加强戒毒药物维持治疗与社区戒毒、强制隔离戒毒和社区康复的衔接。建立集生理脱毒、心理康复、就业扶持、回归社会于一体的戒毒康复模式，最大限度减少毒品社会危害。

第六章 提高全民身体素质

第一节 完善全民健身公共服务体系

统筹建设全民健身公共设施，加强健身步道、骑行道、全民健身中心、体育公园、社区多功能运动场等场地设施建设。到 2030 年，基本建成县乡村三级公共体育设施网络，人均体育场地面积不低于 2.3 平方米，在城镇社区实现 15 分钟健身圈全覆盖。推行公共体育设施免费或低收费开放，确保公共体育场地设施和符合开放条件的企事业单位体育场地设施全部向社会开放。加强全民健身组织网络建设，扶持和引导基层体育社会组织发展。

第二节　广泛开展全民健身运动

继续制定实施全民健身计划，普及科学健身知识和健身方法，推动全民健身生活化。组织社会体育指导员广泛开展全民健身指导服务。实施国家体育锻炼标准，发展群众健身休闲活动，丰富和完善全民健身体系。大力发展群众喜闻乐见的运动项目，鼓励开发适合不同人群、不同地域特点的特色运动项目，扶持推广太极拳、健身气功等民族民俗民间传统运动项目。

第三节　加强体医融合和非医疗健康干预

发布体育健身活动指南，建立完善针对不同人群、不同环境、不同身体状况的运动处方库，推动形成体医结合的疾病管理与健康服务模式，发挥全民科学健身在健康促进、慢性病预防和康复等方面的积极作用。加强全民健身科技创新平台和科学健身指导服务站点建设。开展国民体质测试，完善体质健康监测体系，开发应用国民体质健康监测大数据，开展运动风险评估。

第四节　促进重点人群体育活动

制定实施青少年、妇女、老年人、职业群体及残疾人等特殊群体的体质健康干预计划。实施青少年体育活动促进计划，培育青少年体育爱好，基本实现青少年熟练掌握 1 项以上体育运动技能，确保学生校内每天体育活动时间不少于 1 小时。到 2030 年，学校体育场地设施与器材配置达标率达到 100%，青少年学生每周参与体育活动达到中等强度 3 次以上，国家学生体质健康标准达标优秀率 25% 以上。加强科学指导，促进妇女、老年人和职业群体积极参与全民健身。实行工间健身制度，鼓励和支持新建工作场所建设适当的健身活动场地。推动残疾人康复体育和健身体育广泛开展。

第三篇　优化健康服务

第七章　强化覆盖全民的公共卫生服务

第一节　防治重大疾病

实施慢性病综合防控战略，加强国家慢性病综合防控示范区建设。强化慢性病筛查和早期发现，针对高发地区重点癌症开展早诊早治工作，推动癌症、脑卒中、冠心病等慢性病的机会性筛查。基本实现高血压、糖尿病患者管理干预全覆盖，逐步将符合条件的癌症、脑卒中等重大慢性病早诊早治适宜技术纳入诊疗常规。加强学生近视、肥胖等常见病防治。到 2030 年，实现全人群、全生命周期的慢性病健康管理，总体癌症 5 年生存率提高 15%。加强口腔卫生，12 岁儿童患龋率控制在 25% 以内。

加强重大传染病防控。完善传染病监测预警机制。继续实施扩大国家免疫规划，适龄儿童国家免疫规划疫苗接种率维持在较高水平，建立预防接种异常反应补偿保险机制。加强艾滋病检测、抗病毒治疗和随访管理，全面落实临床用血核酸检测和预防艾滋病母婴传播，疫情保持在低流行水平。建立结核病防治综合服务模式，加强耐多药肺结核筛查和监测，规范肺结核诊疗管理，全国肺结核疫情持续下降。有效应对流感、手足口病、登革热、麻疹等重点传染病疫情。继续坚持以传染源控制为主的血吸虫病综合防治策略，全国所有流行县达到消除血吸虫病标准。继续巩固全国消除疟疾成果。全国所有流行县基本控制包虫病等重点寄生虫病流行。保持控制和消除重点地方病，地方病不再成为危害人民健康的重点问题。加强突发急性传染病防治，积极防范输入性突发急性传染病，加强鼠疫等传统烈性传染病防控。强化重大动物源性传染病的源头治理。

第二节　完善计划生育服务管理

健全人口与发展的综合决策体制机制，完善有利于人口均衡发展的政策体系。改革计划生育服务管理方式，更加注重服务家庭，构建以生育支持、幼儿养育、青少年发展、老人赡养、病残照料为主题的家庭发展政策框架，引导群众负责任、有计划地生育。完善国家计划生育技术服务政策，加大再生育计划生育技术服务保障力度。全面推行知情选择，普及避孕节育和生殖健康知识。完善计划生育家庭奖励扶助制度和特别扶助制度，实行奖励扶助金标准动态调整。坚持和完善计划生育目标管理责任制，完善宣传倡导、依法管理、优质服务、政策推动、综合治理的计划生育长效工作机制。建立健全出生人口监测工作机制。继续开展出生人口性别比治理。到 2030 年，全国出生人口性别比实现自然平衡。

第三节　推进基本公共卫生服务均等化

继续实施完善国家基本公共卫生服务项目和重大公共卫生服务项目，加强疾病经济负担研究，适时调整项目经费标准，不断丰富和拓展服务内容，提高服务质量，使城乡居民享有均等化的基本公共卫生服务，做好流动人口基本公共卫生计生服务均等化工作。

第八章　提供优质高效的医疗服务

第一节　完善医疗卫生服务体系

全面建成体系完整、分工明确、功能互补、密切协作、运行高效的整合型医疗卫生服务体系。县和市域内基本医疗卫生资源按常住人口和服务半径合理布局，实现人人享有均等化的基本医疗卫生服务；省级及以上分区域统筹配置，整合推进区域医疗资源共享，基本实现优质医疗卫生资源配置均衡化，省域内人人享有均质化的危急重症、疑难病症诊疗和专科医疗服务；依托现有机构，建设一批引领国内、具有全球影响力的国家级医学中心，建设一批区域医学中心和国家临床重点专科群，推进京津冀、长江经济带等区域医疗卫生协同发展，带动医疗服务区域发展和整体水平提升。加强康复、老年病、长期护理、慢性病管理、安宁疗护等接续性医疗机构建设。实施健康扶贫工程，加大对中西部贫困地区医疗卫生机构建设支持力度，提升服务能力，保障贫困人口健康。到2030年，15分钟基本医疗卫生服务圈基本形成，每千常住人口注册护士数达到4.7人。

第二节　创新医疗卫生服务供给模式

建立专业公共卫生机构、综合和专科医院、基层医疗卫生机构"三位一体"的重大疾病防控机制，建立信息共享、互联互通机制，推进慢性病防、治、管整体融合发展，实现医防结合。建立不同层级、不同类别、不同举办主体医疗卫生机构间目标明确、权责清晰的分工协作机制，不断完善服务网络、运行机制和激励机制，基层普遍具备居民健康守门人的能力。完善家庭医生签约服务，全面建立成熟完善的分级诊疗制度，形成基层首诊、双向转诊、上下联动、急慢分治的合理就医秩序，健全治疗-康复-长期护理服务链。引导三级公立医院逐步减少普通门诊，重点发展危急重症、疑难病症诊疗。完善医疗联合体、医院集团等多种分工协作模式，提高服务体系整体绩效。加快医疗卫生领域军民融合，积极发挥军队医疗卫生机构作用，更好为人民服务。

第三节　提升医疗服务水平和质量

建立与国际接轨、体现中国特色的医疗质量管理与控制体系，基本健全覆盖主要专业的国家、省、市三级医疗质量控制组织，推出一批国际化标准规范。建设医疗质量管理与控制信息化平台，实现全行业全方位精准、实时管理与控制，持续改进医疗质量和医疗安全，提升医疗服务同质化程度，再住院率、抗菌药物使用率等主要医疗服务质量指标达到或接近世界先进水平。全面实施临床路径管理，规范诊疗行为，优化诊疗流程，增强患者就医获得感。推进合理用药，保障临床用血安全，基本实现医疗机构检查、检验结果互认。加强医疗服务人文关怀，构建和谐医患关系。依法严厉打击涉医违法犯罪行为特别是伤害医务人员的暴力犯罪行为，保护医务人员安全。

第九章　充分发挥中医药独特优势

第一节　提高中医药服务能力

实施中医临床优势培育工程，强化中医药防治优势病种研究，加强中西医结合，提高重大疑难病、危急重症临床疗效。大力发展中医非药物疗法，使其在常见病、多发病和慢性病防治中发挥独特作用。发展中医特色康复服务。健全覆盖城乡的中医医疗保健服务体系。在乡镇卫生院和社区卫生服务中心建立中医馆、国医堂等中医综合服务区，推广适宜技术，所有基层医疗卫生机构都能够提供中医药服务。促进民族医药发展。到2030年，中医药在治未病中的主导作用、在重大疾病治疗中的协同作用、在疾病康复中的核心作用得到充分发挥。

第二节 发展中医养生保健治未病服务

实施中医治未病健康工程,将中医药优势与健康管理结合,探索融健康文化、健康管理、健康保险为一体的中医健康保障模式。鼓励社会力量举办规范的中医养生保健机构,加快养生保健服务发展。拓展中医医院服务领域,为群众提供中医健康咨询评估、干预调理、随访管理等治未病服务。鼓励中医医疗机构、中医医师为中医养生保健机构提供保健咨询和调理等技术支持。开展中医中药中国行活动,大力传播中医药知识和易于掌握的养生保健技术方法,加强中医药非物质文化遗产的保护和传承运用,实现中医药健康养生文化创造性转化、创新性发展。

第三节 推进中医药继承创新

实施中医药传承创新工程,重视中医药经典医籍研读及挖掘,全面系统继承历代各家学术理论、流派及学说,不断弘扬当代名老中医药专家学术思想和临床诊疗经验,挖掘民间诊疗技术和方药,推进中医药文化传承与发展。建立中医药传统知识保护制度,制定传统知识保护名录。融合现代科技成果,挖掘中药方剂,加强重大疑难疾病、慢性病等中医药防治技术和新药研发,不断推动中医药理论与实践发展。发展中医药健康服务,加快打造全产业链服务的跨国公司和国际知名的中国品牌,推动中医药走向世界。保护重要中药资源和生物多样性,开展中药资源普查及动态监测。建立大宗、道地和濒危药材种苗繁育基地,提供中药材市场动态监测信息,促进中药材种植业绿色发展。

第十章 加强重点人群健康服务

第一节 提高妇幼健康水平

实施母婴安全计划,倡导优生优育,继续实施住院分娩补助制度,向孕产妇免费提供生育全过程的基本医疗保健服务。加强出生缺陷综合防治,构建覆盖城乡居民,涵盖孕前、孕期、新生儿各阶段的出生缺陷防治体系。实施健康儿童计划,加强儿童早期发展,加强儿科建设,加大儿童重点疾病防治力度,扩大新生儿疾病筛查,继续开展重点地区儿童营养改善等项目。提高妇女常见病筛查率和早诊早治率。实施妇幼健康和计划生育服务保障工程,提升孕产妇和新生儿危急重症救治能力。

第二节 促进健康老龄化

推进老年医疗卫生服务体系建设,推动医疗卫生服务延伸至社区、家庭。健全医疗卫生机构与养老机构合作机制,支持养老机构开展医疗服务。推进中医药与养老融合发展,推动医养结合,为老年人提供治疗期住院、康复期护理、稳定期生活照料、安宁疗护一体化的健康和养老服务,促进慢性病全程防治管理服务同居家、社区、机构养老紧密结合。鼓励社会力量兴办医养结合机构。加强老年常见病、慢性病的健康指导和综合干预,强化老年人健康管理。推动开展老年心理健康与关怀服务,加强老年痴呆症等的有效干预。推动居家老人长期照护服务发展,全面建立经济困难的高龄、失能老人补贴制度,建立多层次长期护理保障制度。进一步完善政策,使老年人更便捷获得基本药物。

第三节 维护残疾人健康

制定实施残疾预防和残疾人康复条例。加大符合条件的低收入残疾人医疗救助力度，将符合条件的残疾人医疗康复项目按规定纳入基本医疗保险支付范围。建立残疾儿童康复救助制度，有条件的地方对残疾人基本型辅助器具给予补贴。将残疾人康复纳入基本公共服务，实施精准康复，为城乡贫困残疾人、重度残疾人提供基本康复服务。完善医疗机构无障碍设施，改善残疾人医疗服务。进一步完善康复服务体系，加强残疾人康复和托养设施建设，建立医疗机构与残疾人专业康复机构双向转诊机制，推动基层医疗卫生机构优先为残疾人提供基本医疗、公共卫生和健康管理等签约服务。制定实施国家残疾预防行动计划，增强全社会残疾预防意识，开展全人群、全生命周期残疾预防，有效控制残疾的发生和发展。加强对致残疾病及其他致残因素的防控。推动国家残疾预防综合试验区试点工作。继续开展防盲治盲和防聋治聋工作。

第四篇　完善健康保障

第十一章　健全医疗保障体系

第一节　完善全民医保体系

健全以基本医疗保障为主体、其他多种形式补充保险和商业健康保险为补充的多层次医疗保障体系。整合城乡居民基本医保制度和经办管理。健全基本医疗保险稳定可持续筹资和待遇水平调整机制，实现基金中长期精算平衡。完善医保缴费参保政策，均衡单位和个人缴费负担，合理确定政府与个人分担比例。改进职工医保个人账户，开展门诊统筹。进一步健全重特大疾病医疗保障机制，加强基本医保、城乡居民大病保险、商业健康保险与医疗救助等的有效衔接。到2030年，全民医保体系成熟定型。

第二节　健全医保管理服务体系

严格落实医疗保险基金预算管理。全面推进医保支付方式改革，积极推进按病种付费、按人头付费，积极探索按疾病诊断相关分组付费（DRGs）、按服务绩效付费，形成总额预算管理下的复合式付费方式，健全医保经办机构与医疗机构的谈判协商与风险分担机制。加快推进基本医保异地就医结算，实现跨省异地安置退休人员住院医疗费用直接结算和符合转诊规定的异地就医住院费用直接结算。全面实现医保智能监控，将医保对医疗机构的监管延伸到医务人员。逐步引入社会力量参与医保经办。加强医疗保险基础标准建设和应用。到2030年，全民医保管理服务体系完善高效。

第三节　积极发展商业健康保险

落实税收等优惠政策，鼓励企业、个人参加商业健康保险及多种形式的补充保险。丰富健康保险产品，鼓励开发与健康管理服务相关的健康保险产品。促进商业保险公司与医疗、体检、护理等机构合作，发展健康管理组织等新型组织形式。到2030年，现代商业健康保险服务业进一步发展，商业健康保险赔付支出占卫生总费用比重显著提高。

第十二章 完善药品供应保障体系

第一节 深化药品、医疗器械流通体制改革

推进药品、医疗器械流通企业向供应链上下游延伸开展服务，形成现代流通新体系。规范医药电子商务，丰富药品流通渠道和发展模式。推广应用现代物流管理与技术，健全中药材现代流通网络与追溯体系。落实医疗机构药品、耗材采购主体地位，鼓励联合采购。完善国家药品价格谈判机制。建立药品出厂价格信息可追溯机制。强化短缺药品供应保障和预警，完善药品储备制度和应急供应机制。建设遍及城乡的现代医药流通网络，提高基层和边远地区药品供应保障能力。

第二节 完善国家药物政策

巩固完善国家基本药物制度，推进特殊人群基本药物保障。完善现有免费治疗药品政策，增加艾滋病防治等特殊药物免费供给。保障儿童用药。完善罕见病用药保障政策。建立以基本药物为重点的临床综合评价体系。按照政府调控和市场调节相结合的原则，完善药品价格形成机制。强化价格、医保、采购等政策的衔接，坚持分类管理，加强对市场竞争不充分药品和高值医用耗材的价格监管，建立药品价格信息监测和信息公开制度，制定完善医保药品支付标准政策。

第五篇 建设健康环境

第十三章 深入开展爱国卫生运动

第一节 加强城乡环境卫生综合整治

持续推进城乡环境卫生整洁行动，完善城乡环境卫生基础设施和长效机制，统筹治理城乡环境卫生问题。加大农村人居环境治理力度，全面加强农村垃圾治理，实施农村生活污水治理工程，大力推广清洁能源。到2030年，努力把我国农村建设成为人居环境干净整洁、适合居民生活养老的美丽家园，实现人与自然和谐发展。实施农村饮水安全巩固提升工程，推动城镇供水设施向农村延伸，进一步提高农村集中供水率、自来水普及率、水质达标率和供水保证率，全面建立从源头到龙头的农村饮水安全保障体系。加快无害化卫生厕所建设，力争到2030年，全国农村居民基本都能用上无害化卫生厕所。实施以环境治理为主的病媒生物综合预防控制策略。深入推进国家卫生城镇创建，力争到2030年，国家卫生城市数量提高到全国城市总数的50%，有条件的省（自治区、直辖市）实现全覆盖。

第二节 建设健康城市和健康村镇

把健康城市和健康村镇建设作为推进健康中国建设的重要抓手，保障与健康相关

的公共设施用地需求，完善相关公共设施体系、布局和标准，把健康融入城乡规划、建设、治理的全过程，促进城市与人民健康协调发展。针对当地居民主要健康问题，编制实施健康城市、健康村镇发展规划。广泛开展健康社区、健康村镇、健康单位、健康家庭等建设，提高社会参与度。重点加强健康学校建设，加强学生健康危害因素监测与评价，完善学校食品安全管理、传染病防控等相关政策。加强健康城市、健康村镇建设监测与评价。到 2030 年，建成一批健康城市、健康村镇建设的示范市和示范村镇。

第十四章　加强影响健康的环境问题治理

第一节　深入开展大气、水、土壤等污染防治

以提高环境质量为核心，推进联防联控和流域共治，实行环境质量目标考核，实施最严格的环境保护制度，切实解决影响广大人民群众健康的突出环境问题。深入推进产业园区、新城、新区等开发建设规划环评，严格建设项目环评审批，强化源头预防。深化区域大气污染联防联控，建立常态化区域协作机制。完善重度及以上污染天气的区域联合预警机制。全面实施城市空气质量达标管理，促进全国城市环境空气质量明显改善。推进饮用水水源地安全达标建设。强化地下水管理和保护，推进地下水超采区治理与污染综合防治。开展国家土壤环境质量监测网络建设，建立建设用地土壤环境质量调查评估制度，开展土壤污染治理与修复。以耕地为重点，实施农用地分类管理。全面加强农业面源污染防治，有效保护生态系统和遗传多样性。加强噪声污染防控。

第二节　实施工业污染源全面达标排放计划

全面实施工业污染源排污许可管理，推动企业开展自行监测和信息公开，建立排污台账，实现持证按证排污。加快淘汰高污染、高环境风险的工艺、设备与产品。开展工业集聚区污染专项治理。以钢铁、水泥、石化等行业为重点，推进行业达标排放改造。

第三节　建立健全环境与健康监测、调查和风险评估制度

逐步建立健全环境与健康管理制度。开展重点区域、流域、行业环境与健康调查，建立覆盖污染源监测、环境质量监测、人群暴露监测和健康效应监测的环境与健康综合监测网络及风险评估体系。实施环境与健康风险管理。划定环境健康高风险区域，开展环境污染对人群健康影响的评价，探索建立高风险区域重点项目健康风险评估制度。建立环境健康风险沟通机制。建立统一的环境信息公开平台，全面推进环境信息公开。推进县级及以上城市空气质量监测和信息发布。

第十五章　保障食品药品安全

第一节　加强食品安全监管

完善食品安全标准体系，实现食品安全标准与国际标准基本接轨。加强食品安全

风险监测评估，到 2030 年，食品安全风险监测与食源性疾病报告网络实现全覆盖。全面推行标准化、清洁化农业生产，深入开展农产品质量安全风险评估，推进农兽药残留、重金属污染综合治理，实施兽药抗菌药治理行动。加强对食品原产地指导监管，完善农产品市场准入制度。建立食用农产品全程追溯协作机制，完善统一权威的食品安全监管体制，建立职业化检查员队伍，加强检验检测能力建设，强化日常监督检查，扩大产品抽检覆盖面。加强互联网食品经营治理。加强进口食品准入管理，加大对境外源头食品安全体系检查力度，有序开展进口食品指定口岸建设。推动地方政府建设出口食品农产品质量安全示范区。推进食品安全信用体系建设，完善食品安全信息公开制度。健全从源头到消费全过程的监管格局，严守从农田到餐桌的每一道防线，让人民群众吃得安全、吃得放心。

第二节　强化药品安全监管

深化药品（医疗器械）审评审批制度改革，研究建立以临床疗效为导向的审批制度，提高药品（医疗器械）审批标准。加快创新药（医疗器械）和临床急需新药（医疗器械）的审评审批，推进仿制药质量和疗效一致性评价。完善国家药品标准体系，实施医疗器械标准提高计划，积极推进中药（材）标准国际化进程。全面加强药品监管，形成全品种、全过程的监管链条。加强医疗器械和化妆品监管。

第十六章　完善公共安全体系

第一节　强化安全生产和职业健康

加强安全生产，加快构建风险等级管控、隐患排查治理两条防线，切实降低重特大事故发生频次和危害后果。强化行业自律和监督管理职责，推动企业落实主体责任，推进职业病危害源头治理，强化矿山、危险化学品等重点行业领域安全生产监管。开展职业病危害基本情况普查，健全有针对性的健康干预措施。进一步完善职业安全卫生标准体系，建立完善重点职业病监测与职业病危害因素监测、报告和管理网络，遏制尘肺病和职业中毒高发势头。建立分级分类监管机制，对职业病危害高风险企业实施重点监管。开展重点行业领域职业病危害专项治理。强化职业病报告制度，开展用人单位职业健康促进工作，预防和控制工伤事故及职业病发生。加强全国个人辐射剂量管理和放射诊疗辐射防护。

第二节　促进道路交通安全

加强道路交通安全设施设计、规划和建设，组织实施公路安全生命防护工程，治理公路安全隐患。严格道路运输安全管理，提升企业安全自律意识，落实运输企业安全生产主体责任。强化安全运行监管能力和安全生产基础支撑。进一步加强道路交通安全治理，提高车辆安全技术标准，提高机动车驾驶人和交通参与者综合素质。到 2030 年，力争实现道路交通万车死亡率下降 30%。

第三节　预防和减少伤害

建立伤害综合监测体系，开发重点伤害干预技术指南和标准。加强儿童和老年人伤害预防和干预，减少儿童交通伤害、溺水和老年人意外跌落，提高儿童玩具和用品安全标准。预防和减少自杀、意外中毒。建立消费品质量安全事故强制报告制度，建立产品伤害监测体系，强化重点领域质量安全监管，减少消费品安全伤害。

第四节 提高突发事件应急能力

加强全民安全意识教育。建立健全城乡公共消防设施建设和维护管理责任机制，到 2030 年，城乡公共消防设施基本实现全覆盖。提高防灾减灾和应急能力。完善突发事件卫生应急体系，提高早期预防、及时发现、快速反应和有效处置能力。建立包括军队医疗卫生机构在内的海陆空立体化的紧急医学救援体系，提升突发事件紧急医学救援能力。到 2030 年，建立起覆盖全国、较为完善的紧急医学救援网络，突发事件卫生应急处置能力和紧急医学救援能力达到发达国家水平。进一步健全医疗急救体系，提高救治效率。到 2030 年，力争将道路交通事故死伤比基本降低到中等发达国家水平。

第五节 健全口岸公共卫生体系

建立全球传染病疫情信息智能监测预警、口岸精准检疫的口岸传染病预防控制体系和种类齐全的现代口岸核生化有害因子防控体系，建立基于源头防控、境内外联防联控的口岸突发公共卫生事件应对机制，健全口岸病媒生物及各类重大传染病监测控制机制，主动预防、控制和应对境外突发公共卫生事件。持续巩固和提升口岸核心能力，创建国际卫生机场（港口）。完善国际旅行与健康信息网络，提供及时有效的国际旅行健康指导，建成国际一流的国际旅行健康服务体系，保障出入境人员健康安全。

提高动植物疫情疫病防控能力，加强进境动植物检疫风险评估准入管理，强化外来动植物疫情疫病和有害生物查验截获、检测鉴定、除害处理、监测防控规范化建设，健全对购买和携带人员、单位的问责追究体系，防控国际动植物疫情疫病及有害生物跨境传播。健全国门生物安全查验机制，有效防范物种资源丧失和外来物种入侵。

第六篇 发展健康产业

第十七章 优化多元办医格局

进一步优化政策环境，优先支持社会力量举办非营利性医疗机构，推进和实现非营利性民营医院与公立医院同等待遇。鼓励医师利用业余时间、退休医师到基层医疗卫生机构执业或开设工作室。个体诊所设置不受规划布局限制。破除社会力量进入医疗领域的不合理限制和隐性壁垒。逐步扩大外资兴办医疗机构的范围。加大政府购买服务的力度，支持保险业投资、设立医疗机构，推动非公立医疗机构向高水平、规模化方向发展，鼓励发展专业性医院管理集团。加强政府监管、行业自律与社会监督，促进非公立医疗机构规范发展。

第十八章　发展健康服务新业态

积极促进健康与养老、旅游、互联网、健身休闲、食品融合，催生健康新产业、新业态、新模式。发展基于互联网的健康服务，鼓励发展健康体检、咨询等健康服务，促进个性化健康管理服务发展，培育一批有特色的健康管理服务产业，探索推进可穿戴设备、智能健康电子产品和健康医疗移动应用服务等发展。规范发展母婴照料服务。培育健康文化产业和体育医疗康复产业。制定健康医疗旅游行业标准、规范，打造具有国际竞争力的健康医疗旅游目的地。大力发展中医药健康旅游。打造一批知名品牌和良性循环的健康服务产业集群，扶持一大批中小微企业配套发展。

引导发展专业的医学检验中心、医疗影像中心、病理诊断中心和血液透析中心等。支持发展第三方医疗服务评价、健康管理服务评价，以及健康市场调查和咨询服务。鼓励社会力量提供食品药品检测服务。完善科技中介体系，大力发展专业化、市场化医药科技成果转化服务。

第十九章　积极发展健身休闲运动产业

进一步优化市场环境，培育多元主体，引导社会力量参与健身休闲设施建设运营。推动体育项目协会改革和体育场馆资源所有权、经营权分离改革，加快开放体育资源，创新健身休闲运动项目推广普及方式，进一步健全政府购买体育公共服务的体制机制，打造健身休闲综合服务体。鼓励发展多种形式的体育健身俱乐部，丰富业余体育赛事，积极培育冰雪、山地、水上、汽摩、航空、极限、马术等具有消费引领特征的时尚休闲运动项目，打造具有区域特色的健身休闲示范区、健身休闲产业带。

第二十章　促进医药产业发展

第一节　加强医药技术创新

完善政产学研用协同创新体系，推动医药创新和转型升级。加强专利药、中药新药、新型制剂、高端医疗器械等创新能力建设，推动治疗重大疾病的专利到期药物实现仿制上市。大力发展生物药、化学药新品种、优质中药、高性能医疗器械、新型辅料包材和制药设备，推动重大药物产业化，加快医疗器械转型升级，提高具有自主知识产权的医学诊疗设备、医用材料的国际竞争力。加快发展康复辅助器具产业，增强自主创新能力。健全质量标准体系，提升质量控制技术，实施绿色和智能改造升级，到2030年，药品、医疗器械质量标准全面与国际接轨。

第二节　提升产业发展水平

发展专业医药园区，支持组建产业联盟或联合体，构建创新驱动、绿色低碳、智能高效的先进制造体系，提高产业集中度，增强中高端产品供给能力。大力发展医疗健康服务贸易，推动医药企业走出去和国际产业合作，提高国际竞争力。到2030年，具有自主知识产权新药和诊疗装备国际市场份额大幅提高，高端医疗设备市场国产化率大幅提高，实现医药工业中高速发展和向中高端迈进，跨入世界制药强国行列。推进医药流通行业转型升级，减少流通环节，提高流通市场集中度，形成一批跨国大型药品流通企业。

第七篇 健全支撑与保障

第二十一章 深化体制机制改革

第一节 把健康融入所有政策

加强各部门各行业的沟通协作，形成促进健康的合力。全面建立健康影响评价评估制度，系统评估各项经济社会发展规划和政策、重大工程项目对健康的影响，健全监督机制。畅通公众参与渠道，加强社会监督。

第二节 全面深化医药卫生体制改革

加快建立更加成熟定型的基本医疗卫生制度，维护公共医疗卫生的公益性，有效控制医药费用不合理增长，不断解决群众看病就医问题。推进政事分开、管办分开，理顺公立医疗卫生机构与政府的关系，建立现代公立医院管理制度。清晰划分中央和地方以及地方各级政府医药卫生管理事权，实施属地化和全行业管理。推进军队医院参加城市公立医院改革、纳入国家分级诊疗体系工作。健全卫生计生全行业综合监管体系。

第三节 完善健康筹资机制

健全政府健康领域相关投入机制，调整优化财政支出结构，加大健康领域投入力度，科学合理界定中央政府和地方政府支出责任，履行政府保障基本健康服务需求的责任。中央财政在安排相关转移支付时对经济欠发达地区予以倾斜，提高资金使用效益。建立结果导向的健康投入机制，开展健康投入绩效监测和评价。充分调动社会组织、企业等的积极性，形成多元筹资格局。鼓励金融等机构创新产品和服务，完善扶持措施。大力发展慈善事业，鼓励社会和个人捐赠与互助。

第四节 加快转变政府职能

进一步推进健康相关领域简政放权、放管结合、优化服务。继续深化药品、医疗机构等审批改革，规范医疗机构设置审批行为。推进健康相关部门依法行政，推进政务公开和信息公开。加强卫生计生、体育、食品药品等健康领域监管创新，加快构建事中和事后监管体系，全面推开"双随机、一公开"机制建设。推进综合监管，加强行业自律和诚信建设，鼓励行业协会商会发展，充分发挥社会力量在监管中的作用，促进公平竞争，推动健康相关行业科学发展，简化健康领域公共服务流程，优化政府服务，提高服务效率。

第二十二章 加强健康人力资源建设

第一节 加强健康人才培养培训

加强医教协同，建立完善医学人才培养供需平衡机制。改革医学教育制度，加快建成适应行业特点的院校教育、毕业后教育、继续教育三阶段有机衔接的医学人才培养培训体系。完善医学教育质量保障机制，建立与国际医学教育实质等效的医学专业认证制度。以全科医生为重点，加强基层人才队伍建设。完善住院医师与专科医师培养培训制度，建立公共卫生与临床医学复合型高层次人才培养机制。强化面向全员的继续医学教育制度。加大基层和偏远地区扶持力度。加强全科、儿科、产科、精神科、病理、护理、助产、康复、心理健康等急需紧缺专业人才培养培训。加强药师和中医药健康服务、卫生应急、卫生信息化复合人才队伍建设。加强高层次人才队伍建设，引进和培养一批具有国际领先水平的学科带头人。推进卫生管理人员专业化、职业化。调整优化适应健康服务产业发展的医学教育专业结构，加大养老护理员、康复治疗师、心理咨询师等健康人才培养培训力度。支持建立以国家健康医疗开放大学为基础、中国健康医疗教育慕课联盟为支撑的健康教育培训云平台，便捷医务人员终身教育。加强社会体育指导员队伍建设，到2030年，实现每千人拥有社会体育指导员2.3名。

第二节　创新人才使用评价激励机制

落实医疗卫生机构用人自主权，全面推行聘用制，形成能进能出的灵活用人机制。落实基层医务人员工资政策。创新医务人员使用、流动与服务提供模式，积极探索医师自由执业、医师个体与医疗机构签约服务或组建医生集团。建立符合医疗卫生行业特点的人事薪酬制度。对接国际通行模式，进一步优化和完善护理、助产、医疗辅助服务、医疗卫生技术等方面人员评价标准。创新人才评价机制，不将论文、外语、科研等作为基层卫生人才职称评审的硬性要求，健全符合全科医生岗位特点的人才评价机制。

第二十三章　推动健康科技创新

第一节　构建国家医学科技创新体系

大力加强国家临床医学研究中心和协同创新网络建设，进一步强化实验室、工程中心等科研基地能力建设，依托现有机构推进中医药临床研究基地和科研机构能力建设，完善医学研究科研基地布局。加强资源整合和数据交汇，统筹布局国家生物医学大数据、生物样本资源、实验动物资源等资源平台，建设心脑血管、肿瘤、老年病等临床医学数据示范中心。实施中国医学科学院医学与健康科技创新工程。加快生物医药和大健康产业基地建设，培育健康产业高新技术企业，打造一批医学研究和健康产业创新中心，促进医研企结合，推进医疗机构、科研院所、高等学校和企业等创新主体高效协同。加强医药成果转化推广平台建设，促进医学成果转化推广。建立更好的医学创新激励机制和以应用为导向的成果评价机制，进一步健全科研基地、生物安全、技术评估、医学研究标准与规范、医学伦理与科研诚信、知识产权等保障机制，加强科卫协同、军民融合、省部合作，有效提升基础前沿、关键共性、社会公益和战略高科技的研究水平。

第二节 推进医学科技进步

启动实施脑科学与类脑研究、健康保障等重大科技项目和重大工程，推进国家科技重大专项、国家重点研发计划重点专项等科技计划。发展组学技术、干细胞与再生医学、新型疫苗、生物治疗等医学前沿技术，加强慢病防控、精准医学、智慧医疗等关键技术突破，重点部署创新药物开发、医疗器械国产化、中医药现代化等任务，显著增强重大疾病防治和健康产业发展的科技支撑能力。力争到2030年，科技论文影响力和三方专利总量进入国际前列，进一步提高科技创新对医药工业增长贡献率和成果转化率。

第二十四章 建设健康信息化服务体系

第一节 完善人口健康信息服务体系建设

全面建成统一权威、互联互通的人口健康信息平台，规范和推动"互联网＋健康医疗"服务，创新互联网健康医疗服务模式，持续推进覆盖全生命周期的预防、治疗、康复和自主健康管理一体化的国民健康信息服务。实施健康中国云服务计划，全面建立远程医疗应用体系，发展智慧健康医疗便民惠民服务。建立人口健康信息化标准体系和安全保护机制。做好公民入伍前与退伍后个人电子健康档案军地之间接续共享。到2030年，实现国家省市县四级人口健康信息平台互通共享、规范应用，人人拥有规范化的电子健康档案和功能完备的健康卡，远程医疗覆盖省市县乡四级医疗卫生机构，全面实现人口健康信息规范管理和使用，满足个性化服务和精准化医疗的需求。

第二节 推进健康医疗大数据应用

加强健康医疗大数据应用体系建设，推进基于区域人口健康信息平台的医疗健康大数据开放共享、深度挖掘和广泛应用。消除数据壁垒，建立跨部门跨领域密切配合、统一归口的健康医疗数据共享机制，实现公共卫生、计划生育、医疗服务、医疗保障、药品供应、综合管理等应用信息系统数据采集、集成共享和业务协同。建立和完善全国健康医疗数据资源目录体系，全面深化健康医疗大数据在行业治理、临床和科研、公共卫生、教育培训等领域的应用，培育健康医疗大数据应用新业态。加强健康医疗大数据相关法规和标准体系建设，强化国家、区域人口健康信息工程技术能力，制定分级分类分域的数据应用政策规范，推进网络可信体系建设，注重内容安全、数据安全和技术安全，加强健康医疗数据安全保障和患者隐私保护。加强互联网健康服务监管。

第二十五章 加强健康法治建设

推动颁布并实施基本医疗卫生法、中医药法，修订实施药品管理法，加强重点领域法律法规的立法和修订工作，完善部门规章和地方政府规章，健全健康领域标准规范和指南体系。强化政府在医疗卫生、食品、药品、环境、体育等健康领域的监管职

责，建立政府监管、行业自律和社会监督相结合的监督管理体制。加强健康领域监督
执法体系和能力建设。

第二十六章　加强国际交流合作

实施中国全球卫生战略，全方位积极推进人口健康领域的国际合作。以双边合作
机制为基础，创新合作模式，加强人文交流，促进我国和"一带一路"沿线国家卫
生合作。加强南南合作，落实中非公共卫生合作计划，继续向发展中国家派遣医疗队
员，重点加强包括妇幼保健在内的医疗援助，重点支持疾病预防控制体系建设。加强
中医药国际交流与合作。充分利用国家高层战略对话机制，将卫生纳入大国外交议
程。积极参与全球卫生治理，在相关国际标准、规范、指南等的研究、谈判与制定中
发挥影响，提升健康领域国际影响力和制度性话语权。

第八篇　强化组织实施

第二十七章　加强组织领导

完善健康中国建设推进协调机制，统筹协调推进健康中国建设全局性工作，审议
重大项目、重大政策、重大工程、重大问题和重要工作安排，加强战略谋划，指导部
门、地方开展工作。

各地区各部门要将健康中国建设纳入重要议事日程，健全领导体制和工作机制，
将健康中国建设列入经济社会发展规划，将主要健康指标纳入各级党委和政府考核指
标，完善考核机制和问责制度，做好相关任务的实施落实工作。注重发挥工会、共青
团、妇联、残联等群团组织以及其他社会组织的作用，充分发挥民主党派、工商联和
无党派人士作用，最大限度凝聚全社会共识和力量。

第二十八章　营造良好社会氛围

大力宣传党和国家关于维护促进人民健康的重大战略思想和方针政策，宣传推进
健康中国建设的重大意义、总体战略、目标任务和重大举措。加强正面宣传、舆论监
督、科学引导和典型报道，增强社会对健康中国建设的普遍认知，形成全社会关心支
持健康中国建设的良好社会氛围。

第二十九章　做好实施监测

制定实施五年规划等政策文件，对本规划纲要各项政策和措施进行细化完善，明
确各个阶段所要实施的重大工程、重大项目和重大政策。建立常态化、经常化的督查
考核机制，强化激励和问责。建立健全监测评价机制，制定规划纲要任务部门分工方
案和监测评估方案，并对实施进度和效果进行年度监测和评估，适时对目标任务进行
必要调整。充分尊重人民群众的首创精神，对各地在实施规划纲要中好的做法和有效
经验，要及时总结，积极推广。

国务院办公厅
关于加强三级公立医院绩效考核工作的意见

（国办发〔2019〕4号，2019年1月16日）

各省、自治区、直辖市人民政府，国务院各部委、各直属机构：

为进一步深化公立医院改革，推进现代医院管理制度建设，经国务院同意，现就加强三级公立医院绩效考核工作提出以下意见。

一、总体要求

（一）指导思想。以习近平新时代中国特色社会主义思想为指导，全面贯彻党的十九大和十九届二中、三中全会精神，实施健康中国战略，建立健全基本医疗卫生制度，加强和完善公立医院管理，坚持公益性，调动积极性，引导三级公立医院进一步落实功能定位，提高医疗服务质量和效率，推进分级诊疗制度建设，为人民群众提供高质量的医疗服务。

（二）基本原则。坚持公益性导向，提高医疗服务效率。以满足人民群众健康需求为出发点和立足点，服务深化医药卫生体制改革全局。改革完善公立医院运行机制和医务人员激励机制，实现社会效益和经济效益、当前业绩和长久运营、保持平稳和持续创新相结合。强化绩效考核导向，推动医院落实公益性，实现预算与绩效管理一体化，提高医疗服务能力和运行效率。

坚持属地化管理，做好国家顶层设计。国家制定统一标准、关键指标、体系架构和实现路径，以点带面，抓住重点，逐级考核，形成医院管理提升的动力机制。各省份按照属地化管理原则，结合经济社会发展水平，对不同类别医疗机构设置不同指标和权重，提升考核的针对性和精准度。

坚持信息化支撑，确保结果真实客观。通过加强信息系统建设，提高绩效考核数据信息的准确性，保证关键数据信息自动生成、不可更改，确保绩效考核结果真实客观。根据医学规律和行业特点，发挥大数据优势，强化考核数据分析应用，提升医院科学管理水平。

（三）工作目标。通过绩效考核，推动三级公立医院在发展方式上由规模扩张型转向质量效益型，在管理模式上由粗放的行政化管理转向全方位的绩效管理，促进收入分配更科学、更公平，实现效率提高和质量提升，促进公立医院综合改革政策落地见效。2019 年，在全国启动三级公立医院绩效考核工作，绩效考核指标体系、标准化支撑体系、国家级和省级绩效考核信息系统初步建立，探索建立绩效考核结果运用机制。到 2020 年，基本建立较为完善的三级公立医院绩效考核体系，三级公立医院功能定位进一步落实，内部管理更加规范，医疗服务整体效率有效提升，分级诊疗制度更加完善。

二、指标体系

三级公立医院绩效考核指标体系由医疗质量、运营效率、持续发展、满意度评价等 4 个方面的指标构成。国家制定《三级公立医院绩效考核指标》（见附件）供各地使用，同时确定部分指标作为国家监测指标。各地可以结合实际，适当补充承担政府指令性任务等部分绩效考核指标。

（一）医疗质量。提供高质量的医疗服务是三级公立医院的核心任务。通过医疗质量控制、合理用药、检查检验同质化等指标，考核医院医疗质量和医疗安全。通过代表性的单病种质量控制指标，考核医院重点病种、关键技术的医疗质量和医疗安全情况。通过预约诊疗、门急诊服务、患者等待时间等指标，考核医院改善医疗服务效果。

（二）运营效率。运营效率体现医院的精细化管理水平，是实现医院科学管理的关键。通过人力资源配比和人员负荷指标考核医疗资源利用效率。通过经济管理指标考核医院经济运行管理情况。通过考核收支结构指标间接反映政府落实办医责任情况和医院医疗收入结构合理性，推动实现收支平衡、略有结余，有效体现医务人员技术劳务价值的目标。通过考核门诊和住院患者次均费用变化，衡量医院主动控制费用不合理增长情况。

（三）持续发展。人才队伍建设与教学科研能力体现医院的持续发展能力，是反映三级公立医院创新发展和持续健康运行的重要指标。主要通过人才结构指标考核医务人员稳定性，通过科研成果临床转化指标考核医院创新支撑能力，通过技术应用指标考核医院引领发展和持续运行情况，通过公共信用综合评价等级指标考核医院信用建设。

（四）满意度评价。医院满意度由患者满意度和医务人员满意度两部分组成。患者满意度是三级公立医院社会效益的重要体现，提高医务人员满意度是医院提供高质量医疗服务的重要保障。通过门诊患者、住院患者和医务人员满意度评价，衡量患者获得感及医务人员积极性。

三、支撑体系

（一）提高病案首页质量。三级公立医院要加强以电子病历为核心的医院信息化建设，按照国家统一规定规范填写病案首页，加强临床数据标准化、规范化管理。各地要加强病案首页质量控制和上传病案首页数据质量管理，确保考核数据客观真实。

（二）统一编码和术语集。2019年3月底前，国家卫生健康委推行全国统一的疾病分类编码、手术操作编码和医学名词术语集。国家中医药局印发全国统一的中医病证分类与代码和中医名词术语集。2019年8月底前，各地组织三级公立医院完成电子病历的编码和术语转换工作，全面启用全国统一的疾病分类编码、手术操作编码、医学名词术语。

（三）完善满意度调查平台。国家建立公立医院满意度管理制度，根据满意度调查结果，不断完善公立医院建设、发展和管理工作。2019年3月底前，全国三级公立医院全部纳入国家卫生健康委满意度调查平台。各地要应用国家卫生健康委满意度调查平台，将调查结果纳入三级公立医院绩效考核。

（四）建立考核信息系统。2019年3月底前，国家卫生健康委建立全国三级公立医院绩效考核信息系统。2019年6月底前，各省份建立省级绩效考核信息系统，与全国三级公立医院绩效考核信息系统互联互通，以数据信息考核为主，必要现场复核为辅，利用"互联网＋考核"的方式采集客观考核数据，开展三级公立医院绩效考核工作。

四、考核程序

三级公立医院绩效考核工作按照年度实施，考核数据时间节点为上一年度1月至12月。2019年12月底前完成第一次全国三级公立医院绩效考核工作。2020年起，每年2月底前各省份完成辖区内三级公立医院绩效考核工作，3月底前国家卫生健康委完成国家监测指标分析工作。

（一）医院自查自评。各三级公立医院对照绩效考核指标体系，在2019年9月底前，完成对上一年度医院绩效情况的分析评估，将上一年度病案首页信息、年度财务报表及其他绩效考核指标所需数据等上传至国家和省级绩效考核信息系统，形成绩效考核大数据。根据绩效考核指标和自评结果，医院调整完善内部绩效考核和薪酬分配方案，实现外部绩效考核引导内部绩效考核，推动医院科学管理。2020年起，每年1月底前完成上述工作。

（二）省级年度考核。各省份于2019年11月底前完成对辖区内三级公立医院绩效考核工作，考核结果反馈医院，及时以适当方式向社会公布，并报送国家卫生健康委。2020年起，每年2月底前完成上述工作。

（三）国家监测分析。国家卫生健康委于2019年12月底前完成国家监测指标分析，并及时以适当方式向社会公布。2020年起，国家卫生健康委每年3月底前完成上述工作。

五、组织实施

（一）切实加强组织领导。各地要充分认识做好三级公立医院绩效考核工作的重要意义，充分发挥绩效考核"指挥棒"作用，促进公立医院主动加强和改进医院管理，加强内涵建设，推动公立医院综合改革和分级诊疗制度建设落地见效。要强化组织领导，财政、发展改革、教育、人力资源社会保障、卫生健康、医保、中医药等部门要建立协调推进机制，及时出台政策措施，确保绩效考核工作落到实处。2019 年 6 月底前各省份要出台具体实施方案。

（二）明确部门职责分工。各地可以指定部门或机构代表公立医院举办方和出资人，对三级公立医院实施绩效考核。国家卫生健康委及其他国务院部门、行业所属或者管理的三级公立医院，大学附属三级公立医院，均参加属地绩效考核。卫生健康行政部门监督指导三级公立医院落实病案首页、疾病分类编码、手术操作编码、医学名词术语"四统一"要求，加强质量控制，建设绩效考核信息系统。财政、发展改革、教育、人力资源社会保障、卫生健康、医保、中医药、组织部门研究建立绩效考核结果应用机制，财政和医保部门结合绩效考核结果，调整完善政府投入和医保政策。国家中医药局负责组织实施三级公立中医医院绩效考核工作。

（三）充分运用考核结果。各地要建立绩效考核信息和结果部门共享机制，形成部门工作合力，强化绩效考核结果应用，将绩效考核结果作为公立医院发展规划、重大项目立项、财政投入、经费核拨、绩效工资总量核定、医保政策调整的重要依据，同时与医院评审评价、国家医学中心和区域医疗中心建设以及各项评优评先工作紧密结合。绩效考核结果作为选拔任用公立医院党组织书记、院长和领导班子成员的重要参考。

（四）形成改革发展合力。各地、各有关部门要把绩效考核作为推动深化医改政策落地、将改革政策传导至医院和医务人员的重要抓手，通过深化改革破解体制机制问题。按规定落实政府对符合区域卫生规划公立医院的投入政策，指导地方在清理甄别的基础上稳妥化解符合条件的公立医院长期债务。落实公立医院薪酬制度改革政策。规范推进医联体建设，以三级公立医院带动基层医疗服务能力提升。大力推进信息化建设，鼓励探索应用疾病诊断相关分组开展医院管理。切实加强综合监管，使日常监管与年度绩效考核互补，形成推动公立医院改革发展合力。

（五）做好督导总结宣传。国家卫生健康委要会同相关部门，按照职责分工加强对各地三级公立医院绩效考核工作的指导和监督。要及时总结经验、挖掘典型，结合各地实际不断完善三级公立医院绩效考核指标体系，同时逐步推开对所有医疗机构的绩效考核，适时启动区域医疗服务体系绩效考核工作。要坚持科学考核，注意方式方法，避免增加基层负担。要加强宣传引导，为三级公立医院绩效考核和医院健康发展营造良好的社会舆论环境。各地工作进展情况要定期报告国务院深化医药卫生体制改革领导小组。

附件

三级公立医院绩效考核指标

一级指标	二级指标	三级指标	指标性质	指标说明
一、医疗质量	（一）功能定位	1. 门诊人次数与出院人次数比	定量	计算方法：门诊患者人次数/同期出院患者人次数（急诊、健康体检者不计入）。 指标来源：医院填报。
		2. 下转患者人次数（门急诊、住院）	定量	计算方法：本年度向二级医院或者基层医疗机构下转患者人次数（门急诊、住院）。 指标来源：医院填报。
		3. 日间手术占择期手术比例	定量	计算方法：日间手术台次数/同期出院患者择期手术总台次数×100%。 指标来源：医院填报。
		4. 出院患者手术占比▲	定量	计算方法：出院患者手术台次数/同期出院患者总人次数×100%。 指标来源：病案首页。
		5. 出院患者微创手术占比▲	定量	计算方法：出院患者微创手术台次数/同期出院患者手术台次数×100%。 指标来源：病案首页。
		6. 出院患者四级手术比例▲	定量	计算方法：出院患者四级手术台次数/同期出院患者手术台次数×100%。 指标来源：病案首页。
		7. 特需医疗服务占比	定量	计算方法：特需医疗服务量/同期全部医疗服务量×100%，特需医疗服务收入/同期全部医疗服务收入×100%。 指标来源：医院填报。
	（二）质量安全	8. 手术患者并发症发生率▲	定量	计算方法：手术患者并发症发生例数/同期出院的手术患者人数×100%。 指标来源：病案首页。
		9. I 类切口手术部位感染率▲	定量	计算方法：I 类切口手术部位感染人次数/同期 I 类切口手术台次数×100%。 指标来源：病案首页。
		10. 单病种质量控制▲	定量	计算方法：符合单病种质量控制标准。 指标来源：病案首页。
		11. 大型医用设备检查阳性率	定量	计算方法：大型医用设备检查阳性数/同期大型医用设备检查人次数×100%。 指标来源：医院填报。

一级指标	二级指标	三级指标	指标性质	指标说明
一、医疗质量	（二）质量安全	12. 大型医用设备维修保养及质量控制管理	定性	引导医院关注医用设备的维修保养和质量控制，配置合适维修人员和维修检测设备。评价内容包括但不限于：（1）配置合理维修人员和维修场地，涉及有毒有害作业应有合适的维修场所和有效防护；（2）制定急救、生命支持类等设备的预防性维护维修计划；（3）开展日常保养和维护，有巡检、保养、维修等相关记录及设备管理部门对临床使用部门的监管、培训记录；（4）配置必备的检测和质量控制设备，医学设备管理部门定期对设备特别是急救、生命支持类设备进行预防性维护，确保在用设备完好，有记录和标识，并对发现的问题及时处理。
		13. 通过国家室间质量评价的临床检验项目数▲	定量	计算方法：医院临床检验项目中通过国家临床检验中心组织的室间质量评价项目数量。 指标来源：国家卫生健康委。
		14. 低风险组病例死亡率▲	定量	计算方法：低风险组死亡例数/低风险组病例数×100%。 指标来源：病案首页。
		15. 优质护理服务病房覆盖率	定量	计算方法：全院已经开展优质护理服务的病房总数/全院病房总数×100%。 指标来源：医院填报。
	（三）合理用药	16. 点评处方占处方总数的比例	定量	计算方法：点评处方数/处方总数×100%。 指标来源：医院填报。
		17. 抗菌药物使用强度（DDDs）▲	定量	计算方法：本年度住院患者抗菌药物消耗量（累计DDD数）/同期收治患者人天数×100。收治患者人天数＝出院患者人次数×出院患者平均住院天数。 指标来源：医院填报。
		18. 门诊患者基本药物处方占比	定量	计算方法：门诊使用基本药物人次数/同期门诊诊疗总人次数×100%。 指标来源：医院填报。
		19. 住院患者基本药物使用率	定量	计算方法：出院患者使用基本药物总人次数/同期出院总人次数×100%。 指标来源：医院填报。
		20. 基本药物采购品种数占比	定量	计算方法：医院采购基本药物品种数/医院同期采购药品品种总数×100%。 指标来源：省级招采平台。

续表

一级指标	二级指标	三级指标	指标性质	指标说明
二、运营效率	（四）服务流程	22. 门诊患者平均预约诊疗率	定量	计算方法：预约诊疗人次数/总诊疗人次数×100%（急诊人次数不计入）。 指标来源：医院填报。
		23. 门诊患者预约后平均等待时间	定量	计算方法：门诊患者按预约时间到达医院后至进入诊室前的等待时间。 指标来源：医院填报。
		24. 电子病历应用功能水平分级▲	定性	计算方法：按照国家卫生健康委电子病历应用功能水平分级标准评估。 指标来源：国家卫生健康委。
	（五）资源效率	25. 每名执业医师日均住院工作负担	定量	计算方法：全年实际占用总床日数/医院平均执业（助理）医师人数/365。医院平均执业（助理）医师人数=（本年度人数+上一年度人数）/2。 指标来源：医院填报。
		26. 每百张病床药师人数	定量	计算方法：医院药师（包括药剂师和临床药师）总人数/医院实际开放床位数×100。 指标来源：医院填报。
	（六）收支结构	27. 门诊收入占医疗收入比例	定量	计算方法：门诊收入/医疗收入×100%。 指标来源：财务年报表。
		28. 门诊收入中来自医保基金的比例	定量	计算方法：门诊收入中来自医保基金的收入/门诊收入×100%。 指标来源：财务年报表。
		29. 住院收入占医疗收入比例	定量	计算方法：住院收入/医疗收入×100%。 指标来源：财务年报表。
		30. 住院收入中来自医保基金的比例	定量	计算方法：住院收入中来自医保基金的收入/住院收入×100%。 指标来源：财务年报表。
		31. 医疗服务收入（不含药品、耗材、检查检验收入）占医疗收入比例▲	定量	计算方法：医疗服务收入/医疗收入×100%。医疗服务收入包括挂号收入、床位收入、诊察收入、治疗收入、手术收入、药事服务收入、护理收入。 指标来源：财务年报表。
		32. 辅助用药收入占比	定量	计算方法：辅助用药收入/药品总收入×100%。 指标来源：医院填报。
		33. 人员支出占业务支出比重▲	定量	计算方法：人员支出/业务支出×100%。 指标来源：财务年报表。
		34. 万元收入能耗支出▲	定量	计算方法：年总能耗支出/年总收入×10000。总能耗为水、电、气、热等能耗折算为吨标煤后之和。 指标来源：财务年报表。

一级指标	二级指标	三级指标	指标性质	指标说明
二、运营效率	（六）收支结构	35. 收支结余▲	定量	计算方法：业务收支结余＋财政项目补助收支结转（余）＋科教项目收支结转（余）。业务收支结余＝医疗收支结余＋其他收入－其他支出，其中：医疗收支结余＝医疗收入＋财政基本支出补助收入－医疗支出－管理费用。财政项目补助收支结转（余）＝财政项目支出补助收入－财政项目补助支出。科教项目收支结转（余）＝科教项目收入－科教项目支出。 指标来源：财务年报表。
		36. 资产负债率▲	定量	计算方法：负债合计/资产合计×100%（反映负债合理性，引导医院避免盲目负债扩张或经营，降低医院运行潜在风险）。 指标来源：财务年报表。
	（七）费用控制	37. 医疗收入增幅	定量	计算方法：（本年度医疗收入－上一年度医疗收入）/上一年度医疗收入×100%。 指标来源：财务年报表。
		38. 门诊次均费用增幅▲	定量	计算方法：（本年度门诊患者次均医药费用－上一年度门诊患者次均医药费用）/上一年度门诊患者次均医药费用×100%。门诊患者次均医药费用＝门诊收入/门诊人次数。 指标来源：财务年报表。
		39. 门诊次均药品费用增幅▲	定量	计算方法：（本年度门诊患者次均药品费用－上一年度门诊患者次均药品费用）/上一年度门诊患者次均药品费用×100%。门诊患者次均药品费用＝门诊药品收入/门诊人次数。 指标来源：财务年报表。
		40. 住院次均费用增幅▲	定量	计算方法：（本年度出院患者次均医药费用－上一年度出院患者次均医药费用）/上一年度出院患者次均医药费用×100%。出院患者次均医药费用＝出院患者住院费用/出院人次数。由于整体出院患者平均医药费用受多种因素影响，为使数据尽量可比，通过疾病严重程度（CMI）调整。 指标来源：财务年报表。
		41. 住院次均药品费用增幅▲	定量	计算方法：（本年度出院患者次均药品费用－上一年度出院患者次均药品费用）/上一年度出院患者次均药品费用×100%。出院患者次均药品费用＝出院患者药品费用/出院人次数。 指标来源：财务年报表。
	（八）经济管理	42. 全面预算管理	定性	计算方法：查阅文件资料。 指标来源：医院填报。
		43. 规范设立总会计师	定性	计算方法：查阅文件资料。 指标来源：医院填报。

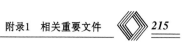

续表

一级指标	二级指标	三级指标	指标性质	指标说明
三、持续发展	（九）人员结构	44. 卫生技术人员职称结构	定量	计算方法：医院具有高级职称的医务人员数/全院同期医务人员总数×100%。 指标来源：医院填报。
		45. 麻醉、儿科、重症、病理、中医医师占比▲	定量	计算方法：医院注册的麻醉、儿科、重症、病理、中医在岗医师数/全院同期医师总数。 指标来源：国家医疗机构、医师、护士电子化注册系统。
		46. 医护比▲	定量	计算方法：医院注册医师总数/全院同期注册护士总数。 指标来源：国家医疗机构、医师、护士电子化注册系统。
	（十）人才培养	47. 医院接受其他医院（尤其是对口支援医院、医联体内医院）进修并返回原医院独立工作人数占比	定量	计算方法：医院接受其他医院（尤其是对口支援医院、医联体内医院）进修半年及以上并返回原医院独立工作人数/医院同期招收进修总人数×100%。 指标来源：医院填报。
		48. 医院住院医师首次参加医师资格考试通过率▲	定量	计算方法：本年度首次参加医师资格考试并通过的住院医师人数/同期首次参加医师资格考试的住院医师总人数×100%。 指标来源：国家卫生健康委。
		49. 医院承担培养医学人才的工作成效	定量	计算方法：统计医院在医学人才培养方面的经费投入、临床带教教师和指导医师接受教育教学培训人次数、承担医学教育的人数和发表教学论文的数量。 指标来源：医院填报。
	（十一）学科建设	50. 每百名卫生技术人员科研项目经费▲	定量	计算方法：本年度科研项目立项经费总金额/同期卫生技术人员总数×100。 指标来源：医院填报。
		51. 每百名卫生技术人员科研成果转化金额	定量	计算方法：本年度科技成果转化总金额/同期医院卫生技术人员总数×100。 指标来源：医院填报。
	（十二）信用建设	52. 公共信用综合评价等级	定性	计算方法：按照公共信用综合评价规范进行评价。 指标来源：国家发展改革委。

续表

一级指标	二级指标	三级指标	指标性质	指标说明
四、满意度评价	（十三）患者满意度	53. 门诊患者满意度▲	定量	计算方法：门诊患者满意度调查得分。 指标来源：国家卫生健康委。
		54. 住院患者满意度▲	定量	计算方法：住院患者满意度调查得分。 指标来源：国家卫生健康委。
	（十四）医务人员满意度	55. 医务人员满意度▲	定量	计算方法：医务人员满意度调查得分。 指标来源：国家卫生健康委。

注：

1. 三级公立综合医院考核应采用上述全部考核指标。三级公立专科医院考核可根据专科特点选用部分考核指标。国家中医药局在组织对三级公立中医医院考核时，根据工作实际适当调整和补充考核指标。

2. 标记"▲"的 26 个指标为国家监测指标，其中 15 个指标自动生成，9 个指标由财务年报表获取，2 个指标由医院填报。

3. 考核指标中的手术包括在日间手术室或住院部手术室内、麻醉状态下完成的手术，不包括门诊手术。其中，日间手术是指患者按照诊疗计划在 1 日（24 小时）内入、出院完成的手术或操作（不包括门诊手术），因病情需要延期住院的特殊病例，住院时间不超过 48 小时。

4. 微创手术是指出院患者在日间手术室或住院部手术室内、麻醉状态下的内科和外科腔镜手术、血管内和实质脏器的介入治疗。

5. 四级手术以国家统一规定纳入监测的四级手术目录为准。

6. "特需医疗服务占比"按照两个计算公式，同时统计服务量与服务收入占比。

7. 单病种包括急性心肌梗死、心力衰竭、肺炎、脑梗死、髋关节置换术、膝关节置换术、冠状动脉旁路移植术、围手术期预防感染、剖宫产、慢性阻塞性肺疾病、围手术期预防深静脉血栓等。

8. 用于检查的大型医用设备按照国家卫生健康委《大型医用设备配置许可管理目录》进行统计。

9. "门诊收入中来自医保基金的比例""住院收入中来自医保基金的比例"，用于医院自身纵向比较，不在医院之间比较。

10. 辅助用药以国家统一规定的品目为准。

11. "麻醉、儿科、重症、病理、中医医师占比"根据各医院紧缺专业人才结构具体情况，按麻醉、儿科、重症、病理、中医五个类别分别计算占比。

12. 科技成果转化总金额是指医院科研成果在技术市场合同成交金额总数。

国务院办公厅关于全面推进生育
保险和职工基本医疗保险合并实施的意见

（国办发〔2019〕10 号，2019 年 3 月 6 日公开发布）

各省、自治区、直辖市人民政府，国务院各部委、各直属机构：

全面推进生育保险和职工基本医疗保险（以下统称"两项保险"）合并实施，是保障职工社会保险待遇、增强基金共济能力、提升经办服务水平的重要举措。根据《中华人民共和国社会保险法》有关规定，经国务院同意，现就两项保险合并实施提出以下意见。

一、指导思想

以习近平新时代中国特色社会主义思想为指导，全面贯彻党的十九大和十九届二中、三中全会精神，认真落实党中央、国务院决策部署，统筹推进"五位一体"总体布局和协调推进"四个全面"战略布局，坚持以人民为中心，牢固树立新发展理念，遵循保留险种、保障待遇、统一管理、降低成本的总体思路，推进两项保险合并实施，实现参保同步登记、基金合并运行、征缴管理一致、监督管理统一、经办服务一体化。通过整合两项保险基金及管理资源，强化基金共济能力，提升管理综合效能，降低管理运行成本，建立适应我国经济发展水平、优化保险管理资源、实现两项保险长期稳定可持续发展的制度体系和运行机制。

二、主要政策

（一）统一参保登记。参加职工基本医疗保险的在职职工同步参加生育保险。实施过程中要完善参保范围，结合全民参保登记计划摸清底数，促进实现应保尽保。

（二）统一基金征缴和管理。生育保险基金并入职工基本医疗保险基金，统一征缴，统筹层次一致。按照用人单位参加生育保险和职工基本医疗保险的缴费比例之和确定新的用人单位职工基本医疗保险费率，个人不缴纳生育保险费。同时，根据职工基本医疗保险基金支出情况和生育待遇的需求，按照收支平衡的原则，建立费率确定和调整机制。

职工基本医疗保险基金严格执行社会保险基金财务制度，不再单列生育保险基金收入，在职工基本医疗保险统筹基金待遇支出中设置生育待遇支出项目。探索建立健全基金风险预警机制，坚持基金运行情况公开，加强内部控制，强化基金行政监督和社会监督，确保基金安全运行。

（三）统一医疗服务管理。两项保险合并实施后实行统一定点医疗服务管理。医疗保险经办机构与定点医疗机构签订相关医疗服务协议时，要将生育医疗服务有关要求和指标增加到协议内容中，并充分利用协议管理，强化对生育医疗服务的监控。执行基本医疗保险、工伤保险、生育保险药品目录以及基本医疗保险诊疗项目和医疗服务设施范围。

促进生育医疗服务行为规范。将生育医疗费用纳入医保支付方式改革范围，推动住院分娩等医疗费用按病种、产前检查按人头等方式付费。生育医疗费用原则上实行医疗保险经办机构与定点医疗机构直接结算。充分利用医保智能监控系统，强化监控和审核，控制生育医疗费用不合理增长。

（四）统一经办和信息服务。两项保险合并实施后，要统一经办管理，规范经办流程。经办管理统一由基本医疗保险经办机构负责，经费列入同级财政预算。充分利用医疗保险信息系统平台，实行信息系统一体化运行。原有生育保险医疗费用结算平台可暂时保留，待条件成熟后并入医疗保险结算平台。完善统计信息系统，确保及时全面准确反映生育保险基金运行、待遇享受人员、待遇支付等方面情况。

（五）确保职工生育期间的生育保险待遇不变。生育保险待遇包括《中华人民共和国社会保险法》规定的生育医疗费用和生育津贴，所需资金从职工基本医疗保险基金中支付。生育津贴支付期限按照《女职工劳动保护特别规定》等法律法规规定的产假期限执行。

（六）确保制度可持续。各地要通过整合两项保险基金增强基金统筹共济能力；研判当前和今后人口形势对生育保险支出的影响，增强风险防范意识和制度保障能力；按照"尽力而为、量力而行"的原则，坚持从实际出发，从保障基本权益做起，合理引导预期；跟踪分析合并实施后基金运行情况和支出结构，完善生育保险监测指标；根据生育保险支出需求，建立费率动态调整机制，防范风险转嫁，实现制度可持续发展。

三、保障措施

（一）加强组织领导。两项保险合并实施是党中央、国务院作出的一项重要部署，也是推动建立更加公平更可持续社会保障制度的重要内容。各省（自治区、直辖市）要高度重视，加强领导，有序推进相关工作。国家医保局、财政部、国家卫生健康委要会同有关方面加强工作指导，及时研究解决工作中遇到的困难和问题，重要情况及时报告国务院。

（二）精心组织实施。各地要高度重视两项保险合并实施工作，按照本意见要求，根据当地生育保险和职工基本医疗保险参保人群差异、基金支付能力、待遇保障水平等因素进行综合分析和研究，周密组织实施，确保参保人员相关待遇不降低、基金收支平衡，保证平稳过渡。各省（自治区、直辖市）要加强工作部署，督促指导各统筹地区加快落实，2019年底前实现两项保险合并实施。

（三）加强政策宣传。各统筹地区要坚持正确的舆论导向，准确解读相关政策，大力宣传两项保险合并实施的重要意义，让社会公众充分了解合并实施不会影响参保人员享受相关待遇，且有利于提高基金共济能力、减轻用人单位事务性负担、提高管理效率，为推动两项保险合并实施创造良好的社会氛围。

国务院办公厅
关于进一步改革完善药品生产流通使用政策的若干意见

（国办发〔2017〕13号，2017年1月24日印发）

各省、自治区、直辖市人民政府，国务院各部委、各直属机构：

为深化医药卫生体制改革，提高药品质量疗效，规范药品流通和使用行为，更好地满足人民群众看病就医需求，推进健康中国建设，经国务院同意，现就进一步改革完善药品生产流通使用有关政策提出如下意见：

一、提高药品质量疗效，促进医药产业结构调整

（一）严格药品上市审评审批。新药审评突出临床价值。仿制药审评严格按照与原研药质量和疗效一致的原则进行。充实审评力量，加强对企业研发的指导，建立有效的与申请者事前沟通交流机制，加快解决药品注册申请积压问题。优化药品审评审批程序，对临床急需的新药和短缺药品加快审评审批。借鉴国际先进经验，探索按罕见病、儿童、老年人、急（抢）救用药及中医药（经典方）等分类审评审批，保障儿童、老年人等人群和重大疾病防治用药需求。对防治重大疾病所需专利药品，必要时可依法实施强制许可。加强临床试验数据核查，严惩数据造假行为。全面公开药品审评审批信息，强化社会监督。

（二）加快推进已上市仿制药质量和疗效一致性评价。鼓励药品生产企业按相关指导原则主动选购参比制剂，合理选用评价方法，开展研究和评价。对需进口的参比制剂，加快进口审批，提高通关效率。对生物等效性试验实行备案制管理，允许具备条件的医疗机构、高等院校、科研机构和其他社会办检验检测机构等依法开展一致性评价生物等效性试验，实施办法另行制定。食品药品监管等部门要加强对企业的指导，推动一致性评价工作任务按期完成。对通过一致性评价的药品，及时向社会公布相关信息，并将其纳入与原研药可相互替代药品目录。同品种药品通过一致性评价的生产企业达到3家以上的，在药品集中采购等方面不再选用未通过一致性评价的品种；未超过3家的，优先采购和使用已通过一致性评价的品种。加快按通用名制订医保药品支付标准，尽快形成有利于通过一致性评价仿制药使用的激励机制。

（三）有序推进药品上市许可持有人制度试点。优先对批准上市的新药和通过一致性评价的药品试行上市许可持有人制度，鼓励新药研发，促进新产品、新技术和已有产能对接。及时总结试点经验，完善相关政策措施，力争早日在全国推开。

（四）加强药品生产质量安全监管。督促企业严格执行药品生产质量管理规范（GMP），如实记录生产过程各项信息，确保数据真实、完整、准确、可追溯。加强对企业药品生产质量管理规范执行情况的监督检查，检查结果向社会公布，并及时采取措施控制风险。企业对药品原辅料变更、生产工艺调整等，应进行充分验证。严厉打击制售假劣药品的违法犯罪行为。

（五）加大医药产业结构调整力度。加强技术创新，实施重大新药创制科技重大专项等国家科技计划（专项、基金等），支持符合条件的企业和科研院所研发新药及关键技术，提升药物创新能力和质量疗效。推动落后企业退出，着力化解药品生产企业数量多、规模小、水平低等问题。支持药品生产企业兼并重组，简化集团内跨地区转移产品上市许可的审批手续，培育一批具有国际竞争力的大型企业集团，提高医药产业集中度。引导具有品牌、技术、特色资源和管理优势的中小型企业以产业联盟等多种方式做优做强。提高集约化生产水平，促进形成一批临床价值和质量水平高的品牌药。

（六）保障药品有效供应。卫生计生、工业和信息化、商务、食品药品监管等部门要密切协作，健全短缺药品、低价药品监测预警和分级应对机制，建立完善短缺药品信息采集、报送、分析、会商制度，动态掌握重点企业生产情况，统筹采取定点生产、药品储备、应急生产、协商调剂等措施确保药品市场供应。采取注册承诺、药价谈判、集中采购、医保支付等综合措施，推动实现专利药品和已过专利期药品在我国上市销售价格不高于原产国或我国周边可比价格，并实施动态管理。加强对麻醉药品和精神药品的管理。支持质量可靠、疗效确切的医疗机构中药制剂规范使用。

二、整顿药品流通秩序，推进药品流通体制改革

（七）推动药品流通企业转型升级。打破医药产品市场分割、地方保护，推动药品流通企业跨地区、跨所有制兼并重组，培育大型现代药品流通骨干企业。整合药品仓储和运输资源，实现多仓协同，支持药品流通企业跨区域配送，加快形成以大型骨干企业为主体、中小型企业为补充的城乡药品流通网络。鼓励中小型药品流通企业专业化经营，推动部分企业向分销配送模式转型。鼓励药品流通企业批发零售一体化经营。推进零售药店分级分类管理，提高零售连锁率。鼓励药品流通企业参与国际药品采购和营销网络建设。

（八）推行药品购销"两票制"。综合医改试点省（区、市）和公立医院改革试点城市要率先推行"两票制"，鼓励其他地区实行"两票制"，争取到2018年在全国推开。药品流通企业、医疗机构购销药品要建立信息完备的购销记录，做到票据、账目、货物、货款一致，随货同行单与药品同行。企业销售药品应按规定开具发票和销售凭证。积极推行药品购销票据管理规范化、电子化。

（九）完善药品采购机制。落实药品分类采购政策，按照公开透明、公平竞争的原则，科学设置评审因素，进一步提高医疗机构在药品集中采购中的参与度。鼓励跨区域和专科医院联合采购。在全面推行医保支付方式改革或已制定医保药品支付标准的地区，允许公立医院在省级药品集中采购平台（省级公共资源交易平台）上联合带量、带预算采购。完善国家药品价格谈判机制，逐步扩大谈判品种范围，做好与医保等政策衔接。加强国家药品供应保障综合管理信息平台和省级药品集中采购平台规范化建设，完善药品采购数据共享机制。

（十）加强药品购销合同管理。卫生计生、商务等部门要制定购销合同范本，督促购销双方依法签订合同并严格履行。药品生产、流通企业要履行社会责任，保证药品及时生产、配送，医疗机构等采购方要及时结算货款。对违反合同约定，配送不及时影响临床用药或拒绝提供偏远地区配送服务的企业，省级药品采购机构应督促其限期整改；逾期不改正的，取消中标资格，记入药品采购不良记录并向社会公布，公立医院2年内不得采购其药品。对违反合同约定，无正当理由不按期回款或变相延长货款支付周期的医疗机构，卫生计生部门要及时纠正并予以通报批评，记入企事业单位信用记录。将药品按期回款情况作为公立医院年度考核和院长年终考评的重要内容。

（十一）整治药品流通领域突出问题。食品药品监管、卫生计生、人力资源社会保障、价格、税务、工商管理、公安等部门要定期联合开展专项检查，严厉打击租借证照、虚假交易、伪造记录、非法渠道购销药品、商业贿赂、价格欺诈、价格垄断以及伪造、虚开发票等违法违规行为，依法严肃惩处违法违规企业和医疗机构，严肃追究相关负责人的责任；涉嫌犯罪的，及时移送司法机关处理。健全有关法律法规，对查实的违法违规行为，记入药品采购不良记录、企事业单位信用记录和个人信用记录并按规定公开，公立医院2年内不得购入相关企业药品；对累犯或情节较重的，依法进一步加大处罚力度，提高违法违规成本。实施办法另行制定。食品药品监管部门要加强对医药代表的管理，建立医药代表登记备案制度，备案信息及时公开。医药代表只能从事学术推广、技术咨询等活动，不得承担药品销售任务，其失信行为记入个人信用记录。

（十二）强化价格信息监测。健全药品价格监测体系，促进药品市场价格信息透明。食品药品监管部门牵头启动建立药品出厂价格信息可追溯机制，建立统一的跨部门价格信息平台，做好与药品集中采购平台（公共资源交易平台）、医保支付审核平台的互联互通，加强与有关税务数据的共享。对虚报原材料价格和药品出厂价格的药品生产企业，价格、食品药品监管、税务等部门要依法严肃查处，清缴应收税款，追究相关责任人的责任。强化竞争不充分药品的出厂（口岸）价格、实际购销价格监测，对价格变动异常或与同品种价格差异过大的药品，要及时研究分析，必要时开展成本价格专项调查。

（十三）推进"互联网＋药品流通"。以满足群众安全便捷用药需求为中心，积极发挥"互联网＋药品流通"在减少交易成本、提高流通效率、促进信息公开、打破垄断等方面的优势和作用。引导"互联网＋药品流通"规范发展，支持药品流通企业与互联网企业加强合作，推进线上线下融合发展，培育新兴业态。规范零售药店互联网零售服务，推广"网订店取""网订店送"等新型配送方式。鼓励有条件的地区依托现有信息系统，开展药师网上处方审核、合理用药指导等药事服务。食品药品监管、商务等部门要建立完善互联网药品交易管理制度，加强日常监管。

三、规范医疗和用药行为，改革调整利益驱动机制

（十四）促进合理用药。优化调整基本药物目录。公立医院要全面配备、优先使用基本药物。国家卫生计生委要组织开展临床用药综合评价工作，探索将评价结果作为药品集中采购、制定临床用药指南的重要参考。扩大临床路径覆盖面，2020 年底前实现二级以上医院全面开展临床路径管理。医疗机构要将药品采购使用情况作为院务公开的重要内容，每季度公开药品价格、用量、药占比等信息；落实处方点评、中医药辨证施治等规定，重点监控抗生素、辅助性药品、营养性药品的使用，对不合理用药的处方医生进行公示，并建立约谈制度。严格对临时采购药品行为的管理。卫生计生部门要对医疗机构药物合理使用情况进行考核排名，考核结果与院长评聘、绩效工资核定等挂钩，具体细则另行制定。

（十五）进一步破除以药补医机制。坚持医疗、医保、医药联动，统筹推进取消药品加成、调整医疗服务价格、鼓励到零售药店购药等改革，落实政府投入责任，加快建立公立医院补偿新机制。推进医药分开。医疗机构应按药品通用名开具处方，并主动向患者提供处方。门诊患者可以自主选择在医疗机构或零售药店购药，医疗机构不得限制门诊患者凭处方到零售药店购药。具备条件的可探索将门诊药房从医疗机构剥离。探索医疗机构处方信息、医保结算信息与药品零售消费信息互联互通、实时共享。各级卫生计生等部门要结合实际，合理确定和量化区域医药费用增长幅度，并落实到医疗机构，严格控制医药费用不合理增长。定期对各地医药费用控制情况进行排名，并向社会公布，主动接受监督。将医药费用控制情况与公立医院财政补助、评先评优、绩效工资核定、院长评聘等挂钩，对达不到控费目标的医院，暂停其等级评审准入、新增床位审批和大型设备配备等资格，视情况核减或取消资金补助、项目安排，并追究医院院长相应的管理责任。

（十六）强化医保规范行为和控制费用的作用。充分发挥各类医疗保险对医疗服务行为、医药费用的控制和监督制约作用，逐步将医保对医疗机构的监管延伸到对医务人员医疗服务行为的监管。探索建立医保定点医疗机构信用等级管理和黑名单管理制度。及时修订医保药品目录。加强医保基金预算管理，大力推进医保支付方式改革，全面推行以按病种付费为主，按人头付费、按床日付费等多种付费方式相结合的

复合型付费方式，合理确定医保支付标准，将药品耗材、检查化验等由医疗机构收入变为成本，促使医疗机构主动规范医疗行为、降低运行成本。

（十七）积极发挥药师作用。落实药师权利和责任，充分发挥药师在合理用药方面的作用。各地在推进医疗服务价格改革时，对药师开展的处方审核与调剂、临床用药指导、规范用药等工作，要结合实际统筹考虑，探索合理补偿途径，并做好与医保等政策的衔接。加强零售药店药师培训，提升药事服务能力和水平。加快药师法立法进程。探索药师多点执业。合理规划配置药学人才资源，强化数字身份管理，加强药师队伍建设。

药品生产流通使用改革涉及利益主体多，事关人民群众用药安全，事关医药产业健康发展，事关社会和谐稳定。各地、各部门要充分认识改革的重要性、紧迫性和艰巨性，投入更多精力抓好改革落实。要加强组织领导，结合实际细化工作方案和配套细则，完善抓落实的机制和办法，把责任压实、要求提实、考核抓实，增强改革定力，积极稳妥推进，确保改革措施落地生效。要及时评估总结工作进展，研究解决新情况、新问题，不断健全药品供应保障制度体系。要加强政策解读和舆论引导，及时回应社会关切，积极营造良好的舆论氛围。

北京市医药分开综合改革实施方案

（自 2017 年 4 月 8 日起实施）

为全面落实党中央、国务院关于医药分开改革的决策部署，积极探索多种有效方式逐步破除以药补医、建立科学合理的补偿机制，依据《中共中央 国务院关于深化医药卫生体制改革的意见》、《国务院关于印发"十三五"深化医药卫生体制改革规划的通知》（国发〔2016〕78 号）及《国务院办公厅关于城市公立医院综合改革试点的指导意见》（国办发〔2015〕38 号），制定本方案。

一、改革范围

按照党中央、国务院要求，本市行政区域内政府、事业单位及国有企业举办的公立医疗机构和解放军、武警部队在京医疗机构适用本方案。政府购买服务的社会办医疗机构、城乡基本医疗保险定点的社会办医疗机构，可自愿申请参与本次医药分开综合改革，并执行各项改革政策。

二、改革目标

医药分开综合改革坚持党委领导、政府统筹、全面推进，坚持医疗、医药、医保联动，增强改革的系统性、整体性和协同性。（1）通过取消药品加成，设立医事服务费，转变公立医疗机构运行机制，规范医疗行为；（2）通过医药产品阳光采购、医保控费等措施，降低药品、器械、耗材等的虚高价格和费用；（3）规范医疗服务价格，逐步建立以成本和收入结构变化为基础的医疗服务价格动态调整机制；（4）加强医疗机构监督管理，健全医疗机构成本和费用控制机制，建立财政分类补偿机制，推进医保支付方式改革，增强公立医疗机构的公益性，使群众有更多获得感。到 2017 年底，以行政区为单位，公立医院药占比（不含中药饮片）力争降到30% 左右，百元医疗收入（不含药品收入）中消耗的卫生材料降到 20 元以下；到2020 年上述指标得到进一步优化，公立医院医疗费用增长稳定在合理水平。

三、重点改革任务

（一）取消药品加成、挂号费、诊疗费，设立医事服务费。参与本次改革的医疗机构全部取消药品加成（不含中药饮片）和挂号费、诊疗费，所有药品实行零差率销售，设立医事服务费（医事服务费标准见附件），实现补偿机制转换。医事服务费主要用于补偿医疗机构运行成本，体现医务人员技术劳务价值。

（二）实施药品阳光采购。落实药品购销"两票制"（生产企业到流通企业开一次发票，流通企业到医疗机构开一次发票）。鼓励和规范集团采购、医疗联合体采购和区域联合采购，进一步提高医疗机构在药品集中采购中的参与度，降低药品、耗材价格。药品采购全部在政府搭建的网上药品集中采购平台上进行，药品采购价格实现与全国省级药品集中采购最低价格动态联动。公开公立医疗机构药品采购品种、价格、数量和药品调整变化情况，确保药品采购各环节在阳光下运行。

（三）规范医疗服务价格。按照"总量控制、结构调整、有升有降、逐步到位"的原则，推进医疗服务价格改革，建立完善动态调整、多方参与的医疗服务价格形成机制。降低大型医用设备检查项目价格，提高中医、护理、手术等体现医务人员技术劳务价值和技术难度高、执业风险大的医疗服务项目价格，逐步理顺医疗服务比价关系。首批选择 435 个项目进行价格规范。

（四）改善医疗服务。实施改善医疗服务行动计划，强化医务人员的服务意识，提高医疗服务质量和水平。建立健全医疗质量管理长效机制，综合考虑医疗质量安全、基本医疗需求等因素，加强临床路径管理，促进治疗项目精细化、标准化；加强药品处方审核和处方点评，促进合理用药。大力推行非急诊预约诊疗服务，推广知名专家团队服务模式，规范服务流程，改善患者就医体验。丰富家庭医生签约服务内容，使居民享受到更加便利的就医、转诊服务。推动京津冀三地医疗机构检查结果互认。

（五）加强成本和费用控制。健全公立医疗机构医疗费用、关键绩效指标监测体系，推动公立医疗机构控制成本和费用。采用信息化手段，加大对异常、高额医疗费用的预警和分析，控制高值医用耗材的不合理使用。严格新技术、新项目、特需服务的准入和管理。加强对大型设备购置的可行性论证，提高医疗设备的使用效益。强化公立医疗机构内部绩效考核，保持医疗机构人员数量和薪酬合理增长。

（六）完善分级诊疗制度。完善分级诊疗政策体系，健全医疗机构分工协作机制，逐步实现基层首诊、双向转诊、急慢分治、上下联动。推进紧密型医联体与专科医联体建设，提供连续性的医疗服务。引导大医院医生和返聘专家到基层工作，提高基层医疗服务供给能力和水平。完善家庭医生签约服务，对高血压、糖尿病、冠心病、脑血管病等4类慢性疾病稳定期常用药品，统一大医院与基层医疗卫生机构的采购和报销目录，符合条件的患者在基层医疗卫生机构可享受2个月的长处方便利，有序分流三级医院门诊量。

（七）建立财政分类补偿机制。根据公立医疗机构隶属关系落实财政投入政策，对积极参加医药分开综合改革且效果良好的医疗机构给予适当补助，保障公立医疗机构基本建设和设备购置、离退休人员费用、重点专科发展、人才队伍建设、政府指令性任务及承担公共卫生服务等方面支出。不断完善财政分类投入政策，对中医（含中西医结合、民族医）、传染病、精神病、职业病、妇产、儿童、康复、肿瘤、老年病等医疗机构及基层医疗卫生机构予以倾斜，促进各级各类医疗机构协调发展。

（八）加大医保保障和支付方式改革力度。通过完善医保付费制度、医疗保险制度、医疗救助制度等，减轻参保患者负担。在医保基金总额预算管理框架下，探索以按病种付费为主，按人头付费、按服务单元付费、按疾病诊断相关组付费等为补充的复合型付费方式，逐步减少按项目付费。对于重症精神病住院治疗、疾病恢复期康复、非传染性疾病社区康复、老年病护理，探索按床日付费改革。发挥各类医疗保险对医疗服务行为和费用的调控引导与监督制约作用。全面实施城乡居民大病保险，推进商业健康保险加快发展。完善对低收入等困难群体的医疗救助制度，加强医疗救助与医疗保险业务协同，防止因病致贫。

四、保障措施

（一）健全工作机制。按照党中央、国务院要求，成立由北京市和中央有关部门以及解放军、武警部队等共同组成的医药分开改革协调小组，统筹协调医药分开综合改革工作。充分发挥北京市医改领导小组及医药分开改革工作小组的作用，及时研究解决改革中遇到的重大问题，确保各项改革措施协同发力、平稳推进。各区政府要建立相应工作机制，精心组织，周密部署，采取有力举措，确保各项改革措施落到实处。

（二）细化责任分工。医药分开改革工作小组办公室（设在市卫生计生委）要科学分析改革实施中存在的风险，完善防范措施和应急处置预案，并加强对改革实施情况的督导检查。市卫生计生委要做好药品阳光采购组织、对医疗机构的监督管理、改善医疗服务、推进分级诊疗制度建设等相关工作。市财政局要完善财政投入政策，根据隶属关系研究制定分类补偿办法。市发展改革委要指导和监督医疗机构更新价格目录并公示，加强价格管理，严厉查处价格违法行为。市人力社保局要落实本次改革中的医保政策，健全复合型医保支付制度。市民政局要完善社会救助对象医疗救助措施。市编办要做好公立医疗机构编制管理工作。

（三）做好宣传引导。坚持正确的舆论导向，充分利用各种新闻媒介，加强政策宣传解读，合理引导社会预期，及时回应群众关切，广泛凝聚共识，在全社会形成关心改革、支持改革、参与改革的良好氛围。

国家医疗保障局 财政部
关于做好 2019 年城乡居民基本医疗保障工作的通知

（医保发〔2019〕30 号，2019 年 4 月 26 日发布）

各省、自治区、直辖市及新疆生产建设兵团医疗保障局、财政厅（局）：

为贯彻党的十九大关于"完善统一的城乡居民基本医疗保险制度和大病保险制度"的决策部署，落实 2019 年《政府工作报告》任务要求，进一步做好城乡居民基本医疗保障工作，现就有关工作通知如下：

一、提高城乡居民医保和大病保险筹资标准

2019 年城乡居民医保人均财政补助标准新增 30 元，达到每人每年不低于 520 元，新增财政补助一半用于提高大病保险保障能力（在 2018 年人均筹资标准上增加 15 元）；个人缴费同步新增 30 元，达到每人每年 250 元。中央财政按《国务院办公厅关于印发医疗卫生领域中央与地方财政事权和支出责任划分改革方案的通知》（国办发〔2018〕67 号）规定，对各省、自治区、直辖市、计划单列市实行分档补助。省级财政要加大对深度贫困地区倾斜力度，完善省级及以下财政分担办法。地方各级财政要按规定足额安排财政补助资金，按规定及时拨付到位。按照《国务院关于实施支持农业转移人口市民化若干财政政策的通知》（国发〔2016〕44 号）要求，对持居住

证参保的，个人按当地居民相同标准缴费，各级财政按当地居民相同标准给予补助。各级医疗保障部门要有序推进城乡居民医疗保险费征管职责划转前后的工作衔接，确保年度筹资量化指标落实到位。

二、稳步提升待遇保障水平

各地要用好城乡居民医保年度筹资新增资金，确保基本医保待遇保障到位。巩固提高政策范围内住院费用报销比例，建立健全城乡居民医保门诊费用统筹及支付机制，重点保障群众负担较重的多发病、慢性病。把高血压、糖尿病等门诊用药纳入医保报销，具体方案另行制定。实行个人（家庭）账户的，应于2020年底前取消，向门诊统筹平稳过渡；已取消个人（家庭）账户的，不得恢复或变相设置。

提高大病保险保障功能。降低并统一大病保险起付线，原则上按上一年度居民人均可支配收入的50%确定，低于该比例的，可不做调整；政策范围内报销比例由50%提高至60%；加大大病保险对贫困人口的支付倾斜力度，贫困人口起付线降低50%，支付比例提高5个百分点，全面取消建档立卡贫困人口大病保险封顶线，进一步减轻大病患者、困难群众医疗负担。

三、全面建立统一的城乡居民医保制度

城镇居民基本医疗保险和新型农村合作医疗制度尚未完全整合统一的地区，要按照党中央、国务院部署要求，于2019年底前实现两项制度并轨运行向统一的城乡居民医保制度过渡。制度统一过程中，要巩固城乡居民医保覆盖面，确保参保率不低于现有水平，参保连续稳定，做到应保尽保；完善新生儿、儿童、学生以及农民工等人群参保登记及缴费办法，避免重复参保；已有其他医疗保障制度安排的，不纳入城乡居民医保覆盖范围；妥善处理特殊问题、特殊政策，做好制度统一前后政策衔接，稳定待遇预期，防止泛福利化倾向。

各地要聚焦城乡居民医疗保障发展不协调不充分问题，结合医疗保障相关职能整合，在确保覆盖范围、筹资政策、保障待遇、医保目录、定点管理、基金管理"六统一"的基础上，统一经办服务和信息系统，进一步提高运行质量和效率，确保统一的城乡居民医保制度全面建立，实现制度更加完善、保障更加公平、基金更可持续、管理更加规范、服务更加高效的基本目标。

四、完善规范大病保险政策和管理

各省、自治区、直辖市要结合全面建立统一的城乡居民医保制度，统一规范大病保险筹资及待遇保障政策，推动统筹地区之间待遇保障标准和支付水平衔接平衡、大

体一致。要根据《政府工作报告》及本通知提出的大病保险筹资和待遇政策调整任务，于 2019 年 8 月底前协商调整大病保险承办委托合同，于 2019 年底前按最新筹资标准完成拨付，确保政策、资金、服务落实到位。

　　要优化大病保险经办管理服务。大病保险原则上委托商业保险机构承办，各级医疗保障部门要完善对商业保险机构的考核机制，建立健全以保障水平和参保人满意度为核心的考核评估体系，督促商业保险机构提高服务管理效能，在规范诊疗行为、控制医疗费用、引导合理就医等方面发挥应有作用。通过平等协商完善风险分担机制，因医保政策调整导致商业保险机构亏损的，由医保基金和商业保险机构合理分担，具体比例在合同中约定。加强医保经办机构与商业保险机构之间的信息共享，明确数据使用权限，规范运行数据统计，商业保险机构定期向医疗保障部门报送大病保险数据，配合开展运行监测分析。

五、切实落实医疗保障精准扶贫硬任务

　　2019 年是打赢脱贫攻坚战的关键之年。各地要切实肩负起医保扶贫重大政治任务，组织再动员再部署，按照《医疗保障扶贫三年行动实施方案（2018—2020 年）》要求，狠抓政策落地见效。要确保贫困人口应保尽保，强化部门信息共享，加强动态管理，着力解决流动贫困人口断保、漏保问题。要聚焦深度贫困地区、特殊贫困群体和"两不愁、三保障"中医疗保障薄弱环节，充分发挥基本医保、大病保险、医疗救助三重保障功能，用好中央财政提高深度贫困地区农村贫困人口医疗保障水平补助资金，提升资金使用效益，增强医疗救助托底保障功能。要健全医保扶贫管理机制，统筹推进医保扶贫数据归口管理，加强医保扶贫运行分析。要严格按照现有支付范围和既定标准保障到位，不盲目提高标准、吊高胃口，准确掌握各类兜底保障形式，结合待遇调整和新增资金投入，平稳纳入现行制度框架，防止"福利陷阱"和"待遇悬崖"问题。同时，要着眼促进乡村振兴战略实施，建立防范和化解因病致贫、因病返贫的长效机制。

六、全面做实地市级统筹

　　各地要巩固提升统筹层次，做实城乡居民医保地市级统筹。实现地市级基金统收统支，全面推动地市级统筹调剂向基金统收统支过渡，提高运行效率和抗风险能力；实行"省管县"财政体制的地区，医疗保障部门和财政部门要加强协同配合，完善拨付办法。实现政策制度统一，提升筹资、待遇等政策制度决策层级，确保地市级统筹区内保障范围统一、缴费政策统一、待遇水平统一；推进医疗救助管理层次与城乡居民医保统筹层次衔接，增强各类人群待遇公平性协调性。实现医疗服务协议管理统一，地市级统筹区内统一确定定点医疗机构和定点零售药店，促进医药卫生资源互补

共享，推动定点医药机构加强管理、提高质量和改善服务。实现经办服务统一，规范统筹区内经办管理服务流程，健全市、县、街道经办管理服务网络，鼓励有条件的地区探索统筹区内经办机构垂直管理体制。实现信息系统统一，按照全国统一医保信息平台和业务标准的要求，高标准推进地市级统筹区内统一联网、直接结算，确保数据可交换、可监控。鼓励有条件的省、自治区、直辖市按照"分级管理、责任分担、统筹调剂、预算考核"的总体思路探索制定省级统筹方案，报国家医疗保障局和财政部备案后实施。

七、持续改进医保管理服务

各地要严格落实医保基金监管责任，通过督查全覆盖、专项治理、飞行检查等方式，保持打击欺诈骗保高压态势。健全监督举报、智能监控、诚信管理、责任追究等监管机制，提升行政监督和经办管理能力，构建基金监管长效机制。加强医保基础管理工作，完善制度和基金运行统计分析，健全风险预警与化解机制，确保基金安全平稳运行。

要以便民利民为第一原则优化医疗保障公共服务。整合城乡医保经办资源，大力推进基本医保、大病保险、医疗救助"一站式服务、一窗口办理、一单制结算"。着力深化"放管服"改革，简化定点医药机构协议签订程序，加强事中事后监督，切实做好基金结算、清算工作，确保资金及时足额拨付。

要巩固完善异地就医直接结算和医保关系转移接续工作。以流动人口和随迁老人为重点，优化异地就医备案流程，加快推广电话、网络备案方式，使异地就医患者在更多定点医院持卡看病、即时结算。加强就医地管理，将跨省异地就医全面纳入就医地协议管理和智能监控范围。

八、加强组织保障

城乡居民基本医疗保障制度健全完善、治理水平稳步提升，关系亿万参保群众的切身利益和健康福祉。各地要高度重视，切实加强领导，健全工作机制，严格按照统一部署，将城乡居民医疗保障工作纳入改善民生重点任务，压茬推进落实落细，确保有关政策调整、待遇支付、管理服务于2019年9月底前落地见效。各级医疗保障部门要会同财政部门，加强统筹协调，建立部门之间信息沟通和协同推进机制，增强工作的系统性、整体性、协同性。要做好城乡居民医疗保障特别是财政补助政策解读和服务宣传，及时回应社会关切，合理引导社会预期；要提前做好重要事项风险评估，制定舆论引导和应对预案；遇到重大情况，及时逐级报告国家医疗保障局、财政部。

附录 2

相关统计数据

附表 1　1997—2017 年中国医疗卫生支出额统计　　　　　　　单位：万亿元

年份	卫生 总费用	政府卫生 支出	社会卫生 支出	个人现金 卫生支出	人均卫生 费用	城市人均 卫生费用	农村人均 卫生费用
1997	3196.71	523.56	984.06	1689.09	258.58	537.85	157.16
1998	3678.72	590.06	1071.03	2017.63	294.86	625.94	194.63
1999	4047.5	640.96	1145.99	2260.55	321.78	701.98	203.22
2000	4586.63	709.52	1171.94	2705.17	361.88	812.95	214.93
2001	5025.93	800.61	1211.43	3013.88	393.8	841.2	244.77
2002	5790.03	908.51	1539.38	3342.14	450.75	987.07	259.33
2003	6584.1	1116.94	1788.5	3678.67	509.5	1108.91	274.67
2004	7590.29	1293.58	2225.35	4071.35	583.92	1261.93	301.61
2005	8659.91	1552.53	2586.4	4520.98	662.3	1126.36	315.83
2006	9843.34	1778.86	3210.92	4853.56	748.84	1248.3	361.89
2007	11573.9	2581.58	3893.72	5098.66	875.96	1516.29	358.11
2008	14535.4	3593.94	5065.6	5875.86	1094.52	1861.76	455.19
2009	17541.9	4816.26	6154.49	6571.16	1314.26	2176.63	561.99
2010	19980.3	5732.49	7196.61	7051.29	1490.06	2315.48	666.3
2011	24345.9	7464.18	8416.45	8465.28	1806.95	2697.48	879.44
2012	28119	8431.98	10030.7	9656.32	2076.67	2999.28	1064.83
2013	31668.9	9545.81	11393.7	10729.3	2327.37	3234.12	1274.44
2014	35312.4	10579.2	13437.7	11295.4	2581.66	3558.31	1412.21
2015	40974.6	12475.2	16506.7	11992.6	2980.8	—	—
2016	46344.8	13910.3	19096.6	13337.9	3351.74	—	—
2017	52598.2	15205.8	22258.8	15133.6	3783.83	—	—

附表2 2007—2017年中国城镇基本医疗保险参保人数统计 　　　　单位：万人

年份	城镇居民基本医保	城镇职工基本医保	在岗职工	退休人员	合计
2007	4291	18020	13420	4600	22311
2008	11826	19996	14988	5008	31822
2009	18210	21937	16411	5527	40147
2010	19528	23735	17791	5944	43263
2011	22116	25227	18948	6279	47343
2012	27122	64672	—	—	53589
2013	29629	27443	20501	7255	59747
2014	31451	28296	21041	11295.4	66582
2015	37689	28893	21362	7531	74392
2016	44860	29532	21720	7812	117681
2017	87356	30323	22288	8034	22311

附表3 2007—2017年城乡居民医疗保健支出及构成统计

支出年份	城镇居民			农村居民		
	人均年消费支出（元）	人均医疗保健支出（元）	医疗保健支出占消费性支出（%）	人均年消费支出（元）	人均医疗保健支出（元）	医疗保健支出占消费性支出（%）
2007	9997.5	699.1	7.0	3223.9	210.2	6.5
2008	11242.9	786.2	7.0	3660.7	246	6.7
2009	12264.6	856.4	7.0	3993.5	287.5	7.2
2010	13471.5	871.8	6.5	4381.8	326	7.4
2011	15160.9	969	6.4	5221.1	436.8	8.4
2012	16674.3	1063.7	6.4	5908	513.8	8.7
2013	18487.5	1136.1	6.1	7485.1	668.2	8.9
2014	19968.1	1305.6	6.5	8382.6	753.9	9.0
2015	21392.4	1443.4	6.7	9222.6	846	9.2
2016	23078.8	1630.8	7.1	10129	929.2	9.2
2017	24445	1777.4	7.3	10954..5	1058.7	9.7

附表 3　2007—2017 年中国各类医疗卫生机构数统计

单位：个

年份	医院	综合医院	中医医院	专科医院	基层医疗卫生机构	社区卫生服务中心	乡镇卫生院	村卫生室	门诊部（所）	专业公共卫生机构	疾病预防控制中心	专科疾病防治院	妇幼保健院
2007	19852	13372	2720	3282	878686	27069	39876	613855	197083	11528	3585	1365	3051
2008	19712	13119	2688	3437	858015	24260	39080	613143	180752	11485	3534	1310	3011
2009	20291	13364	2728	3716	882153	27308	38475	632770	182448	11665	3536	1291	3020
2010	20918	13681	2778	3956	901709	32739	37836	648424	181781	11835	3513	1274	3025
2011	21979	14328	2831	4283	918003	32860	37295	662894	184287	11926	3484	1294	3036
2012	23170	15021	2889	4665	912620	33562	37097	653419	187932	12083	3490	1289	3044
2013	24709	15887	3015	5127	915368	33965	37015	648619	195176	31155	3516	1271	3144
2014	25860	16524	3115	5478	917335	34238	36902	645470	200130	35029	3490	1242	3098
2015	27587	17430	3267	6023	920770	34321	36817	640536	208572	31927	3478	1234	3078
2016	29140	18020	3462	6642	926518	34327	36795	638763	216187	24866	3481	1213	3063
2017	31056	18921	3695	7220	933024	34652	36551	632057	229221	19896	3456	1200	3077

附表4 2005—2017 年中国各类医疗卫生机构人数统计   单位：人

年份	社区卫生服务 中心（站）	乡镇卫生院	基层医疗 卫生机构
2005	103564	1012006	2659311
2006	142932	1000112	2727795
2007	176672	1032921	2837809
2008	218929	1074900	2936783
2009	295125	1131052	3145762
2010	389516	1151349	3282091
2011	432923	1165996	3374993
2012	454160	1204996	3437172
2013	476073	1233858	3414193
2014	488771	1247299	3536753
2015	504817	1277697	3603162
2016	521974	1360272	3826234
2017	554694	1320841	3682561

附表5 2007—2017 年中国社区卫生服务中心医疗服务情况统计

年份	社区卫生服务 中心诊疗人次 （亿次）	社区卫生服务 中心入院人数 （万人）	社区卫生服务 中心病床使用 率（%）	社区卫生服务 中心出院者平 均住院日（日）	社区卫生服务 站诊疗人次 （亿次）
2007	1.27	74.32	59.6	13.1	0.99
2008	1.72	103.28	58.7	13.41	0.84
2009	2.61	164.24	59.8	10.55	1.16
2010	3.47	218.06	56.1	10.4	1.37
2011	4.09	247.34	54.4	10.15	1.37
2012	4.55	268.66	55.5	10.05	1.44
2013	5.08	292.06	57	9.83	1.49
2014	5.36	298.06	55.6	9.86	1.49
2015	5.59	305.55	54.7	9.8	1.47
2016	5.63	313.71	54.6	9.7	1.56
2017	6.07	344.25	54.8	9.5	1.6

附表6   2007—2017 年中国乡镇卫生院医疗服务情况统计

年份	乡镇卫生院诊疗 人次（亿次）	乡镇卫生院入院 人数（万人）	乡镇卫生院病床 使用率（%）	乡镇卫生院出院 者平均住院日（日）
2007	7.59	2662.00	48.4	4.82
2008	8.27	3312.72	55.8	4.44
2009	8.77	3807.72	60.7	4.79
2010	8.74	3630.38	59	5.2
2011	8.66	3448.78	58.1	5.58
2012	9.68	3907.5	62.1	5.68
2013	10.07	3937.15	62.8	5.92
2014	10.29	3732.61	60.5	6.27
2015	10.55	3676.1	59.9	6.4
2016	10.82	3800.00	60.6	6.4
2007	11.11	4047.17	61.3	6.31

资料来源：国家卫生健康委员会《中国卫生健康统计年鉴》（历年），中国协和医科大学出版社。

附录 3

调查设计文件

医疗民生课题志愿者入户典型调查指导书

一、总体思路

希望来自全国各地有责任心和专业主义精神的大学生及研究生志愿者们，利用寒假回家时间、邻里亲戚朋友关系以及自己熟悉"乡情社情"的独特优势，选择低、中、高三个有典型代表性的家庭——①因家庭成员疾病造成重大经济负担的贫困户或低保户，②没有太大医疗财务负担或有基本经济负担能力的一般中等户，③经济收入较高、医疗有保障的较富裕户——通过入村、入社区、入户、入院面对面聊天访谈或其他直接、间接途径和方式，聚焦基层老百姓"家庭医疗卫生健康状况及经济负担""日常生病看病行为倾向"特别是"因病致贫返困"等医疗民生状况，最后以家庭传记形式做实事求是、客观生动地写实记录。

二、调查方法

对于"医疗民生"问题的人本主义视角及方法论基础来说，在学科背景上可依托"人本发展经济学"或"人本管理经济学"，以"人本发展与管理"为基本方向和基准红线，并借鉴学习人类学及社会学等多学科方法论。请课题组成员及寒假入户调查志愿者认真学习参照李宝元老师在纸媒及自媒体上发表的相关文章，特别是在"人本论语"公众号发表的与本课题相关的系列文章。

通常所说的人类学（Anthropology），一般泛指通过直面历史现实、入乡随俗深入生活进行参与式研究，以探索人类起源演化史前历史、种族体质地方性多元化及社会文化差异性多样性的一系列学科群；在此基础上，直面社会现实、聚焦关注具有普遍性意义的社会现象，并从中归纳出带普适性法则的社会规律，这就是所谓"社会学"要做的工作。因此，人类学与社会学在传统上是不分家的，尤其是在田野调查即深入社会现实土壤做扎根研究的方法论上，就更是如此。如果说二者真有什么区别或不同的话，可以大致这样来辨识：人类学主要向形而下的人类具体的多样性、差异性方面做演绎，且更多地强调质性研究方法；而社会学则主要向形而上的人类抽象普遍性、普适性方面做归纳，在方法论上更加强调"实证性""可解释性"乃至各种细密的量化研究。

例如，自 1963 年起，美国哈佛大学人类学家理查德·李等人就对非洲喀拉哈里沙漠博茨瓦纳西北部地区昆—桑人开始了一项长期田野调查研究计划，到 1969 年该项计划已近尾声，这时结婚不久的肖斯塔克与其研究生丈夫加入进来，并同往那里深入生活做扎根研究，丈夫研究母婴关系和婴幼儿身心成长，而肖斯塔克则关注妇女生活史，作为昆族妇女妮萨生活故事的访问者、记录者、转译者和整理呈现者，她在非洲喀拉哈里沙漠长达 20 个月左右的时间里（甚至 14 年后再次回访跟踪），对昆人进行了一系列开拓性的跨学科田野调查研究。她入乡随俗学习昆人土著语言，与能说会道的昆人女性妮萨"同吃同住同劳动"，悉心聆听她栩栩如生地讲述自己亲历的一系列情感事件：幼年时的断奶记忆，与其他孩童的第一次性游戏，新婚之夜的事情，母亲和子女的亡故，几段婚姻和数位情人的故事，对逐渐变老的感受，包括性行为细节以及受新情人所吸引的方式和原因等极为私密的个人生活情形。这样，肖斯塔克以其新颖的日常生活口述史形式、画外画内音复调般二重奏的叙事结构以及文学随笔般优美的笔触，为世界人类学史贡献了一部佳作；由此，也使身处现代文明社会的人们，对于尚处于原始蒙昧采集狩猎社会的昆人个体间的互动方式、昆人社会组织方式，以及昆人童年、青少年和成年成长过程在"人类体质及文化多样性"意义上获得了奇异的"新知识"；并进一步思考关于女性的"类存在"，以及女性的身体经验究竟是一种生物本质还是社会建构、男女平权应该提倡绝对平等还是相对平等诸如此类的宏大人类元问题。

同样，应星先生利用作为中国社会科学院博士生到三峡移民区做挂职县长的机会做了大量田野调查研究。他认为"田野工作的想象力"介于科学与艺术之间，"理论对田野虽然重要，但这种重要性并不是体现为带着理论概念进入田野和戴着理论的帽子到处寻找例证或反例"，而真正走进田野时，就是应该让理论退场的时候了，如果用人类学的术语来说，则是开始"从土著的观点来看事情"。关于当时怎么做田野调查的情形，他这样回忆："在田野的那一年里，笔者几乎完全忘记了理论，忘记了福柯。从每天早上走出宿舍起，笔者都在全力以赴地听、看、搜：听各色人等在各种场合的言说；看各式身体语言、各种排名排座和各类汇报材料；在打字室的垃圾桶里搜集被废弃的文件草稿，在乡镇蜘蛛网密布的文件柜里搜罗各种旧档。每当晚上吃完饭回到宿舍，笔者就摊开日记本将白天经历的一切有点意思或有点蹊跷的文与事、人与景详加记录。虽然当时并不清楚自己的研究对象究竟是什么，虽然这一年七八十万字的田野日记从不曾出版，但如果没有这样全身心、全方位地去体察和记录田野，就不会有《大河》这本书。"（参见中国民俗学网）

由此可见，脱胎于人类学的社会学研究方法、文本范式及叙事结构，特别强调研究者的参与感，强调直面社会现实、立足乡土深入生活做实实在在的扎根研究，并借助多种途径搜集整理所有"生活素材"，但要求研究者要始终坚守科学求真、实事求是、一是一二是二的老实态度，在活灵活现具象化的叙事结构主体框架中能够最大限度地呈现社会事实真相的理论逻辑体系来，而在文本范式上可以根据不同主题情形做灵活多样的变通，例如《妮萨》采取的是夹叙夹议方式，《大河》则采取以讲故事为主同时辅之以"韦伯式注释"解释理论的方式。

回到我们的医疗民生课题及寒假入户调查上，同学们应该很好地借鉴人类学及社会学田野调查研究思想和方法，以典型家庭为调查对象、叙述单元和文本主题，把"我"融入其中，一方面作为局内人（调查家庭家属亲友），即参与其间与访谈调查对象直接打交道的"我"，另一方面作为局外人（观察者、调查者、研究者或学者），即旁观其变、研究其理的"我"，以调查对象家庭户为聚焦主体拓展延伸开来，广泛涉及调查对象与乡村卫生室（所）、乡镇（公社）医院、县（市级）医院乃至最高级的著名三甲大医院及其在编医护人员、编外护工勤杂人员各群体，以及"我"所观察到的、与医疗卫生直接或间接相关的芸芸众生（所谓"民生群体"是也），在时间空间及经济社会层面发生的多重复杂联系（所谓"社会事实"是也），以灵活多样的文本范式及叙事结构，采取孙立平先生所倡导的"过程—事件分析"法，或夹叙夹议或史记传记，将现实具象化地呈现出来。

在入户调查报告撰写上，关于方法论及文本模板，可以参照"人本论语"公众号中发表的《我与医院四十年》，所不同的是，这篇文章以医院为聚焦对象，采取纵向史记式叙事结构，而且在言语上多处表现出"散漫""调侃"的风格，而我们的寒假入户调查报告则是以家庭为聚焦对象，叙事结构及行文风格不必照搬，特别注意要避免该文个人化的"鲁迅式杂文"或"不正经调侃"风格。

三、调查内容

家庭传记性报告应该涵盖三大类信息：

——家庭基本信息，包括所在城乡地区具体地理位置，以及家族史或家庭背景及家庭人员情况，如家庭人数、成员血缘族亲关系、年龄分布、职业构成及收入来源情况。

——家庭经济信息，包括家庭收入与支出总额及结构状况，历史增量变化情况，目前存量分布状况，特别是医疗费用开支情况。

——家庭医疗信息，包括成员健康状况及疾病治疗详细情况，特别是家庭成员新农合及基本医保状况，以及对于医疗民生问题及相关社会问题的认知及看法，最好用具体事例、具象化的情节进行描述。

四、报告要求

（1）基本文本规范要求：语言通顺流畅，文字表达准确，段落自然合理，文本干净利落，不能有错别字、标点符号误用、语句不通等"毁容性"文法错误。

（2）传记篇幅结构要求：文本篇幅不限，但不能太简单敷衍了事，一般应在3000字以上，三部分信息大致各占1/3，有关家庭成员健康及医疗卫生主题的信息可最大限度扩展，尽量图文并茂，如有必要，可以穿插相关数据图表，也可用手机拍摄实物场景图片穿插其间。

（3）求真务实科学要求：志愿者应本着老老实实、实事求是的科学求真态度，围绕医疗民生主题主线——"因病致贫""医疗负担"，内容涵盖家庭背景、成员情况、收入与支出、医疗负担及日常生态等——应最大限度地客观呈现被调查家庭的真实情况和态度，不可以有任何虚夸捏造行为。

（4）调查户覆盖面要求：尽量具有典型代表性，根据志愿者自己的经验判断，调查户所在村（社区）属于典型贫困户（低保户）、中等家庭户与富裕户，或以"大病（号）户""中病（号）户""小或无病（号）户"为线索重点调查几个不同阶层家庭，或针对体制内公费医疗保障者、城乡中等收入和体制外贫困家庭重病医疗开支负担情况开展典型调查。总之，典型调查以是否具有典型代表性为基准。

（5）最低典型调查要求：为了全面系统真实地反映所调查家庭的医疗民生情况，如果没有很好的文字概括表达能力，可以将原始数据资料、素材搜集整理到一起，或者在文后以附录形式附上访谈记录、数据图表、医疗凭证等原始材料。

五、递交期限

调查报告应在2019年3月1日前递交给课题组协调员巩琳同学，报告形式请参照如下模板：

（1）志愿者姓名；

（2）负责调查地区省（市、自治区）市（县）；

（3）调查报告1；

（4）调查报告2；

（5）调查报告3；

（6）附录（可分别附于每个报告后）

（7）调查附记（可以简要说明自己在调查过程中的心得、感悟）。

医疗民生现状线上调查问卷

导语：本问卷是北京师范大学人本发展与管理研究中心承担的 985 项目 "2019 中国人本发展报告" 围绕有关 "医疗民生" 主题而设计的，本次调查结果只用于科学研究及政策设计目的，您基于自身真实情形的反馈信息非常重要，将直接影响我们的研究结论，非常感谢您付出数分钟时间应答我们的问卷！

您的基本信息：

年龄：18 岁以下（未成年人）；19～30 岁；31～55 岁；55 岁以上；

月收入水平：3000 元以下；3000～6000 元；6000～9000 元；9000 元以上；

职业身份：政府机关公务员；商界人士、企业员工或农民工；事业单位教科文卫工作者；其他；

目前生活工作常住区域：直辖市社区；省城社区；地县级市社区；乡镇村社区。

10 个单选问题

针对如下情景问题，请通读问题及所有选项，然后在其中选择一个最接近您观点的选项。

（一）你关于 "生死观"，即对生死的看法是：

A. 苟且偷生，好死不如赖活着。

B. 还没活明白，管不了身后事。

C. 对死亡很忌讳，一想就害怕。

D. 要活得有意义，死得有尊严。

E. 生死有命，善恶报应有轮回。

F. 视死如归，完成使命回乐园。

（二）根据你的日常观察体验，关于 "看病难、看病贵" 是个：

A. 根本不存在的 "伪问题"。

B. 局部存在的 "个别问题"。

C. 普遍存在的 "民生问题"。

D. 体制层面的 "民权问题"。

（三）你心目中的 "基本医疗保险"（理想支付规则）应该是：

A. 全民免费医疗，看病就不应该患者个人自己掏钱。

B. 小病自己花钱，大病、重病、慢性病由保险基金（国家财政给予一定补贴）全额或部分支付。

C. 根据不同身份，个人和保险基金按不同比例支付。

（四）到大医院门诊看病先按照"专家"档次付费挂号，住院治疗做手术事先缴纳规定数额的押金，少则几十上百元，多则数千上万元，你认为这种情况：

A. 天经地义，合情合理，没有任何问题。

B. 有些不合理，但可以理解，能够容忍。

C. 很不正常，医院见钱门开、没钱拒诊，但见怪不怪。

D. 店大欺客，垄断经营，丧失医道。

（五）据你的日常生活经验，到大医院看病，感到大多数医护人员的服务态度通常是：

A. 和蔼可亲，耐心周到。

B. 轻声细语中，带有几分冷漠。

C. 不热不冷中，显得很不耐烦。

D. 辛苦忙乱中，多有无奈疲倦。

E. 冷漠无情，态度蛮横。

（六）你日常为自己或亲友购买赠送保健品的频率额度是：

A. 经常购买，大包小包的。

B. 时不时购买，逢年过节送亲友。

C. 从不购买，拒斥任何保健品。

（七）你日常用药就医：

A. 以看中医吃中药治疗为主。

B. 中西医混用不分彼此。

C. 以看西医吃西药治疗为主。

（八）有人大代表认为，人工智能（技术）可以解决包括医疗民生在内的所有民生问题，足以让"健康中国"全面建成，甚至可以让我们在中国改变世界，不久的将来拯救全人类。对此，你的态度和看法是：

A. 高度赞同，完全同意。

B. 不置可否，模棱两可。

C. 不以为然，嗤之以鼻。

（九）有人认为，依靠政府有计划按比例控制，实行"全民免费医疗"，是解决"看病难、看病贵"医疗民生问题的根本出路。对此，你的看法是：

A. 对的，就是这么回事儿。

B. 这是"计划经济"的老思路老办法。

C. 似乎有道理，但不确定。

（十）请你设身处地感受一下，如果遇到患有痛不欲生绝症或不可逆老年痴呆而生活不能自理类似植物人状况的亲友，事先遗嘱或在头脑清醒有自主能力的情况下明确要求合法执行"安乐死"，对此（最接近）你的态度和观点是：

A. 这是不合伦理道德的，完全不能接受。

B. 这是个人权利的自然延伸，应该积极倡导。

C. 理智上能理解，但感情上接受不了。

再次诚挚感谢您对本次调查的热情支持！